두부방사선계측점 아틀라스

Basavaraj Subhashchandra Phulari

An Atlas on Cephalometric Landmarks

두부방사선계측점 아틀라스

[역 자]

유형석 · 이기준 · 차정열 · 최윤정 · 최성환 · 박선형 · 전지윤

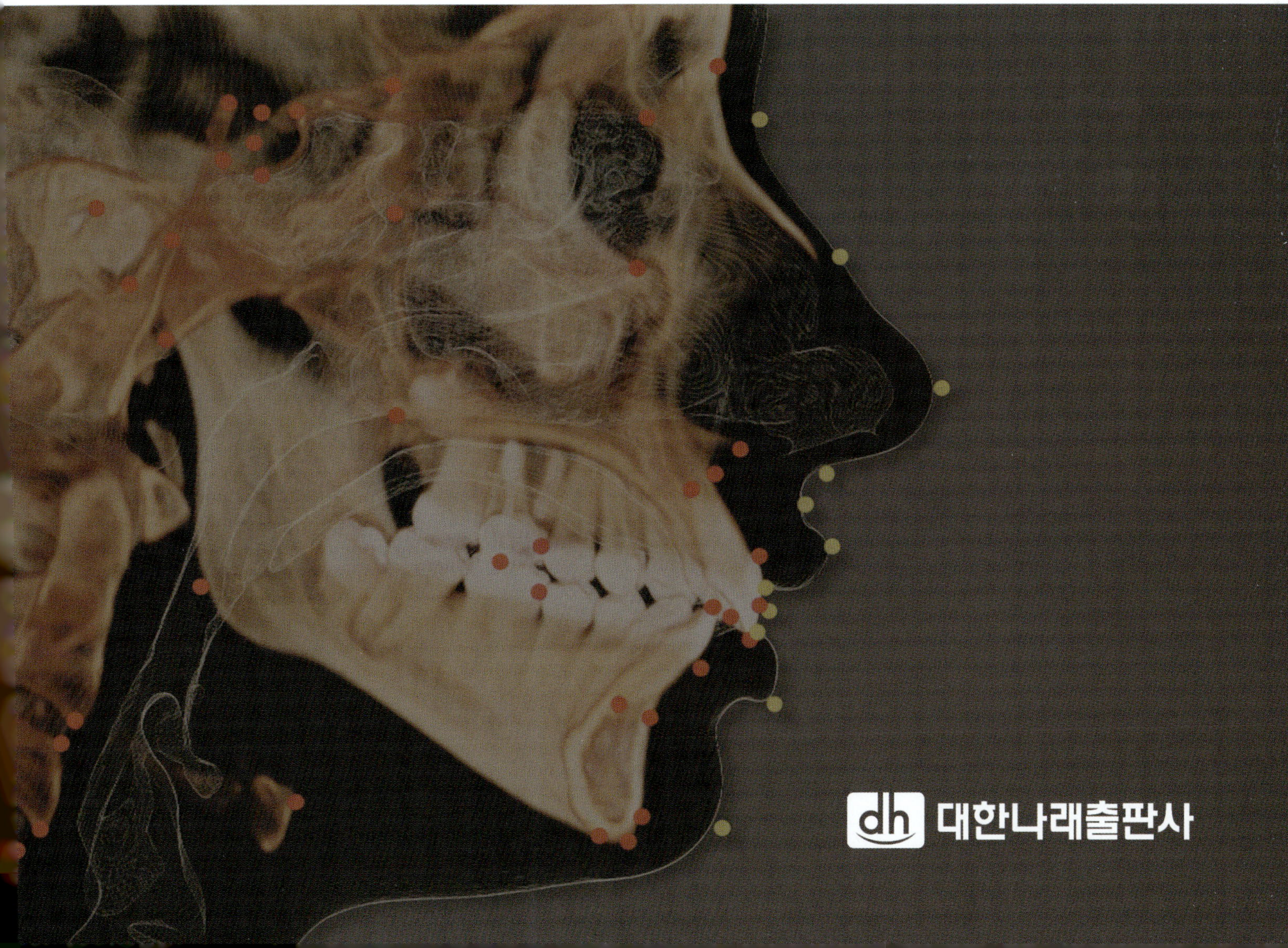

dh 대한나래출판사

DaehanNarae Publishing, Inc.

SK V1 Tower 1507
Younmujang 5 gagil 25, Sungdong-gu
Seoul 04782, Korea
TEL: +82-2-922-7080
FAX: +82-2-922-0841
E-mail: nrpub@naver.com
Website: www.nrbooks.kr

An Atlas on Cephalometric Landmarks by Basavaraj Subhashchandra Phulari
The Orignal English language work has been published by:
Jaypee Brothers Medical Publishers (P) Ltd.
New Delhi, India

두부방사선계측점 아틀라스

An Atlas on Cephalometric Landmarks

발행일	2022년 3월 5일
저자	Basavaraj Subhashchandra Phulari
역자	유형석·이기준 외 역
발행인	최용원
편집디자인	장순임
표지디자인	장순임
교정·교열	홍혜미
발행처	**대한나래출판사** (등록 제2012-000051호/1994.6.10)
주소	서울시 성동구 연무장 5가길 25, 성수역 SK V1 Tower 1507호
전화	(02) 922-7080
팩스	(02) 922-0841
이메일	nrpub@naver.com
홈페이지	www.nrbooks.kr

ISBN 978-89-5741-835-2

정가 80,000원

Printed in Korea

사랑하는 부모님 Subhashchandra와 Shivalingamma Phulari
형제 Sangamesh, Jagadish와 Manjunath
사랑하는 아내 Dr Rashmi GS
그리고 나의 사랑하는 아들 Yashas와 Vrishank에게

서문

두부방사선계측은 진단, 치료 계획, 치료 중의 치열안면 변화를 평가하고 치열안면의 성장과 발육을 평가하기 위해 교정학에서 사용되어 왔다. 두부방사선계측은 두개골에 있는 특정 계측점을 사용하여 이루어진다. 두부방사선계측분석의 첫 번째 중요한 단계는 두부방사선계측사진에서 계측점의 정확한 위치와 트레이싱이다. 계측점 트레이싱에 오류가 있을 경우 두부방사선계측분석이 잘못 이루어질 수 있다.

이 책은 다양한 두부방사선계측점들을 이해하는 데 초점을 맞추고 있다. 각 두부방사선계측점들은 약어, 다양한 연구자들에 의한 정의, 유래 및 방사선 해부학을 포함하여 자세히 설명되어 있다.

20개의 장이 11개의 부분으로 나누어져 있다. 제2장에서는 문헌에 제시된 두부방사선계측점을 분류하는 다양한 방법을 서술하였다. 또한 수많은 두부방사선계측점을 논리적으로 서술하는 새로운 분류법을 제시하여 기억하기 쉽도록 하였다.

이 분류는 제3장에서 제19장에 걸쳐 두부방사선계측점을 체계적으로 설명하는 청사진으로 사용되었다. 제20장에서는 다양한 두부방사선계측분석에서 사용되는 모든 유형의 두부방사선계측점들을 서술하였다. 측모두부방사선계측사진의 계측점 외에도 전후방두부방사선계측사진 및 이하두정방사선사진의 계측점도 이 책에서 다루어진다.

최선의 노력하였지만 책 속에 숨어있을 수 있는 부족함과 단점에는 아쉬움이 남는다. 이 책의 더 나은 개선을 위한 독자의 의견이 있다면 환영할 것이다.

Basavaraj Subhashchandra Phulari
BDS, MDS(Ortho-TSMA-Russia), FAGE, FRSH
Formerly
Faculty, Department of Orthodontics and Dentofacial Orthopedics,
Mauras College of Dentistry, Hospital and Oral Research Institute, Republic of Mauritius
basavarajsp@gmail.com

감사의 글

Gujarat의 Vadodara에 위치한 Manubhai Patel 치과대학 및 병원장인 Dr. Rajendrasinh Rathore 박사에게 지금의 노력과 저의 경력 전반에 걸쳐 영감을 불어넣어 주신 것에 대해 진심으로 감사드린다. 또한 이번 기획을 진행하는 동안 저를 격려해 주신 인도 Gujarat의 Vadodara의 Manubhai Patel 치과대학 및 병원의 이사이신 Dr. Yashraj Rathore에게도 감사의 마음을 전한다.

사랑하는 부모님의 사랑과 희생으로 지금의 내가 있을 수 있었다. 소중한 의견과 제안을 해 준 사랑하는 아내와 인생의 새로운 목표를 세우고 성취할 수 있는 영감의 원천이 되어 준 사랑하는 아들에게 특별히 감사드린다.

또한 제17장에 있는 그림과 표지를 제공해 주신 Anatomage Inc.에게 감사를 표하며, 무엇보다도 전능하신 분의 모든 은혜와 축복에 감사를 드린다.

Basavaraj Subhashchandra Phulari

역자 약력

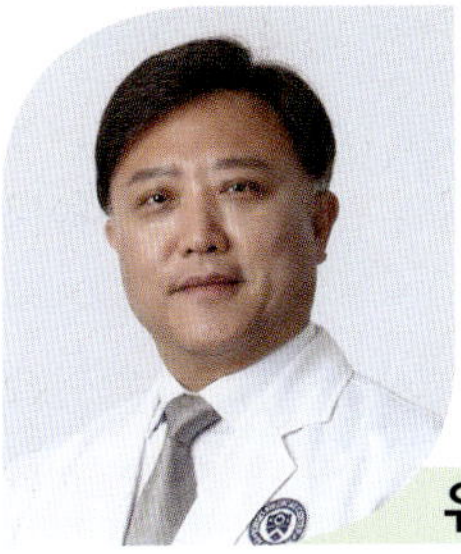

유형석

연세대학교 치과대학 졸업
연세대학교 치의학 박사 및
치과교정과 전문의
연세대학교 치과대학 교정과학교실 교수
두개안면기형연구소 소장
미국 Ohio State Univ. 방문교수

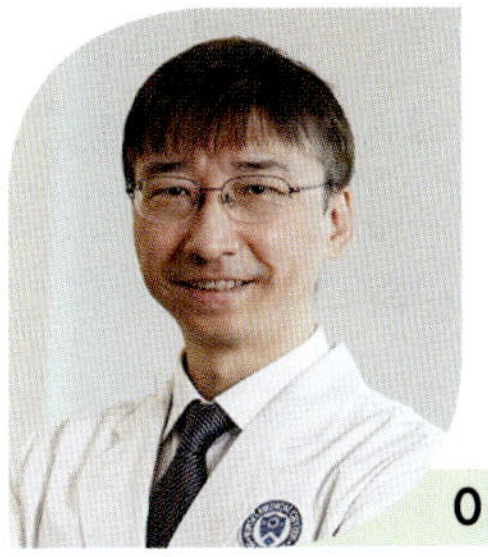

이기준

연세대학교 치과대학 졸업
연세대학교 치의학 박사 및
치과교정과 전문의
연세대학교 치과대학 교정과학교실 교수
대한구순구개열학회 회장
대한치과교정학회 이사
미국 UPENN, Temple 치과대학 adjunct professor

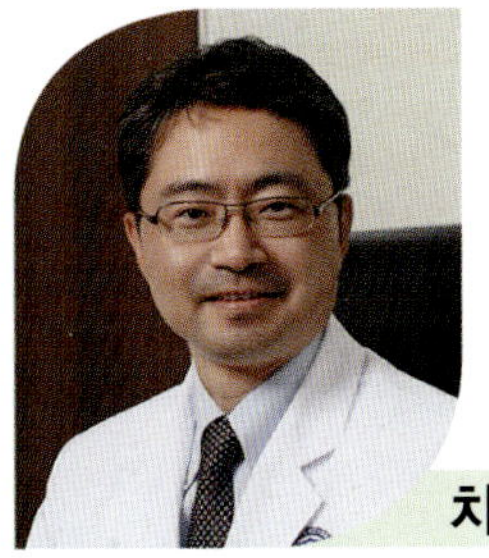

차정열

연세대학교 치과대학 졸업
연세대학교 치의학 박사 및
치과교정과 전문의
연세대학교 치과대학 교정과학교실
주임교수 및 교정과 과장
대한치과교정학회 학술이사
미국 USC visiting scholar, Stanford Univ. 방문교수

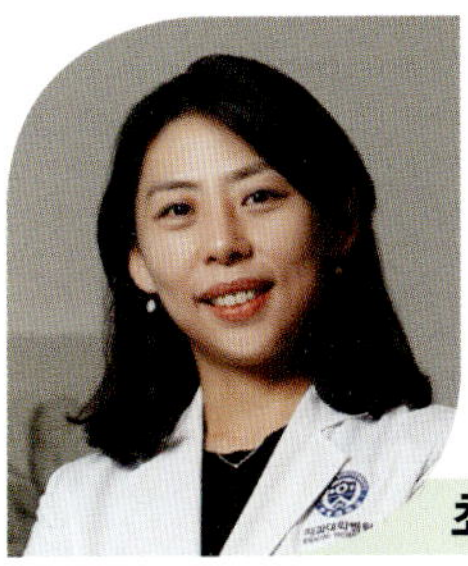

최윤정

연세대학교 치과대학 졸업
연세대학교 치의학 박사 및
치과교정과 전문의
연세대학교 치과대학 교정과학교실 부교수
연세대학교 치과대학 학생부학장
대한치과교정학회지 부편집장

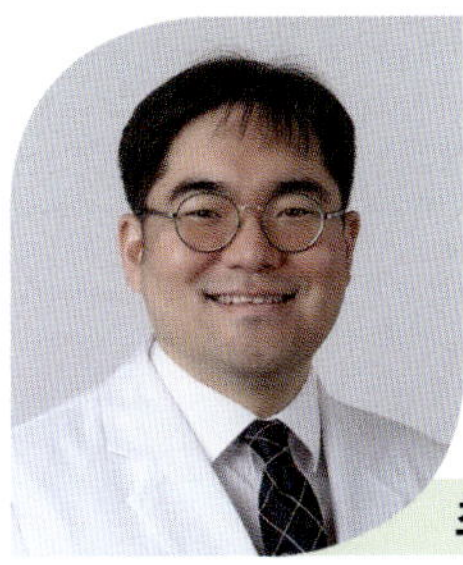

최성환

연세대학교 치과대학 졸업
연세대학교 치의학 박사 및
치과교정과 전문의
연세대학교 치과대학 교정과학교실 조교수
대한치과교정학회 이사

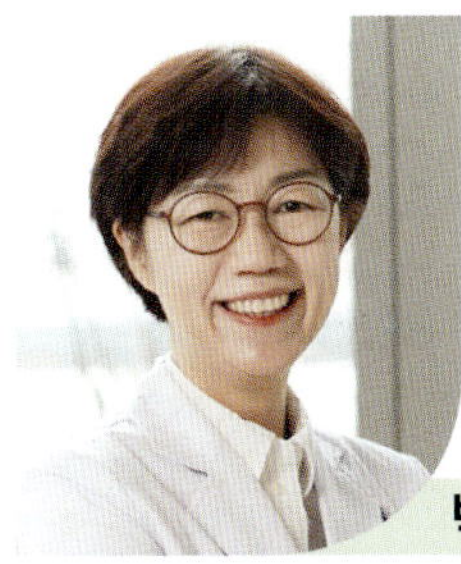

박선형

연세대학교 치과대학 졸업
연세대학교 치의학 박사 및
치과교정과 전문의
연세대학교 치과대학 교정과학교실
임상조교수
대한치과교정학회 편집위원, 학술위원
미국 UNMC 방문교수

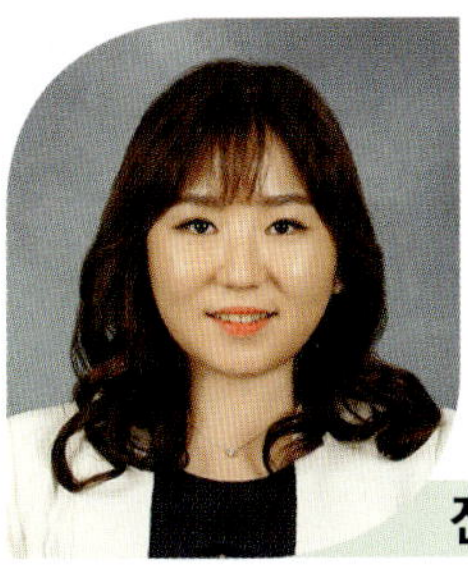

전지윤

연세대학교 치의학전문대학원 졸업
연세대학교 치과교정과 전문의
연세대학교 치과대학 교정과학교실 연구강사

역자 서문

시대가 변하고 기술이 발전하여 4차 산업혁명이라는 용어가 낯설지 않은 세상이 되었다. 임상교정에서도 디지털 모형이나 3차원 콘빔 CT와 같은 다양한 자료를 이용하여 복잡한 악안면 구조에 관한 3차원적 진단을 시행하고 있다. 또한 기계학습이나 딥러닝 등의 인공지능 기술을 통해 전통적인 진단 과정이 자동화되는 기점에 서 있다. 이러한 변화의 시기에 전통적인 진단방법을 거론하는 것은 진부하다고 느낄 수도 있다. 그러나 올바른 기계학습을 위해 정선된 데이터를 입력하는 것은 결국 사람의 몫이며 인공지능의 역량은 정밀한 학습과정을 통해 향상되므로 기초를 정확히 숙지하는 것은 여전히 중요하다. 교정치료는 결국 치료전후 및 치료 중 1mm 혹은 1°의 각도 변화를 조기 탐지하는 것이 중요한 요소이기 때문이다.

이 책은 Dr. Basavaraj Subhashchandra Phulrari의 저서로 교정진단의 가장 기초인 두부방사선계측분석을 위한 계측점을 찾는 법을 그림과 함께 설명하고 있다. 2차원 사진상에서의 계측점을 이해하기 위해 기원이 되는 3차원적 두개골의 해부학적 구조를 대비시켜 정확한 계측점의 위치 및 형성기전을 이해하는 데 도움이 될 것이다. 측모두부방사선계측사진에서의 경조직과 연조직, 그리고 기도공간의 계측점을 다루고 있고 정모두부방사선계측사진 및 이하두정방사선사진의 계측점도 다루고 있다. 또한 3차원 영상에서의 계측점도 다루고 있으므로 교정학에 입문하려는 분들의 필독서가 될 것이다.

본 역서의 발간을 위해 불철주야 노력하신 대한나래출판사의 대표님과 번역 과정에 큰 도움을 준 연세대 교정과 교수님들 및 의국원들의 노력에 감사를 표한다. 본 저서가 인공지능의 오류를 검증하고 더 정확한 교정 진단 및 치료의 평가에 이용될 수 있기를 기대한다.

2021년 10월

역자 대표 **이 기 준**

목차

Section 1 소개 및 역사 1

1. 교정학에서의 두부계측분석법 3
   - 기술적 측면 *4*
   - 두부방사선계측사진 트레이싱 기법 *4*

Section 2 두부방사선계측점의 분류 5

2. 두부방사선계측점의 분류 7
   - 두부방사선계측점/지표의 분류 *7*
   - 기원에 따른 두부방사선계측점의 분류 *7*
   - 포함된 구조에 기반한 두부방사선계측점/지표 *7*
   - 포함된 형태 또는 측면에 기반한 두부방사선계측점/지표 *8*
   - 경조직 또는 연조직 두부방사선계측점/지표 *8*
   - 두부방사선계측점/지표는 측모두부방사선계측사진, 전후방두부방사선계측사진과 이하두정방사선사진에서 찾을 수 있다 *8*
   - 두부방사선계측점/지표의 유형 *8*
   - 위치에 따른 두부방사선계측점/지표의 분류 *9*
   - 연조직 두부방사선계측점/지표 *11*

Section 3 두개골과 관련된 두부방사선계측점 13

3. 이마뼈와 관련된 두부방사선계측점 15
   - 이마뼈의 구성 *15*
   - 이마뼈의 관절 *15*
   - 이마뼈의 두부방사선계측점(지표) *15*
   - 이마뼈의 방사선 해부학 *15*
   - Nasion *16*
   - Supra-orbitale *17*
   - 눈확의 천정 *18*
   - 이마코뼈/이마위턱코뼈봉합 *19*

4. 벌집뼈와 관련된 두부방사선계측점 21
   - 벌집뼈의 구성 *21*
   - 벌집뼈의 관절 *21*
   - 벌집뼈의 두부방사선계측점(지표) *21*
   - Temporale *21*
   - Neck of crista galli *23*
   - Medio-orbitale *23*
   - 나비벌집점 *24*
   - Ethmoidale *24*

5. 코뼈와 관련된 두부방사선계측점 26
   - 이마뼈의 관절 *26*
   - 코뼈의 방사선 해부학 *26*
   - Nasion *26*
   - 이마코뼈/이마위턱코뼈봉합 *28*
   - Rhinion *29*

6. 관자뼈와 관련된 두부방사선계측점 31
   - 관자뼈의 관절 *31*
   - 관자뼈의 방사선 해부학 *31*
   - 관자뼈의 두부방사선계측점(지표) *32*
   - Porion *32*
   - Zygomatic arch *32*
   - Mastiodale *33*

7. 나비뼈와 관련된 두부방사선계측점 35
   - 나비뼈의 두부방사선계측점(지표) *35*
   - Sella의 등쪽 *36*
   - Sella의 바닥쪽 *37*
   - Clinoidale *38*
   - 나비뒤통수연골결합 *38*
   - Pterygoid point *40*
   - Sella *41*
   - Sella의 입구 *41*
   - 나비벌집점 *42*
   - 날개위턱틈새 *43*

목차

8. 뒤통수뼈와 관련된 두부방사선계측점 ······ 46
뒤통수뼈의 두부방사선계측점(지표) 46
뒤통수뼈의 방사선 해부학 46
Basion 46
Opisthion 48
Bolton's point 48
나비뒤통수연골결합 49

9. 광대뼈와 관련된 두부방사선계측점 ······ 52
광대뼈의 방사선 해부학 52
광대뼈의 두부방사선계측점(지표) 52
Orbitale 52
Temporale 54

Section 4 얼굴뼈 및 치열과 관련된 두부방사선계측점 57

10. 위턱뼈와 관련된 두부방사선계측점 ······ 59
위턱뼈의 두부방사선계측점(지표) 59
Anterior nasal spine 59
A point 61
Prosthion 63
Posterior nasal spine 64
날개위턱틈새 65
Key ridge 66
Orbitale 67

11. 치열과 관련된 두부방사선계측점 ······ 70
치은패드기 70
유치열기 70
혼합치열기 70
영구치열기 70
치열의 두부방사선계측점 71
Incision superius incisalis 71
Incision superius apicalis 72
Incision inferius incisalis 74
Incision inferius apicalis 75
전방 교합점 75
후방 교합점 77
상악 중절치 79
상악 제1대구치 80
하악 중절치 80
하악 제1대구치 81
mi 82
ms 83

12. 아래턱뼈와 관련된 두부방사선계측점 ······ 85
아래턱뼈의 두부방사선계측점(지표) 85
아래턱뼈의 구성 85
아래턱뼈의 신경분포 85
관절 86
Infradentale 86
B point 87
Pogonion 88
Gnathion 89
dd 91
Menton 92
Gonion 93
Articulare 93
kk 94
Condylion 95

Section 5 경추골과 관련된 두부방사선계측점 99

13. 목뿔뼈와 관련된 두부방사선계측점 ······ 101
목뿔뼈의 구성 101
목뿔뼈의 방사선 해부학 101
목뿔뼈의 두부방사선계측점(지표) 101
Hyoid 101

14. 척추뼈와 관련된 두부방사선계측점 ······ 103
경추골의 방사선해부학 103
경추골의 두부방사선계측점 103
경추골과 관련된 두부방사선계측점(지표) 103
cv2ip 104

목차

cv2ap *104*
cv2ia *104*
cv3sp *106*
cv3ip *106*
cv3sa *108*
cv3ia *108*
cv4sp *109*
cv4ip *109*
cv4sa *111*
cv4ia *111*
cv5sp *111*
cv5ip *112*
cv5sa *112*
cv5ia *114*
cv6sp *114*
cv6ip *116*
cv6sa *116*
cv6ia *117*
골 성숙도 지표로서의 경추골 *117*

Section 6 인두와 관련된 두부방사선계측점 121

15. 인두와 관련된 두부방사선계측점 ······ 123

코인두 *123*
입인두 *123*
후두인두 *123*
인두의 두부방사선계측점(지표) *123*
Anterior nasal spine, posterior nasal spine과 날개위턱 틈새 *123*
앞인두벽 *123*
뒤인두벽 *123*
위인두벽 *124*
목젖의 끝점 *124*
연구개의 구강측 점 *124*
연구개의 인두측 점 *124*
혀의 상방점 *124*

Section 7 연조직 두부방사선계측점 125

16. 연조직 두부방사선계측점 ······ 127

이마와 관련된 연조직 두부방사선계측점(지표) *127*
Soft tissue glabella *127*
코와 관련된 연조직 두부방사선계측점 *128*
Soft tissue nasion *128*
Nasal crown *129*
Pronasale *129*
T point *130*
Alar crease junction *130*
Subnasale *131*
입술과 관련된 연조직 두부방사선계측점(지표) *133*
Soft tissue subspinale *133*
Labrale superius *134*
Stomion *135*
Labrale inferius *136*
Soft tissue submentale *136*
턱과 관련된 연조직 두부방사선계측점(지표) *138*
Soft tissue pogonion *138*
Soft tissue gnathion *139*

Section 8 3차원 두부방사선계측점 141

17. 3차원 두부방사선계측점 ······ 143

Vertex *143*
Soft tissue nasion *143*
Pronasale *144*
Subnasale *144*
Soft tissue subspinale *145*
Labrale superius *146*
Stomion *146*
Labrale inferius *146*
Soft tissue submentale *147*
Soft tissue pogonion *147*
Soft tissue gnathion *148*
Orbitale *148*
Zygomatic prominence *149*
Zygion *149*

목차

Condylion 149
Gonion 150
Ch 151
Cheilion 151
Alare 151
Exocanthion 152
Sella 152
Sella의 입구 153
Basion 153
Anterior nasal spine 155

Section 9 전후방두부방사선계측점 157

18. 전후방두부방사선계측점 159

전후방두부방사선계측사진의 촬영 160
전후방두부방사선계측사진에 포함된 구조 160
벌집뼈와 관련된 전후방두부방사선계측점 160
Cristal galli 160
코뼈와 관련된 전후방두부방사선계측점 161
Top of nasal septum 161
NC 162
광대뼈와 관련된 전후방두부방사선계측점 162
Zygoma 162
Zygion 163
Zygomatic arch 163
광대봉합점 164
Jugal process 164
위턱뼈와 관련된 전후방두부방사선계측점 164
Maxillare 165
치열과 관련된 전후방두부방사선계측점 165
Incision superius incisalis 165
Incision superius apicalis 166
상악 대구치 167
상악 제1대구치 167
Cuspid 169
Incision inferius incisalis 169
Incision inferius apicalis 170
Incision inferius frontale 171
하악 제1대구치 171
mi 172
하악 대구치 173
아래턱뼈와 관련된 전후방두부방사선계측점 173
Menton 173
Articulare 174
Malare 175
Antegonial tubercles 175
Antegonion 176

Section 10 이하두정두부방사선계측점 177

19. 이하두정두부방사선계측점 179

Basion 179
Opisthion 179
Foramina spinosa points 180
Foramina spinosum 180
Odontoid 181
날개위턱틈새 181
Middle cranial fossa points 182
Posterior vomer point 183
Posterior cranial vault points 184
Angulare point 184
Maxillary apical base midline 184
Mandibular dental midline 185
Mandibular apical base midline 186
First molar point 187
Gonion point 187
Condylion medialis 187
Condylion lateralis 188
Condylion anterioris 189
Condylion posterioris 189

Section 11 두부방사선계측점의 적용 191

20. 두부방사선계측점의 적용 193

Bjork 두부방사선계측분석 193
Coben craniofacial and dentition 두부방사선계측분석 194
Downs 두부방사선계측분석 195
Farkas와 Coworkers 연조직 두부방사선계측분석 195
Harvold 두부방사선계측분석 196
Holdaway 두부방사선계측분석 196

목차

Legan과 Burstone 연조직 두부방사선계측분석 *197*
Rickett's 두부방사선계측분석 *198*
Sassouni 두부방사선계측분석 *199*
Di Paolo's quadrilateral 분석 *199*
Hasund(Bergen) 두부방사선계측분석 *200*
Jarabak 두부방사선계측분석 *200*
Riedel 두부방사선계측분석 *200*
Schwartz 두부방사선계측분석 *202*
Wylie 두부방사선계측분석 *202*
Steiner's 두부방사선계측분석 *203*
Tweed's 두부방사선계측분석 *204*
Wit's 두부방사선계측분석 *205*
Basis 두부방사선계측분석 *205*
Cagliari 두부방사선계측분석 *206*
Chieti 두부방사선계측분석 *207*
McGann 두부방사선계측분석 *207*

Index ··· 209

Section 1

소개 및 역사

(Introduction and History)

Chapter 1. 교정학에서의 두부계측분석법

CHAPTER 1

교정학에서의 두부계측분석법

(Cephalometry in Orthodontics)

두부방사선계측사진은 환자의 교정 진단 시 치료 전 치아 및 안면 관계의 평가, 치료 중 변화 평가, 치료 종료 시 치아의 이동과 안면의 성장을 평가하기 위해 사용된다. 두부방사선계측사진에서 치아는 다른 치아, 치아가 위치한 악골 및 두개골의 구조물과 연관지을 수 있다. 상악과 하악은 상호, 그리고 두개골 내의 다른 구조물과 연관지을 수 있으며 연조직 윤곽의 평가도 이루어질 수 있다. 두부방사선계측분석은 다양한 진단 도구 중 하나이다.

두부계측분석법만으로는 교정 진단이 불가능하다. 다른 진단 도구의 도움을 받아 그 결과가 정확하고 현명하게 해석될 경우에만 두부방사선계측분석이 교정 진단에 중요한 도구가 된다.

두부방사선계측 평가에서, 신중하게 정의된 특정 점들이 방사선사진상에 위치되며 이러한 점들로부터 길이 및 각도 계측이 이루어진다. 이러한 계측치들은 다양한 방식으로 표현되어 골격의 크기와 형태를 분석한다.

두부방사선계측사진의 종류

두 가지 유형의 두부방사선계측사진이 있다.

1. 측모두부방사선계측사진: 측모두부방사선계측사진은 두개골을 측면에서 본 영상을 제공하며(그림 1-1), 방사선원으로부터 지정된 거리에서 표준화되어 재현 가능한 위치에 머리가 있는 상태에서 촬영하여 얻을 수 있다. 측모두부방사선계측사진은 일반적으로 두부방사선계측분석에 이용된다.
2. 전후방두부방사선계측사진: 두개골의 전후방적 영상을 제공한다(그림 1-2).

두부방사선계측분석의 사용

1. 두부방사선계측분석은 부정교합의 치성 또는 골격성 기원을 평가하기 위한 진단적 목적으로 일상적으로 사용된다.
2. 이를 통해 임상의는 기술된 표준으로부터 환자가 벗어나는 정도를 정확하게 알 수 있다.

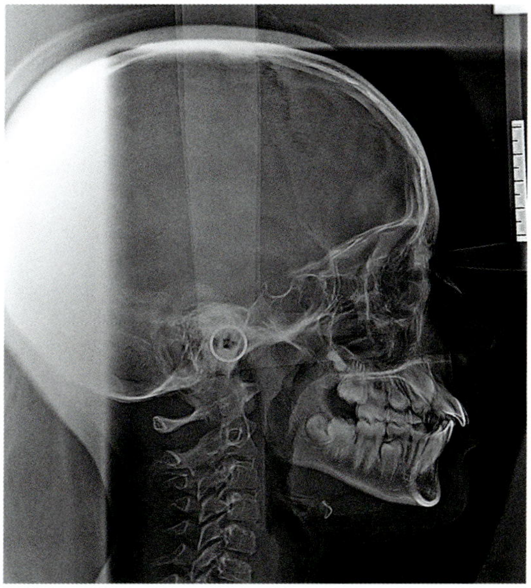

그림 1-1. 측모두부방사선계측사진.

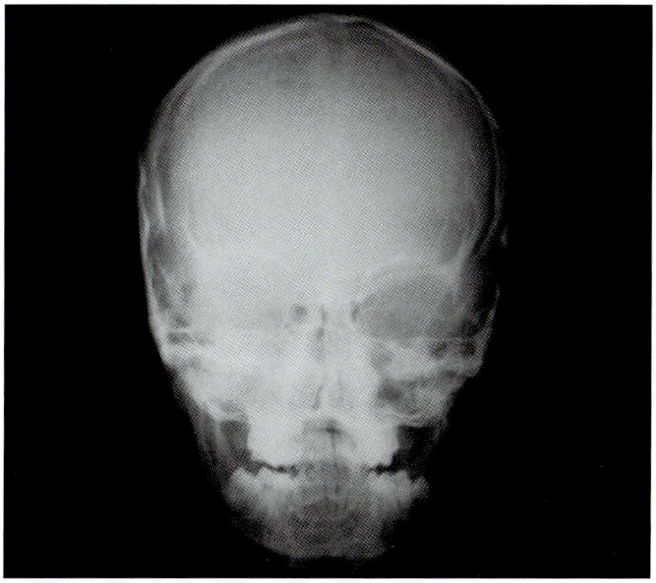

그림 1-2. 전후방두부방사선계측사진.

3. 성장이나 치료 또는 그 조합으로 인해 발생하는 변화를 추적 관찰하기 위해 사용된다. 즉, 환자의 치료에 대한 반응의 정확한 평가가 가능하다.
4. 두부방사선계측의 또 다른 용도는 교정치료 후 환자의 미래에 일어날 변화를 예측하는 것이다. 교정치료에 있어서의 건축학적 계획/청사진이라고 할 수 있다.

기술적 측면

두부방사선계측사진은 방사선원과 두부 고정기라고 불리는 머리 고정 장치로 구성된 장비를 이용하여 촬영한다. 두부고정기는 수평면에서 머리의 움직임을 방지하는 두 개의 귀봉으로 구성된다. 머리의 수직적인 안정은 왼쪽 눈확의 아래쪽 경계와 맞닿는 눈확포인터로 얻는다. 얼굴의 위쪽 부분은 콧등 위에 위치한 이마 클램프에 의해서 지지된다. 방사선원과 환자의 정중시상면 사이의 거리는 5피트(152.4cm)로 고정된다. 이를 통해 이 장비는 머리의 위치와 방사선원으로부터의 거리를 일정하게 하여 연속적인 방사선사진의 비교가 가능하도록 방사선사진을 표준화 하는 데 도움을 준다.

측모두부방사선계측사진의 다양한 점과 윤곽선을 활용하는 다양한 두부방사선계측분석 방법이 있다.

두부방사선계측사진 트레이싱 기법

마스킹 테이프를 사용하여 두부방사선계측사진을 아크릴릭 아세테이트 트레이싱지에 부착한다. 트레이싱은 아세테이트 트레이싱지의 반투명한 면에서 이루어진다.

분석에 필요한 경조직 및 연조직 점을 트레이싱지에 표시하며 트레이싱을 시작한다. 연조직 외형을 그린 뒤 나비뼈(접형골, sphenoid bone) 큰 날개의 그림자의 앞머리뼈바닥을 따라 나비뼈평면(접형골평면, planum sphenoidale)으로 나아가는 sella turcica를 그린다. 그 후 이마뼈와 코뼈의 전방 경계를 그리고, 앞코가시(전비극, anterior nasal spine)에서 시작되어 비강저를 따라 뒤코가시(후비극, posterior nasal spine)까지 이어지는 상악골의 외형을 그린다.

참고문헌

1. Bennett GC, Kronman JH. A cephalometric study of mandibular development and its relationship to the mandibular and occlusal planes. Angle orthodont. 1970;40:119-28.
2. Bjork A. Prediction of mandibular growth rotation. Am J Orthodont. 1969;55:585-99.
3. Broadbent BH. A new X-ray technique and its application to orthodontics. Angle Orthod. 1931;1:45-66.
4. Brodie AG, Downs WB, Goldstein A, Myer E. Cephalometric appraisal of orthodontic results: A preliminary report. Angle orthodont. 1938;8:261-5.
5. Downs WB. Variations if facial relationship: Their significance in treatment and prognosis. Am J Orthod. 1948;34:812.
6. Downs WB. Analysis of the dentofacial profile. Angle Orthod. 1956;26:191.
7. Downs WB. Analysis of the dento-facial profile. Angle orthodont. 1956;26:191-212.
8. Houston WJB. The analysis of error in orthodontics measurements. AM J Orthod. 1983;83:382-90.
9. Jacobs. Introduction to Radiographic Cephalometry. Lea and Febiger. Philadelphia. 1985.
10. Jacobson A. Radiographic cephelometry: From basics to video imaging. Chicago 1995. Quintessence Pub Co.
11. Jacobson A. The appraisal of jaw disharmony. Am J Orthod. 1975;67:125-38.
12. Jakobson S. Cephelometric evaluation of treatment effect on Class-IIDivision I malocclusions. Amer J Orthodont. 1967;53:446-57.
13. Moorrees, CFA, Lebret L. The mesh diagram and cephalometricss. Angle Orthodont. 1962;32:214-31.
14. Rickets RM, Bench RW, Hilgers JJ, Schulhof R. An overview of computerized cephalometrics. Am J Orthodont. 1972;61:1-28.
15. Steiner CC. The use of Cephalometrics as an aid in planning & assessing orthodontic treatment. Am J Orthod. 1960;46:721.
16. Subtelny JD. Cephalometric diagnoss, growth and treatment: something old, something new? Am J Orthodont. 1970;57:262-86.
17. Susomi R. A cephalometric evaluation of dentofacial growth in mandibular protrusion subjects. J Osaka Univer. Dent. CSch. 1969;9:25-35.
18. Thomas M Graber, Robert L Vanarsdall. Orthodontics current principles and techniques. Mosby year book Inc. 1994.
19. Tweed CH. The diagnosis facial triangle in the control of treatment objectives. Am J Orthodont. 1969;55:667.

Section 2

두부방사선계측점의 분류
(Classification of Cephalometric Landmarks)

Chapter 2. 두부방사선계측점의 분류

CHAPTER 2

두부방사선계측점의 분류

(Classification of Cephalometric Landmarks)

두부계측분석법은 정량적인 분석 및 측정에 사용되는 두개골의 특정한 계측점 또는 지표를 사용한다.

두부방사선계측점/지표의 분류

아래에 주어진 처음 두 분류는 문헌을 통해 잘 알려져 있다. 이러한 기존의 기본적인 분류 외에도 저자는 다양한 두부방사선계측분석에서의 이해와 응용을 단순화하기 위해 다양한 방법으로 두부방사선계측점을 분류하고자 하였다.

기원에 따른 두부방사선계측점의 분류

기원에 따라 두부방사선계측점/지표는 다음 두 가지 유형으로 분류된다(순서도 2-1).

1. 해부학적 두부방사선계측점/지표
2. 파생된 두부방사선계측점/지표

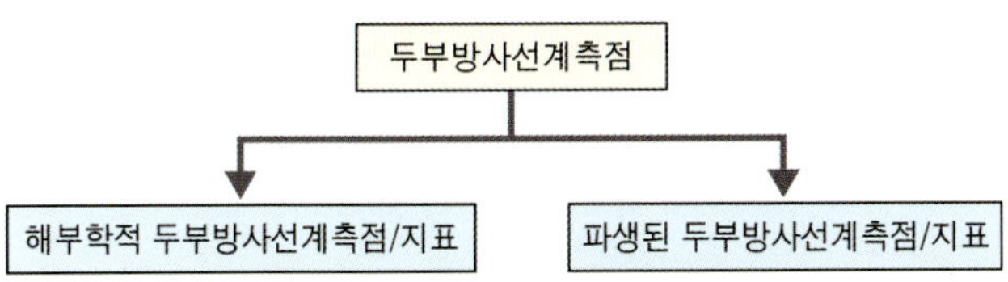

순서도 2-1. 두부방사선계측점/지표.

해부학적 두부방사선계측점/지표

이 계측점들은 Nasion, A point, B point, ANS, PNS 등과 같은 두개골의 실제 해부학적 구조를 나타낸다.

파생된 두부방사선계측점/지표

이 계측점들은 Gnathion, 전방 교합점 등과 같이 측모두부방사선계측사진의 해부학적 구조에서 이차적으로 얻은 지표이다.

포함된 구조에 기반한 두부방사선계측점/지표

포함된 구조에 따라 두부방사선계측점/지표는 다음과 같이 분류할 수 있다(순서도 2-2).

1. 경조직 두부방사선계측점/지표
2. 연조직 두부방사선계측점/지표

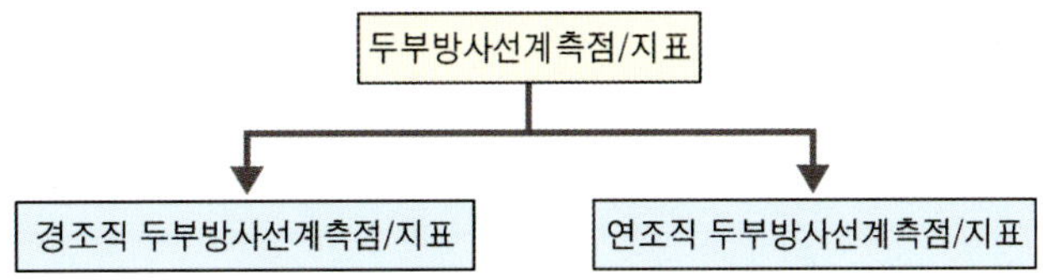

순서도 2-2. 두부방사선계측점/지표.

경조직 두부방사선계측점/지표

이 계측점들은 코뼈(비골, nasal bone), 벌집뼈(사골, ethmoidal bone), 이마뼈(전두골, frontal bone), 위턱뼈(상악골, maxillary bone), 아래턱뼈(하악골, mandible), 목뿔뼈(설골, hyoid) 등과 같은 두개골의 실제 경조직 구조를 나타낸다.

경조직 두부방사선계측점/지표의 예

- Nasion
- Neck of crista galli
- Temporale
- Sella
- Menton
- Gonion

연조직 두부방사선계측점/지표

연조직에 위치한 두부방사선계측점/지표는 연조직 두부방사선계측점/지표로 분류된다.

연조직

- 이마
- 코
- 입술
- 턱

연조직 두부방사선계측점/지표의 예

- Soft tissue nasion
- Subnasale
- Subspinale
- Stomion
- Soft tissue pogonion
- Soft tissue gnathion

포함된 형태 또는 측면에 기반한 두부방사선계측점/지표

포함된 측면에 따라 두부방사선계측점/지표는 다음과 같이 분류할 수 있다(순서도 2-3).

1. 편측 두부방사선계측점
2. 양측 두부방사선계측점

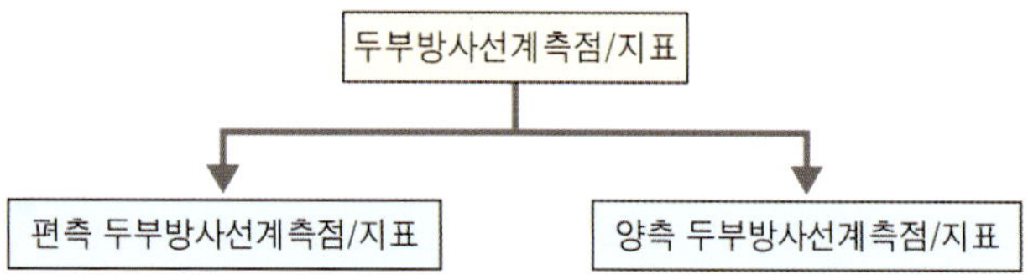

순서도 2-3. 두부방사선계측점/지표.

편측 두부방사선계측점/지표

이 두부방사선계측점/지표들은 정중선에 위치한다.

예

- Nasion
- Neck of crista galli
- A point
- B point
- Menton 등

양측 두부방사선계측점/지표

이 두부방사선계측점/지표들은 오른쪽과 왼쪽 모두에서 찾을 수 있다.

예

- Gonion
- Articulare
- APOcc
- U6
- L6 등

경조직 또는 연조직 두부방사선계측점/지표

두부방사선계측점/지표는 경조직 또는 연조직 계측점일 수 있다. 경조직 및 연조직 계측점은 해부학적과 파생된 계측점으로 분류할 수 있으며, 이어서 편측 또는 양측으로 하위 분류할 수 있다(순서도 2-4).

두부방사선계측점/지표는 측모두부방사선계측사진, 전후방두부방사선계측사진과 이하두정방사선사진에서 찾을 수 있다(순서도 2-5)

두부방사선계측점/지표의 유형

두부방사선계측점/지표는 다음 세 가지 유형으로 분류할 수 있다(순서도 2-6).

1. 두개골과 관련된 두부방사선계측점/지표
2. 인두와 관련된 두부방사선계측점/지표
3. 경추와 관련된 두부방사선계측점/지표

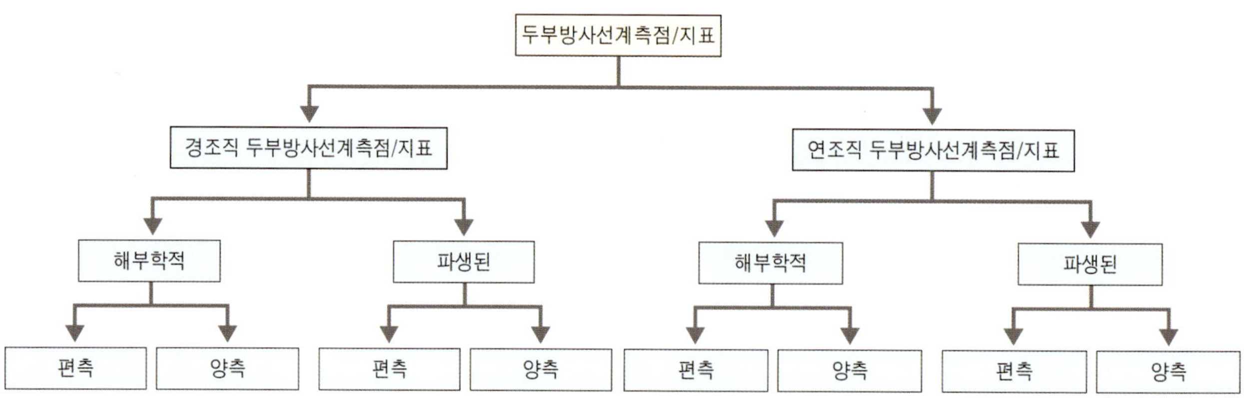

순서도 2-4. 두부방사선계측점/지표.

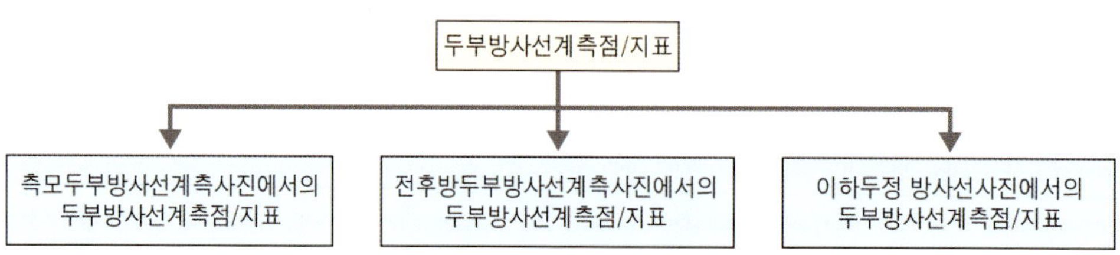

순서도 2-5. 두부방사선계측점/지표.

위치에 따른 두부방사선계측점/지표의 분류

이 책의 두부방사선계측점/지표의 자세한 설명은 이 작업 순서도를 따른다(순서도 2-7).

두개골과 관련된 두부방사선계측점/지표

이마뼈(전두골, frontal bone)와 관련된 두부방사선계측점/지표

- Nasion
- Supra-orbitale
- 눈확의 천정(roof of orbit)
- 이마광대봉합(전두관골봉합, frontozygomatic suture)
- Frontale
- 이마위턱코뼈봉합(전두상악비골봉합, frontomaxilary nasal suture)

벌집뼈(사골, ethmoid bone)와 관련된 두부방사선계측점/지표

- Temporale
- Neck of crista galli
- Medio-orbitale
- 나비벌집점(sphenoethmoidal point)
- Ethmoidale

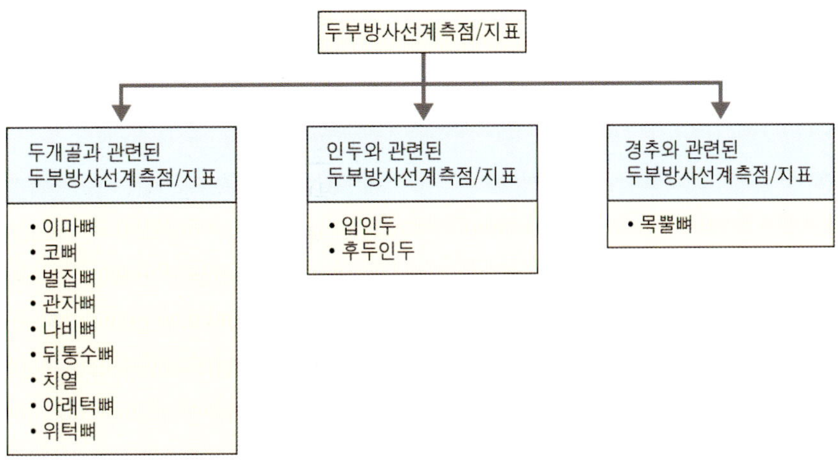

순서도 2-6. 두부방사선계측점/지표.

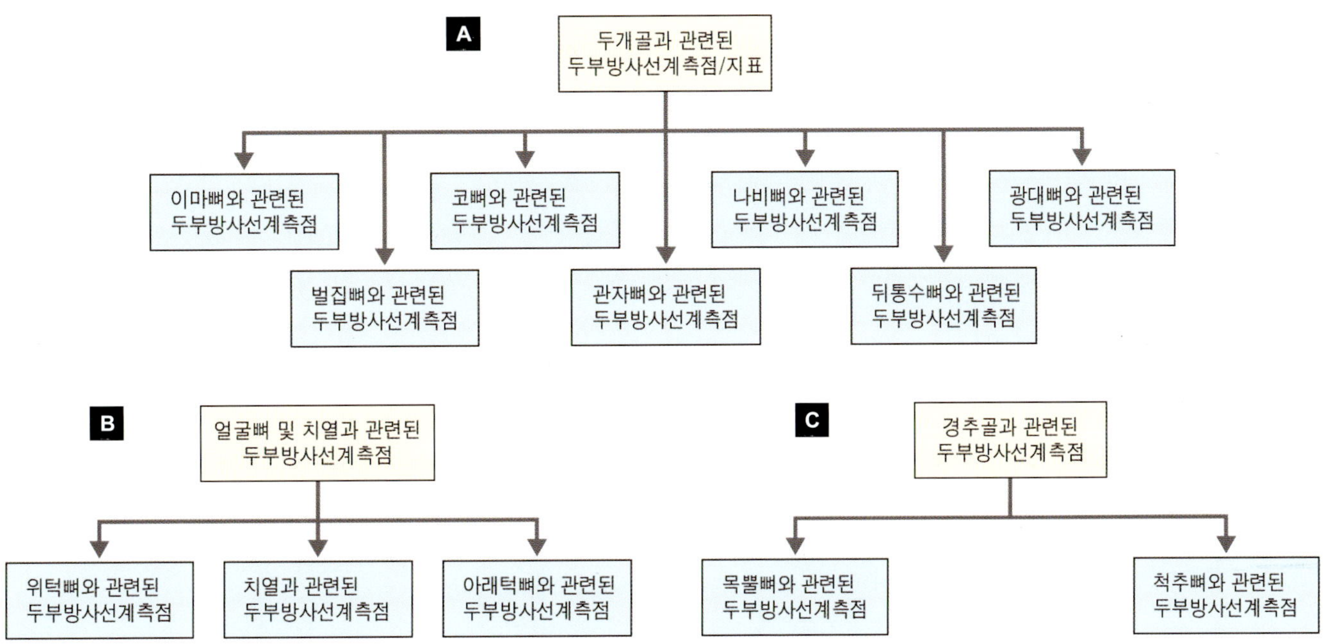

순서도 2-7. 두부방사선계측점/지표.

코뼈(비골, nasal bone)와 관련된 두부방사선계측점/지표

- Nasion
- Rhinion
- 이마코뼈(전두비골봉합, frontonasal suture)/이마위턱코뼈봉합(전두상악비골봉합, frontomaxillary nasal suture)

관자뼈(측두골, temporal bone)와 관련된 두부방사선계측점/지표

- Porion
- 광대활(zygomatic arch)
- Mastiodale

나비뼈(접형골, sphenoid bone)와 관련된 두부방사선계측점/지표

- Sella의 등쪽(dorsum sella)
- Sella의 바닥쪽(floor of sella)
- Clenoidale
- 나비뒤통수연골결합(접형후두연골결합, spheno-occipital synchondrosis)
- Pterygoid point
- 날개위턱틈새(익상악열, pterygomaxillary fissure)
- Foramen spinosum point
- Sella
- 나비벌집점(sphenoethmoidal point)

뒤통수뼈(후두골, occipital bone)와 관련된 두부방사선계측점/지표

- Basion
- Opisthion
- Bolton's point
- 나비뒤통수연골결합(접형후두연골결합, spheno-occipital synchondrosis)

광대뼈(관골, zygomatic bone)과 관련된 두부방사선계측점/지표

- Orbitale
- Temporale

얼굴뼈 및 치열과 관련된 두부방사선계측점/지표

위턱뼈(상악골, maxilla)와 관련된 두부방사선계측점/지표

- ANS(앞코가시, 전비극, anterior nasal spine)
- A point
- 전방 교합점(anterior point of occlusion)
- Prosthion
- PNS(뒤코가시, 후비극, posterior nasal spine)
- 날개위턱틈새(익상악열, pterygomaxillary fissure)
- Key ridge
- Orbitale(눈확, 안와)

치열과 관련된 두부방사선계측점/지표

- Incision superius incisalis
- Incision superius apicalis
- Incision inferius incisalis
- Incision inferius apicalis
- 전방 교합점(anterior point of occlusion)
- 후방 교합점(posterior point of occlusion)
- 상악 중절치(maxillary central incisor)
- 상악 제1대구치(maxillary first molar)
- 하악 중절치(mandibular central incisor)
- 하악 제1대구치(mandibular first molar)
- Mi
- Ms

아래턱뼈(하악골, mandible)와 관련된 두부방사선계측점/지표

- Infradentale
- B point
- Pogonion
- Gnathion
- dd
- Menton
- Gonion
- Articulare
- kk
- Condylion

경추골과 관련된 두부방사선계측점/지표

목뿔뼈(설골, hyoid bone)와 관련된 두부방사선계측점/지표

- Hyoid

척추뼈와 관련된 두부방사선계측점/지표

- cv2ap
- cv2ip
- cv2ia
- cv4ia
- cv5sp
- cv5ip

- cv3sp
- cv3ip
- cv3sa
- cv3ia
- cv4sp
- cv4ip
- cv4sa
- cv5sa
- cv5ia
- cv6sp
- cv6ip
- cv6sa
- cv6ia

연조직 두부방사선계측점/지표

연조직 두부방사선계측점/지표는 아래와 같이 분류할 수 있다(순서도 2-8).

이마와 관련된 연조직 두부방사선계측점/지표

- Trichion
- Soft tissue glabella

코와 관련된 연조직 두부방사선계측점/지표

- Soft tissue nasion
- Nasal crown
- Pronasale
- T point
- Alar crease junction(ACJ)
- Subnasale

입술과 관련된 연조직 두부방사선계측점/지표

윗입술

- Soft tissue subspinale
- Labrale superius
- 인중(philtrum)
- Cuspid bow
- Vermilion border of upper lips

아랫입술

- Labrale inferius
- Soft tissue B point

윗입술과 아랫입술

- Stomion
  - Stomion superius
  - Stomion inferius

턱과 관련된 연조직 두부방사선계측점/지표

- Soft tissue pogonion
- Soft tissue gnathion
- Soft tissue menton

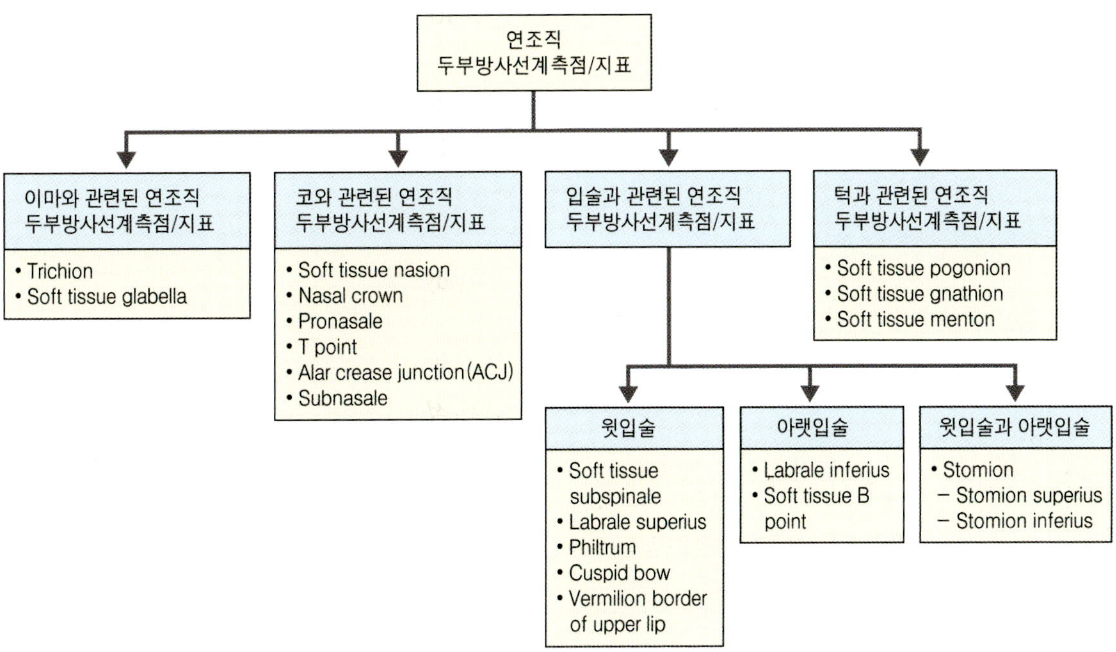

순서도 2-8. 연조직 두부방사선계측점/지표.

Section 3

두개골과 관련된 두부방사선계측점

(Cephalometric Landmarks Related to Cranial Bones)

Chapter 3. 이마뼈와 관련된 두부방사선계측점

Chapter 4. 벌집뼈와 관련된 두부방사선계측점

Chapter 5. 코뼈와 관련된 두부방사선계측점

Chapter 6. 관자뼈와 관련된 두부방사선계측점

Chapter 7. 나비뼈와 관련된 두부방사선계측점

Chapter 8. 뒤통수뼈와 관련된 두부방사선계측점

Chapter 9. 광대뼈와 관련된 두부방사선계측점

CHAPTER 3

이마뼈와 관련된 두부방사선계측점

(Cephalometric Landmarks Related to Frontal Bone)

이마뼈(전두골, frontal bone)(그림 3-1)(라틴어로 *Os frontale*)는 머리덮개뼈(두개관, cranial vault)의 전방부를 형성하는 막뼈이다. 정면은 절반의 얕고 불규칙한 모자가 이마나 양쪽 눈확 천정 대부분의 수평적인 부분을 형성하는 것과 같다. 이마뼈는 단단한 외층 사이의 두꺼운 골소주 조직으로 이루어져 있으며, 이마굴(전두동, frontal sinus) 근처에는 이러한 골소주 조직이 없다.

이마뼈의 구성

이마뼈의 구성은 아래와 같다.

- 비늘부분(편평부분, squamous part)
- 눈확판(안와판, orbital plates)
- 코돌기(비돌기, nasal process)
- 광대돌기(측두돌기, zygomatic process)

이마뼈의 관절

이마뼈는 총 12개의 뼈와 관절을 이루며 아래와 같다.

- 마루뼈(두정골, parital bone)
- 벌집뼈(사골, ethmoid bone)
- 코뼈(비골, nasal bone)
- 광대뼈(관골, zygomatic bone)
- 나비뼈(접형골, sphenoid bone)
- 위턱뼈(상악골, maxillary bone)
- 눈물뼈(누골, lacrimal bone)
- 관자뼈(측두골, temporal bone)

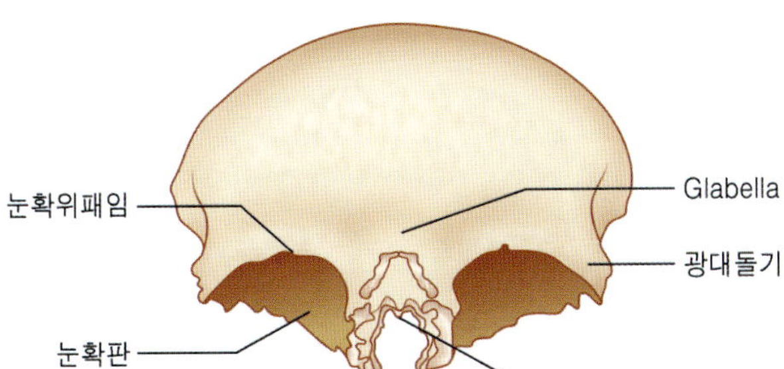

그림 3-1. 이마뼈(전두골, frontal bone).

이마뼈의 두부방사선계측점(지표)

이마뼈의 두부방사선계측점은 해부학적 기원이며 다음과 같다(표 3-1).

표 3-1. 이마뼈와 관련된 두부방사선계측점(지표)

두부방사선계측점	약어	유형	유래
Nasion	N 또는 Na	편측성	해부학적
Supra-orbitale	SOr	양측성	해부학적
Roof of orbit	RO	양측성	해부학적
Frontomaxillary nasal suture	FMN	편측성	해부학적

이마뼈의 방사선 해부학(그림 3-2)

측모두부방사선계측사진에서 이마뼈의 내측 및 외측 피질판은

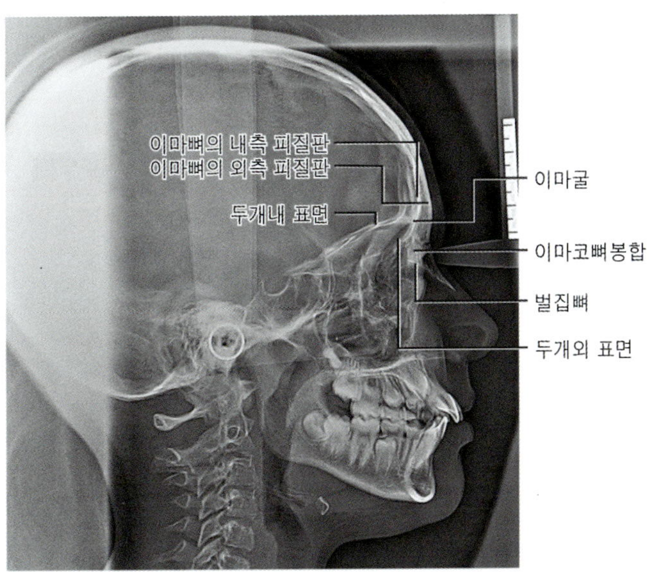

그림 3-2. 측모두부방사선계측사진에서 이마뼈의 방사선 해부학.

관상봉합에서 아래쪽으로 내려오는 두 개의 평행한 방사선 불투과성 선으로 나타난다. 전하방적으로, 이 두 개의 방사선 불투과성 선은 방사선 투과성 영역으로 나타나는 이마굴을 둘러싸며 갈라진다.

외측 피질판을 나타내는 외측 방사선 불투과성 선은 이마코뼈봉합(전두비골봉합, frontonasal suture)에서 코뼈와 만나고, 내측 피질판을 나타내는 내측 방사선 불투과성 선은 이마벌집봉합(전두사골봉합, frontoethmoidal suture)에서 벌집뼈와 만난다. 내측 피질판의 수평부분 위에는 두 개의 방사선 불투과성 선이 있다. 위쪽의 방사선 불투과성 선은 앞머리뼈우묵(전두개와, anterior cranial fossa)의 바닥을 형성하는 이마뼈의 두개내 표면을 나타내며 다른 방사선 불투과성 선은 눈확의 천정을 형성하는 이마뼈의 두개외 표면을 나타낸다.

Nasion

약어

N: Nasion은 영어 알파벳을 사용하여 축약되며 대문자 N으로 기록한다.

정의

Nasion(그림 3-3A~D)은 정중부에서 이마코뼈봉합의 최전

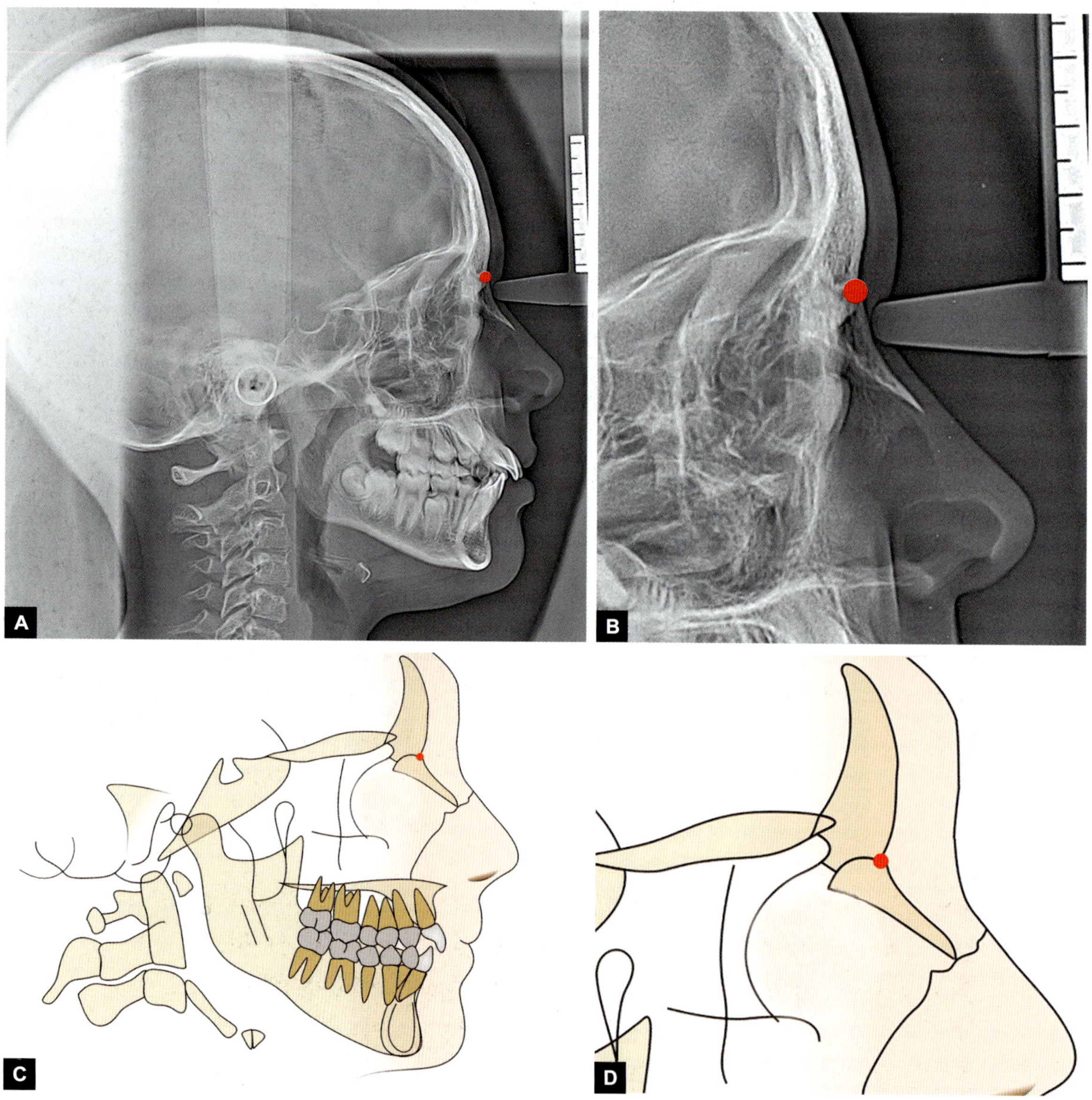

그림 3-3. A, 측모두부방사선계측사진에서의 nasion. B, 측모두부방사선계측사진에서의 nasion을 보여주는 확대된 이미지. C, 그래픽 도해에서의 nasion. D, 그래픽 도해에서의 nasion을 보여주는 확대된 이미지.

방점이다.[1]

William B Downs에 따르면

Nasion은 이마뼈와 코뼈 사이의 봉합이다.[1]

TM Graber에 따르면

Nasion은 두부방사선계측사진의 외형에서 보이는 이마뼈와 코뼈의 연결점이다.[2]

B Holly Broadbent에 따르면

Nasion은 정중시상면이 Bolton 평면의 전방 경계인 이마코뼈봉합의 가장 전방 지점과 교차하는 머리계측점이다.[3]

Leslie G Farkas에 따르면

Nasion은 코뿌리와 이마코뼈봉합 간 정중선에 있는 점이다.[4]

유형

Nasion은 편측성, 해부학적, 경조직 두부방사선계측점(지표)이다.

유래

Nasion은 해부학적 기원의 경조직 두부방사선계측점이다.

측모두부방사선계측사진에서 nasion의 트레이싱

측모두부방사선계측사진에서 이마뼈의 외측 피질판, 코뼈, 이마코뼈봉합은 방사선 불투과성 선으로 나타난다. 이마뼈의 외측 피질판은 다른 두 뼈 구조물에 비해 방사선 불투과성 밀도가 더 높다. 이마뼈의 외측 피질판, 코뼈, 이마코뼈봉합을 트레이싱했을 때 정중선에서 이 세 개의 구조가 모두 만나는 점이 nasion이다. 다른 방법으로 nasion은 정중선에서 이마코뼈봉합의 가장 최전상방점이다.

의의(제20장 참조)

Nasion은 다음을 평가하기 위해 각도와 평면을 구성하는 기준점 중 하나로 사용된다.

- 머리뼈바닥(두개저, cranial base)에 대한 위턱뼈의 관계는 SNA 각도를 사용하여 평가한다.
- 머리뼈바닥에 대한 아래턱뼈의 관계는 SNB 각도를 사용하여 평가한다.
- 앞머리뼈바닥에 대한 위턱-아래턱 관계는 ANB 각도를 사용하여 평가한다.
- 상악 중절치의 경사도는 NA-Upper incisor angular와 NA-Upper incisor linear를 사용하여 평가한다.
- 하악 중절치의 경사도는 NB-Lower incisor angular와 NB-Lower incisor linear를 사용하여 평가한다.
- 앞머리뼈바닥과 뒤머리뼈바닥의 관계는 N-S-Ar 각도를 사용하여 평가한다.

Supra-orbitale

약어

SOr: Supra-orbitale는 영어 알파벳을 사용하여 축약되며 대문자 S, O 다음 소문자 r이 뒤따르고 알파벳 사이에 공백 없이 연속적으로 기록한다.

정의

Viken Sassouni에 따르면

Supra-orbitale(그림 3-4A~D)는 눈확의 천정 그림자와 측면 윤곽이 교차하는 가장 앞쪽 지점이다.[5]

유형

Supra-orbitale는 양측성, 경조직 두부방사선계측점(지표)이다.

유래

Supra-orbitale는 해부학적 기원의 경조직 두부방사선계측점이다.

측모두부방사선계측사진에서 supra-orbitale의 트레이싱

Supra-orbitale는 눈확 공간 상방 천정의 눈확 경계에 있는 점으로 비교적 그리기 쉽다.

의의(제20장 참조)

- Supra-orbitale는 눈확이 트레이싱되었을 때 좌·우 사이의 전후방적, 수직적 차이를 평가할 때 유용한 기준점이다.
- Supra-orbital 계측점은 Sassouni 두부방사선계측분석에서 유용한 계측점이다.

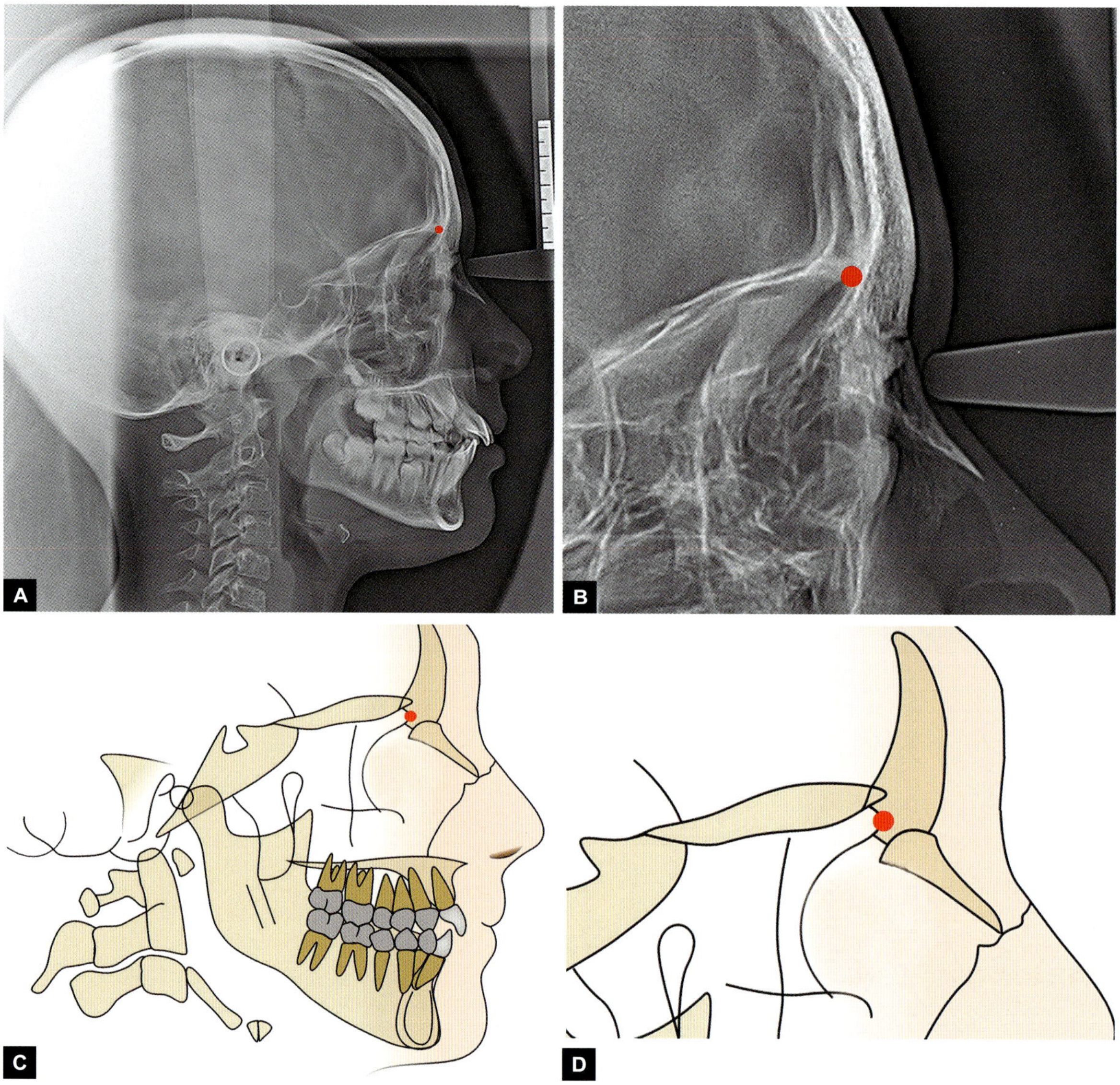

그림 3-4. A, 측모두부방사선계측사진에서의 supra-orbitale. B, 측모두부방사선계측사진에서의 supra-orbitale를 보여주는 확대된 이미지. C, 그래픽 도해에서의 supra-orbitale. D, 그래픽 도해에서의 supra-orbitale를 보여주는 확대된 이미지.

눈확의 천정

약어

RO: 눈확의 천정(roof of the orbital cavity)은 영어 알파벳을 사용하여 축약되며 대문자 R, O로 표시하고 알파벳 사이에 공백 없이 연속적으로 기록한다.

정의

눈확의 천정은 상방의 앞머리뼈우묵과 아래의 눈확 공간 사이의 뼈에 의해 형성된다.

Viken Sassouni에 따르면

눈확의 천정은 눈확의 최상방점이다.[5]

유형

눈확의 천정(그림 3-5A~D)은 양측성, 해부학적, 경조직 측모두부방사선계측점이다.

측모두부방사선계측사진에서 눈확의 천정의 트레이싱

두부방사선계측사진에서 양측 눈확의 천정은 중첩되어 전후방적으로 뇌하수체 오목으로 이어지는 방사선 불투과성 선으로 나타난다.

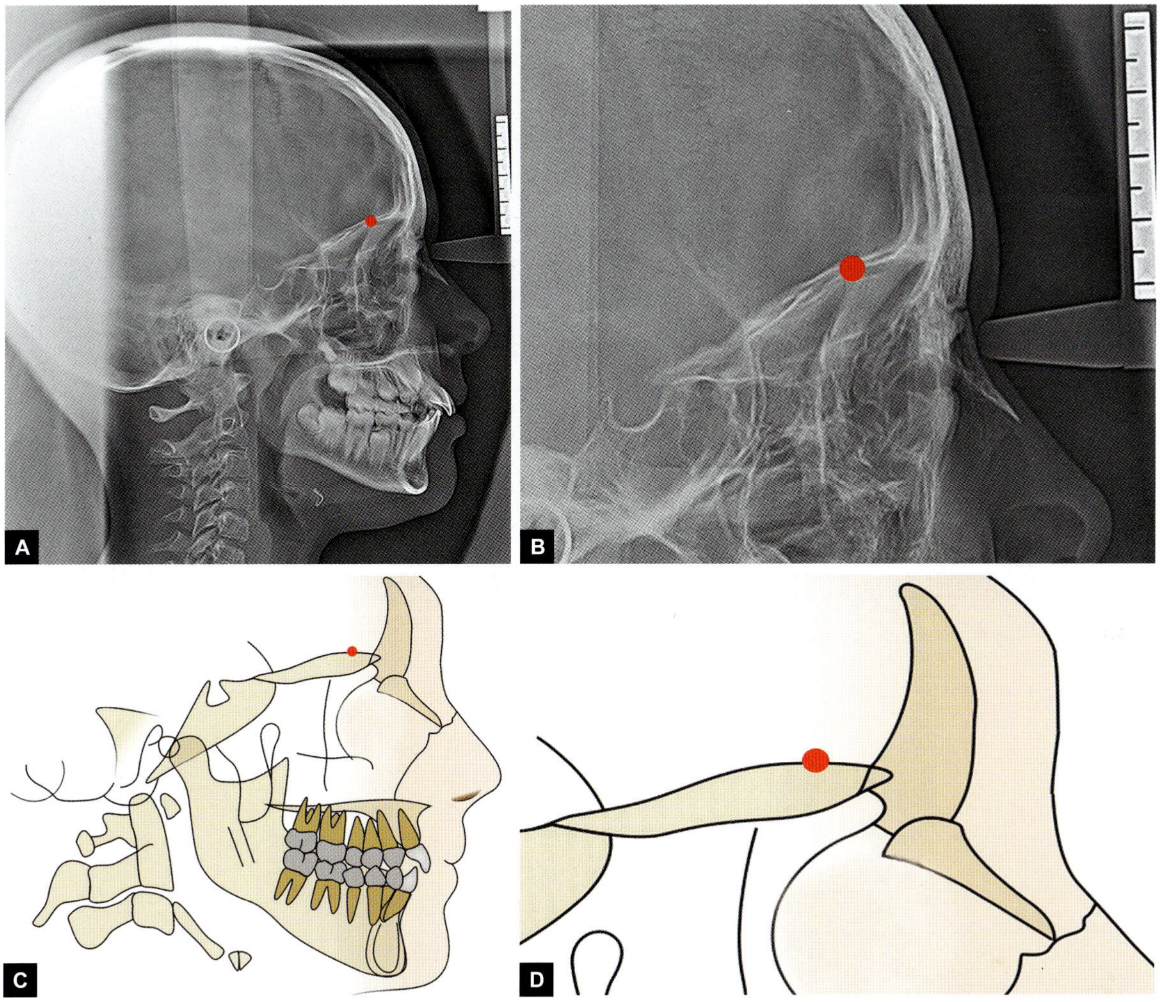

그림 3-5. A, 측모두부방사선계측사진에서의 눈확의 천정. B, 측모두부방사선계측사진에서의 눈확의 천정을 보여주는 확대된 이미지. C, 그래픽 도해에서의 눈확의 천정. D, 그래픽 도해에서의 눈확의 천정을 보여주는 확대된 이미지.

이마코뼈/이마위턱코뼈봉합

약어

FMN: 이마위턱봉합(frontomaxillary suture)은 영어 알파벳을 사용하여 축약되며 대문자 F, M, N으로 표시하고 알파벳 사이에 공백 없이 연속적으로 기록한다.

정의

이마위턱코뼈봉합(frontomaxillary nasal suture)(그림 3-6 A~D)은 위턱이 이마뼈 및 코뼈와 관절을 이루는 봉합의 최상방점이다.

유형

이마위턱코뼈봉합은 편측성, 해부학적, 경조직 두부방사선계측점이다.

의의(제20장 참조)

이마위턱코뼈봉합은 N과 달리 앞머리뼈바닥에 위치하기 때문에 머리뼈바닥의 계측과 정의에도 사용될 수 있다(Moyers 1988).

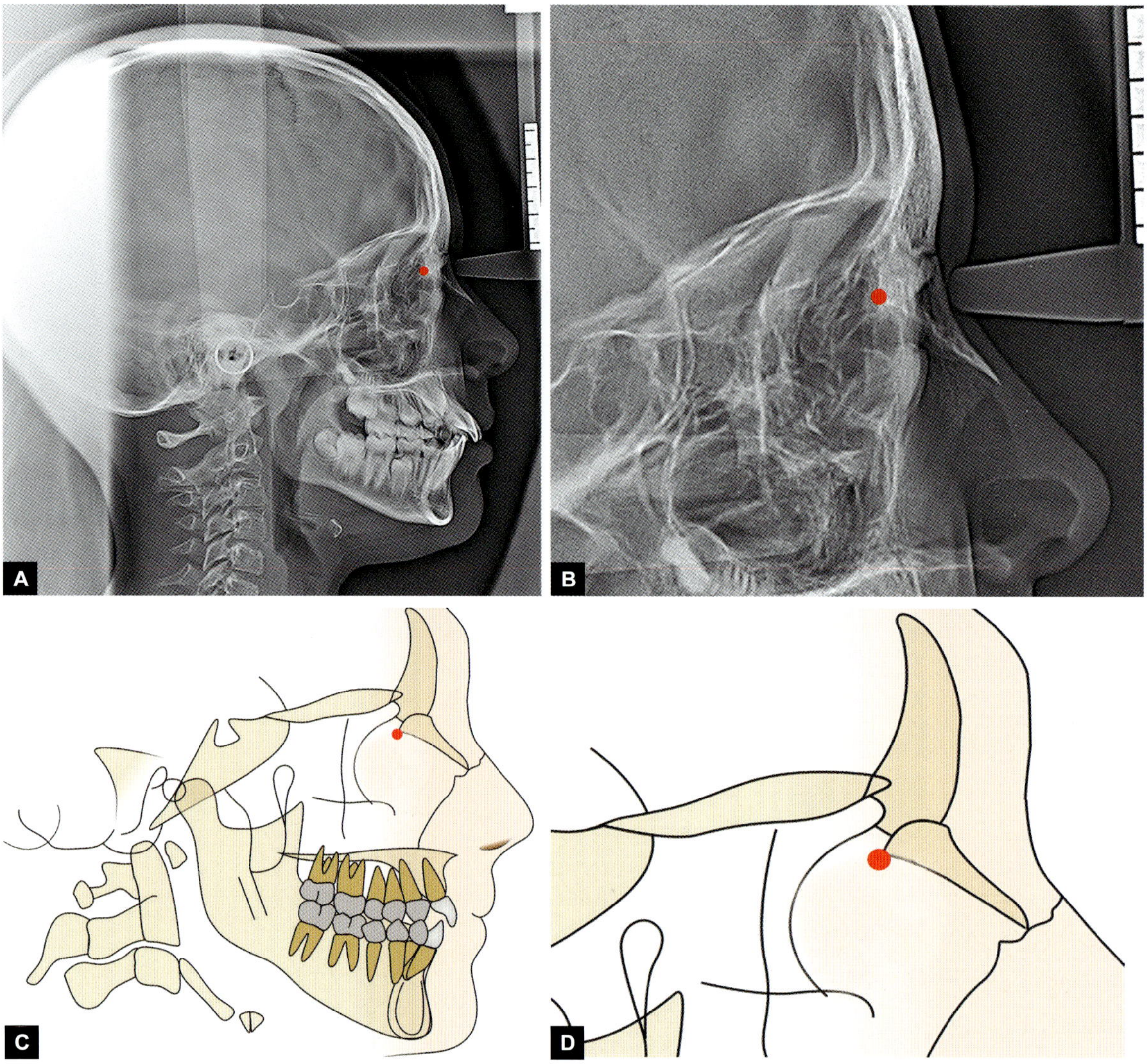

그림 3-6. A, 측모두부방사선계측사진에서의 이마위턱봉합. B, 측모두부방사선계측사진에서의 이마위턱봉합을 보여주는 확대된 이미지. C, 그래픽 도해에서의 이마위턱봉합. D, 그래픽 도해에서의 이마위턱봉합을 보여주는 확대된 이미지.

참고문헌

1. Downs WB. Variations in facial relationships. Their significance in treatment and prognosis. Am J of Ortho. 1948;34:812-39.
2. Graber TM. New horizons in case analysis-clinical cephalometrics. Am J of Ortho.1952;38:603-24.
3. Broadbent BH Sr. Bolton's standards of dentofacial developmental growth. The CV Mosby Company. 1975;133-5.
4. Farkas LG. Anthropometry of the head and face in medicine—Elsevier North Holland, inc. 1981;9-14.
5. Sassouni V. Orthodontics in dental practice. The CV Mosby Company. 1971;330-7.

CHAPTER

4 벌집뼈와 관련된 두부방사선계측점

(Cephalometric Landmarks Related to Ethmoid Bone)

벌집뼈(사골, ethmoid bone)(그림 4-1)(라틴어로 *Os ethmoidale*)는 머리뼈바닥 앞쪽에 위치한 입방형의 연약한 구조물이며 눈확의 벽, 코 중격, 코 공간의 천정과 가쪽 벽을 포함한다. 이 구조물은 단단한 수평 체판과 중앙판, 그리고 두 개의 벌집뼈 미로로 구성된다.

벌집뼈의 구성

벌집뼈의 구성은 아래와 같다.

- 체판
- 볏돌기(crista galli)
- 수직판

벌집뼈의 관절

벌집뼈는 총 13개의 뼈와 관절을 이루며 이는 아래와 같다.

- 나비뼈(접형골, sphenoid bone)
- 이마뼈(전두골, frontal bone)
- 눈물뼈(누골, lacrimal bone)-(2)
- 입천장뼈(구개골, palatine bone)-(2)
- 보습뼈(서골, vomer)
- 위턱뼈(상악골, maxillary bone)-(2)
- 아래코선반(하비갑개, inferior nasal concha)-(2)
- 코뼈(비골, nasal bone)-(2)

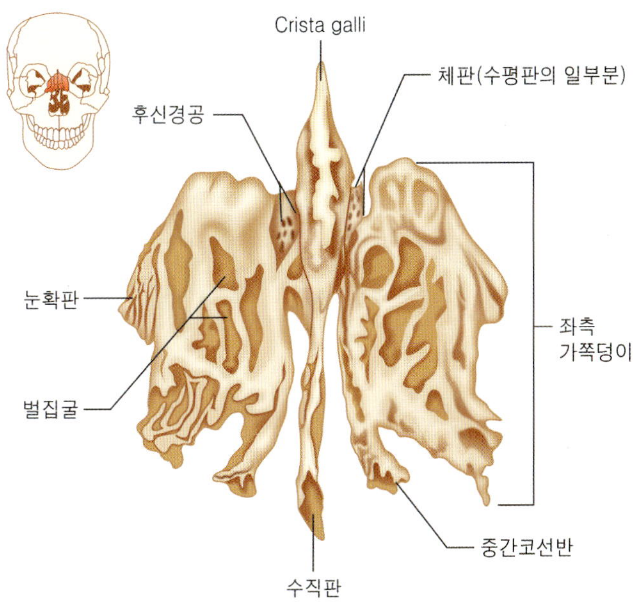

그림 4-1. 벌집뼈(사골, ethmoid bone).

벌집뼈의 두부방사선계측점(지표)

벌집뼈의 두부방사선계측점은 해부학적 기원이며 다음과 같다(표 4-1).

표 4-1. 벌집뼈에 관련된 두부방사선계측점(지표)

두부방사선계측점	약어	유형	유래
Temporale	Te	양측성	해부학적
Neck of the crista galli	NC	편측성	해부학적
Medio-orbitale	mo	양측성	해부학적
Sphenoethmoidal point	SE	편측성	해부학적
Ethmoidale	Eth	편측성	해부학적

벌집뼈의 방사선 해부학(그림 4-2)

측모두부방사선계측사진에서 벌집뼈의 체판은 이마뼈 내측 피질골판의 수평부분 아래 방사선 불투과성 선으로 나타난다. 벌집뼈 그림자와 관자아래우묵(측두하와, infratemporal fossa) 앞벽의 교차점은 temporal로 정의되며 이는 양측성 경조직 두부방사선계측점이다. 나비뼈 큰 날개 그림자와 머리뼈 바닥의 교차점은 Sphenoethmoidal(SE)로 정의된다.

Temporale

약어

Te: Temporale는 영어 알파벳을 사용하여 축약되며 대문자 T

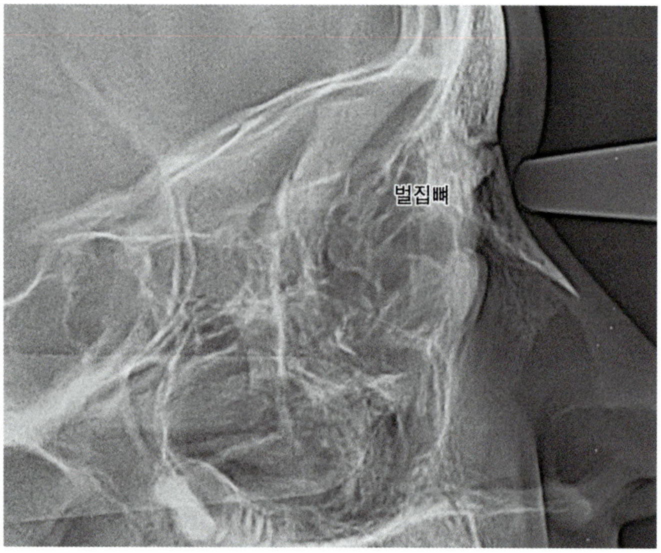

그림 4-2. 벌집뼈의 방사선 해부학.

다음 소문자 e가 뒤따르고 알파벳 사이에 공백 없이 연속적으로 기록한다.

정의

Temporale(그림 4-3A~D)는 벌집뼈 그림자와 관자아래우묵 앞벽의 교차점이다.

Viken Sassouni에 따르면

벌집뼈의 그림자와 관자아래우묵 앞벽의 교차점이다.[1]

유형

Temporale(그림 4-3A~D)는 양측성, 해부학적, 경조직 두부방사선계측점이다.

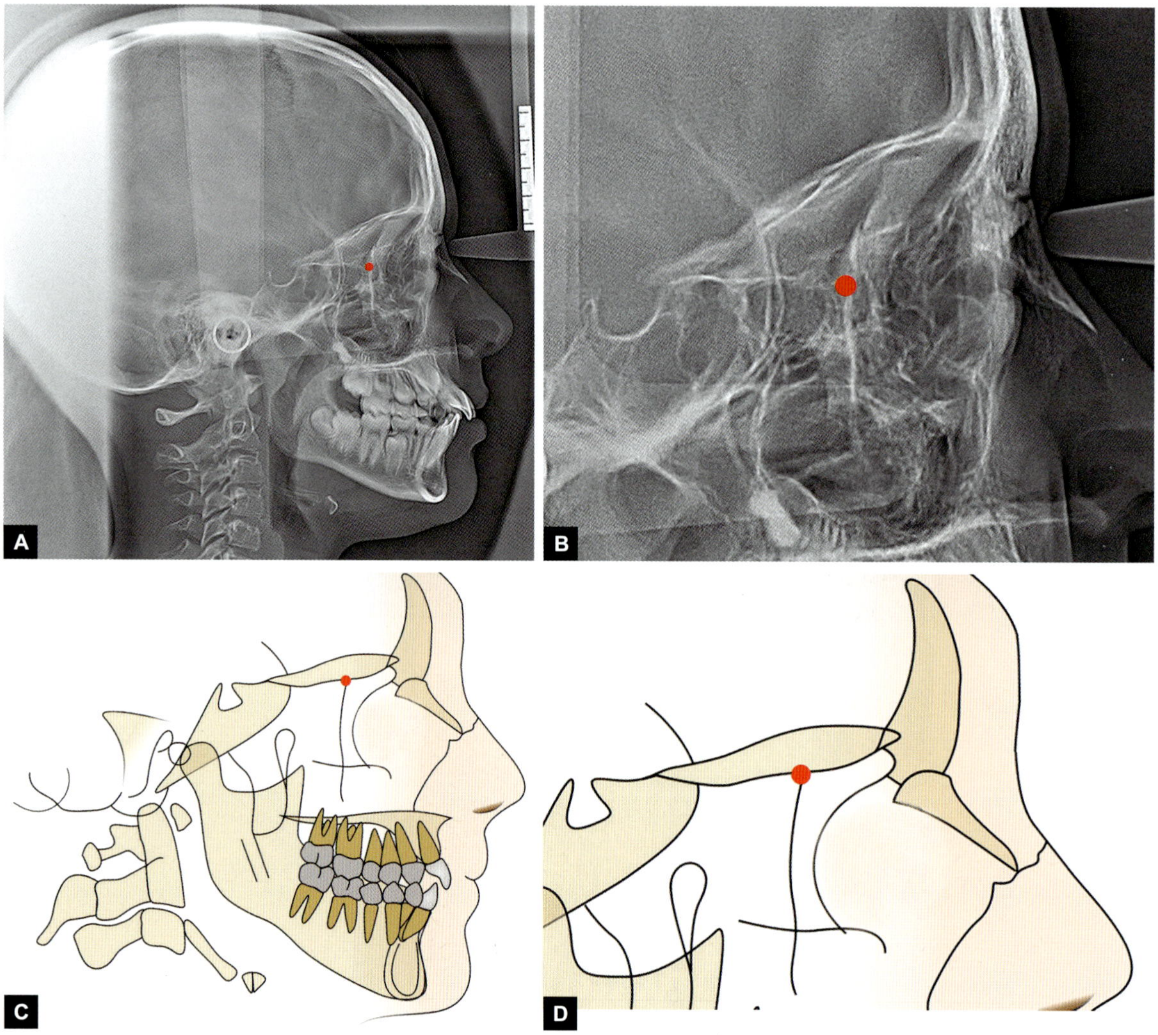

그림 4-3. A, 측모두부방사선계측사진에서의 temporale. B, 측모두부방사선계측사진에서의 temporale을 보여주는 확대된 이미지. C, 그래픽 도해에서의 temporale. D, 그래픽 도해에서의 temporale을 보여주는 확대된 이미지.

Neck of crista galli

약어

NC: Neck of crista galli는 영어 알파벳을 사용하여 축약되며 대문자 N, C로 표시하고 알파벳 사이에 공백 없이 연속적으로 기록한다.

정의

Viken sassouni에 따르면

Neck of crista galli(그림 4-4A, B)는 벌집뼈(거의 평면 수준)의 수직판의 투영에서 가장 좁은 지점이다.[1]

유형

Neck of crista galli는 해부학적, 편측성, 경조직 두부방사선계측점이다.

의의(제20장 참조)

- Crista galli는 전후방두부방사선계측사진에서 양측의 대칭성 분석을 위한 정중선의 중요한 지표이다.
- Crista galli는 측모두부방사선계측사진에서 이마굴 후방에 있고 전후방두부방사선계측사진에서 두개골의 중앙부에 있다.

측모두부방사선계측사진에서 neck of crista galli의 트레이싱

측모두부방사선계측사진에서는 식별이 어렵지만 전후방두부방사선계측사진에서는 쉽게 식별할 수 있다.

Medio-orbitale

약어

mo: Medio-orbitale는 영어 알파벳을 사용하여 축약되며 소문자 m, o로 표시하고 알파벳 사이에 공백 없이 연속적으로 기록한다.

정의

Athanasios E Athanasiou에 따르면

Medio-orbitale(그림 4-5A, B)는 눈확의 내측 경계에서 정중면에 가장 가까운 점이다.

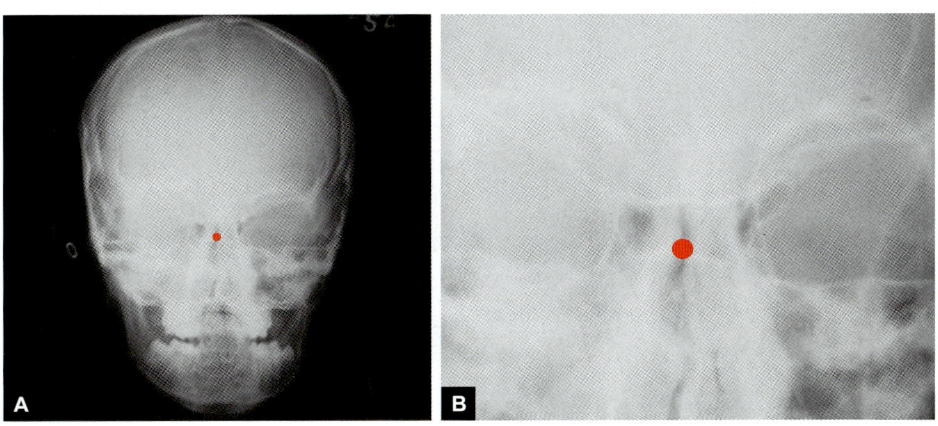

그림 4-4. A, 전후방두부방사선계측사진에서의 neck of crista galli. B, 전후방두부방사선계측사진에서의 neck of crista galli를 보여주는 확대된 이미지.

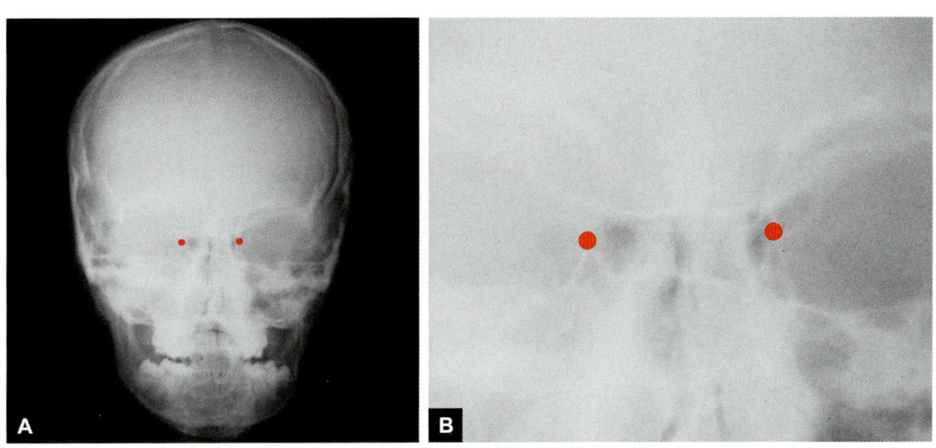

그림 4-5. A, 측모두부방사선계측사진에서의 medio-orbitale. B, 측모두부방사선계측사진에서의 medio-orbitale을 보여주는 확대된 이미지.

유형

Medio-orbitale는 해부학적, 양측성, 경조직 두부방사선계측점이다.

나비벌집점

약어

SE: 나비벌집점(sphenoethmoidal point)은 영어 알파벳을 사용하여 축약되며 대문자 S, E로 표시하고 알파벳 사이에 공백 없이 연속적으로 기록한다.

정의

Robert E Moyers에 따르면

측모두부방사선계측사진에서 볼 수 있는 나비뼈 큰날개와 머리뼈바닥 그림자의 교차점(그림 4-6A~D)이다.[3]

SN Bhatia와 BC Leighton에 따르면

나비뼈 큰날개와 앞머리뼈바닥의 교차점이다.[4]

유형

나비벌집점은 해부학적, 편측성, 경조직 두부방사선계측점이다.

Ethmoidale

약어

Eth: Ethmoidale는 영어 알파벳을 사용하여 축약되며 대문자 E 다음 소문자 th가 뒤따르고 알파벳 사이에 공백 없이 연속적으로 기록한다.

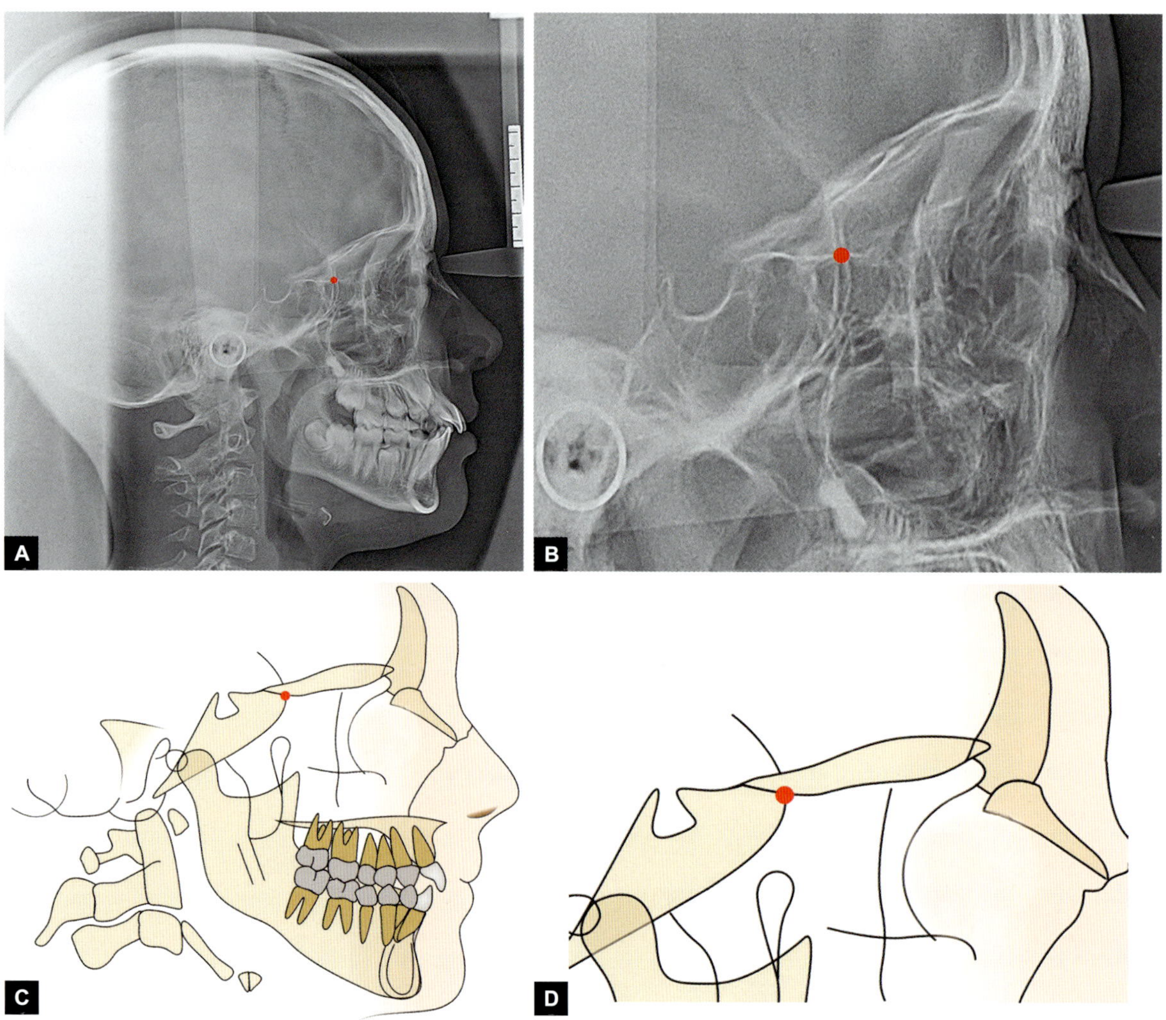

그림 4-6. 나비벌집점. A, 측모두부방사선계측사진에서의 나비벌집점. B, 측모두부방사선계측사진에서의 나비벌집점을 보여주는 확대된 이미지. C, 그래픽 도해에서의 나비벌집점. D, 그래픽 도해에서의 나비벌집점을 보여주는 확대된 이미지.

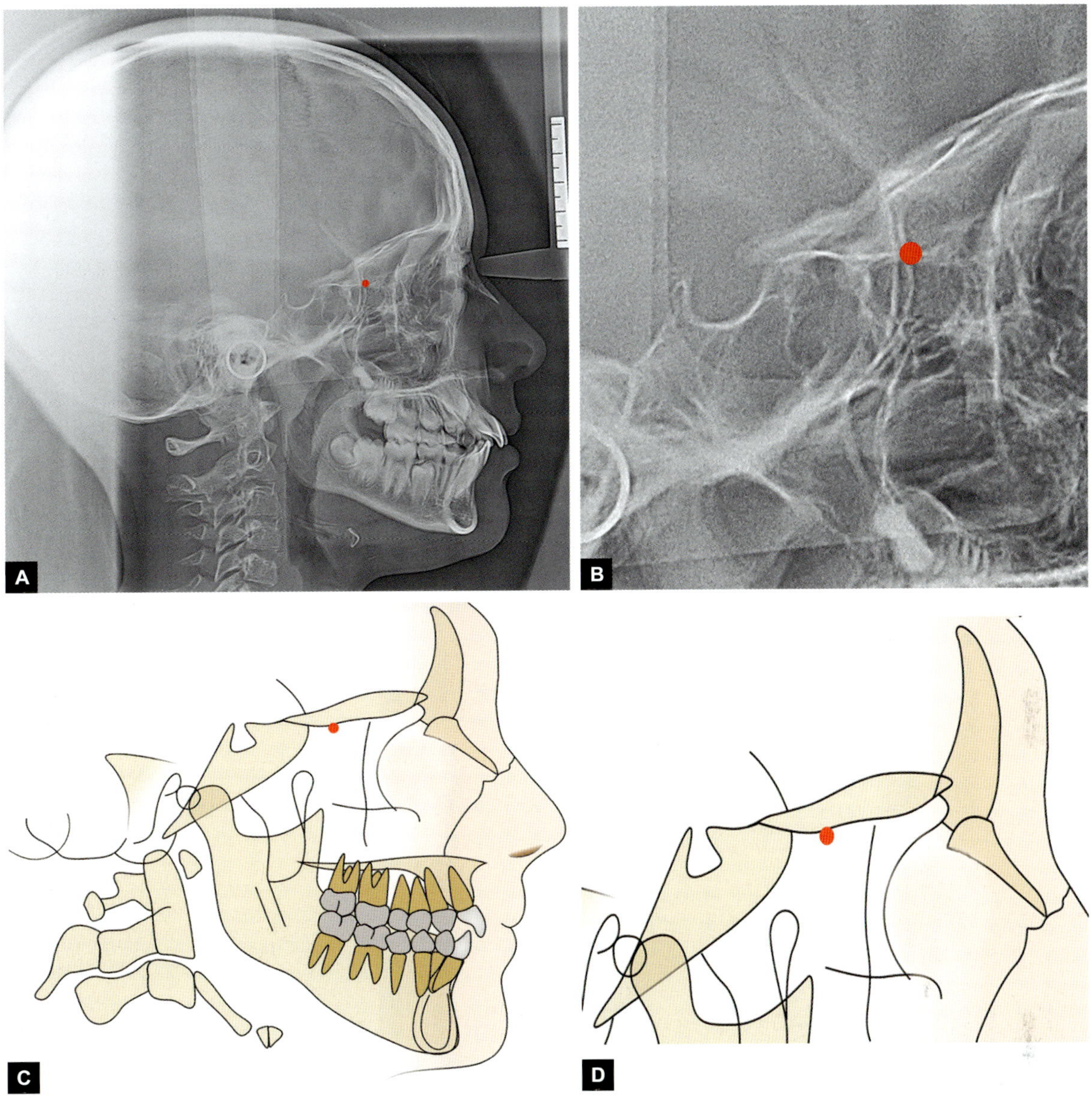

그림 4-7. Ethmoidale. A, 측모두부방사선계측사진에서의 ethmoidale. B, 측모두부방사선계측사진에서의 ethmoidale을 보여주는 확대된 이미지. C, 그래픽 도해에서의 ethmoidale. D, 그래픽 도해에서의 ethmoidale을 보여주는 확대된 이미지.

정의

Arne Bjork에 따르면

앞머리뼈우묵의 가장 깊은 중간 지점이며, 벌집뼈의 체판(수평사골판, cribriform plate)과 일치한다.[5]

SN Bhatia와 BC Leighton에 따르면

Ethmoidale(그림 4-7A~D)는 앞머리뼈우묵 또는 벌집뼈 체판의 외형에서 최하방점이다.[4]

유형

Ethmoidale는 해부학적, 편측성, 경조직 두부방사선계측점이다.

참고문헌

1. Viken Sassouni—Orthodontics in dental practice. The CV Mosby Company. 1971:330-7.
2. Athanasios E Athanasiou, Helmut Drioschk, Charles Bosch. Data and patterns of transverses dentofacial structure of 6 to 15 years-old children: A posteroanterio cephalometric study.
3. Robert M Moyers. Handbook of Orthodontics. Year Book medical Publishers, inc. 1988:251-9.
4. Bhatia SN, Leighton BC. A manual of facial growth-Oxford University press. 1993:10-5.
5. A Bjork. The face in profiles-Sven. Tandlak Tidskr. 1947:40:32-3.

CHAPTER 5

코뼈와 관련된 두부방사선계측점

(Cephalometric Landmarks Related to Nasal Bone)

코뼈(비골, nasal bone)(그림 5-1)(라틴어로 *Os nasale*)는 위턱뼈 이마 돌기 사이의 비강 상방의 정중선에 있는 한 쌍의 뼈이다. 이는 상방의 이마뼈와 이마코뼈봉합(전두비골봉합, frontonasal suture)에서 관절을 이룬다.

이마뼈의 관절

코뼈는 총 4개의 뼈와 관절을 이루며 아래와 같다.

- 위턱뼈
- 이마뼈
- 벌집뼈
- 반대쪽 코뼈

코뼈의 두부방사선계측점(지표)

코뼈에서 관찰되는 두부방사선계측점은 해부학적 기원이며 다음과 같다(표 5-1).

표 5-1. 코뼈에 관련된 두부방사선계측점(지표)

두부방사선계측점	약어	유형	유래
Nasion	N 또는 Na	편측성	해부학적
Frontonasal/frontomaxillary nasal suture	FMN	편측성	해부학적
Rhinion	Rh	편측성	해부학적

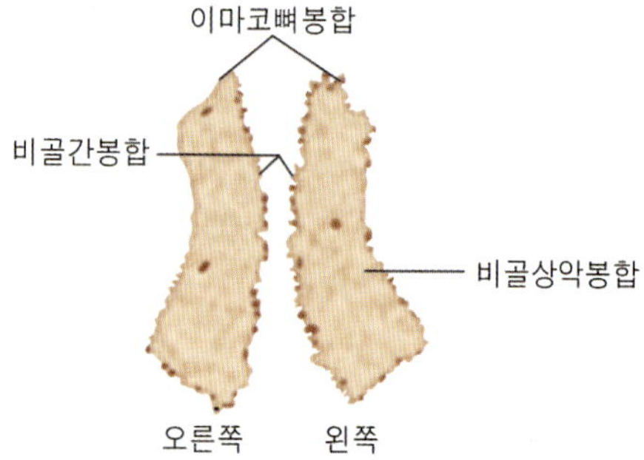

그림 5-1. 코뼈(비골, nasal bone).

코뼈의 방사선 해부학(그림 5-2)

측모두부방사선계측사진에서 코뼈는 삼각형의 방사선 불투과성 영역으로 나타난다. 꼭지점은 코끝을 향하고 기저부는 이마뼈와 코뼈 사이에 비스듬하게 방사선 투과성 선으로 나타나는 이마코뼈봉합에 면한다. 코뼈의 내측 표면의 뒤쪽 부분은 벌집뼈 체판의 방사선 불투과성 선과 합쳐진다. 이마코뼈봉합의 전내방점은 nasion으로, 후하방점은 FMN으로 정의된다.

Nasion

약어

N: Nasion은 영어 알파벳을 사용하여 축약되며 대문자 N으로 기록한다.

정의

Nasion(그림 5-3A~D)은 정중부에서 이마코뼈봉합의 최전방점이다.

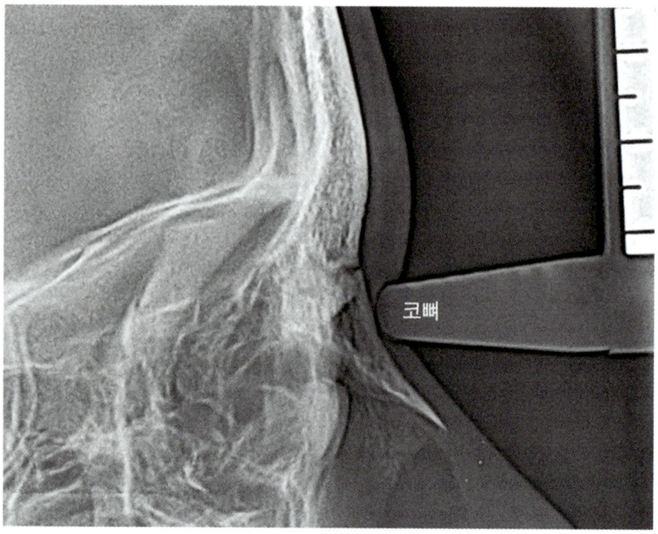

그림 5-2. 코뼈의 방사선 해부학.

TM Graber에 따르면

Nasion은 두부방사선계측사진의 외형에서 보이는 이마뼈와 코뼈의 연결점이다.[1]

B Holly Broadbent에 따르면

Nasion은 정중시상면이 Bolton 평면의 전방 경계인 이마코뼈 봉합의 가장 전방 지점과 교차하는 머리계측점이다.[2]

William B Downs에 따르면

Nasion은 이마뼈와 코뼈 사이의 봉합이다.[3]

유형

Nasion은 편측성, 해부학적, 경조직 두부방사선계측점이다.

유래

Nasion은 해부학적 기원의 경조직 두부방사선계측점이다.

의의(제20장 참조)

Nasion은 다음을 평가하기 위해 각도와 평면을 구성하는 기준점 중 하나로 사용된다.

- 머리뼈바닥에 대한 위턱뼈의 관계는 SNA 각도를 사용하여 평가한다.
- 머리뼈바닥에 대한 아래턱뼈의 관계는 SNB 각도를 사용하여 평가한다.
- 앞머리뼈바닥에 대한 위턱-아래턱 관계는 ANB 각도를 사용하여 평가한다.
- 상악 중절치의 경사도는 NA-upper incisor angular와 NA-

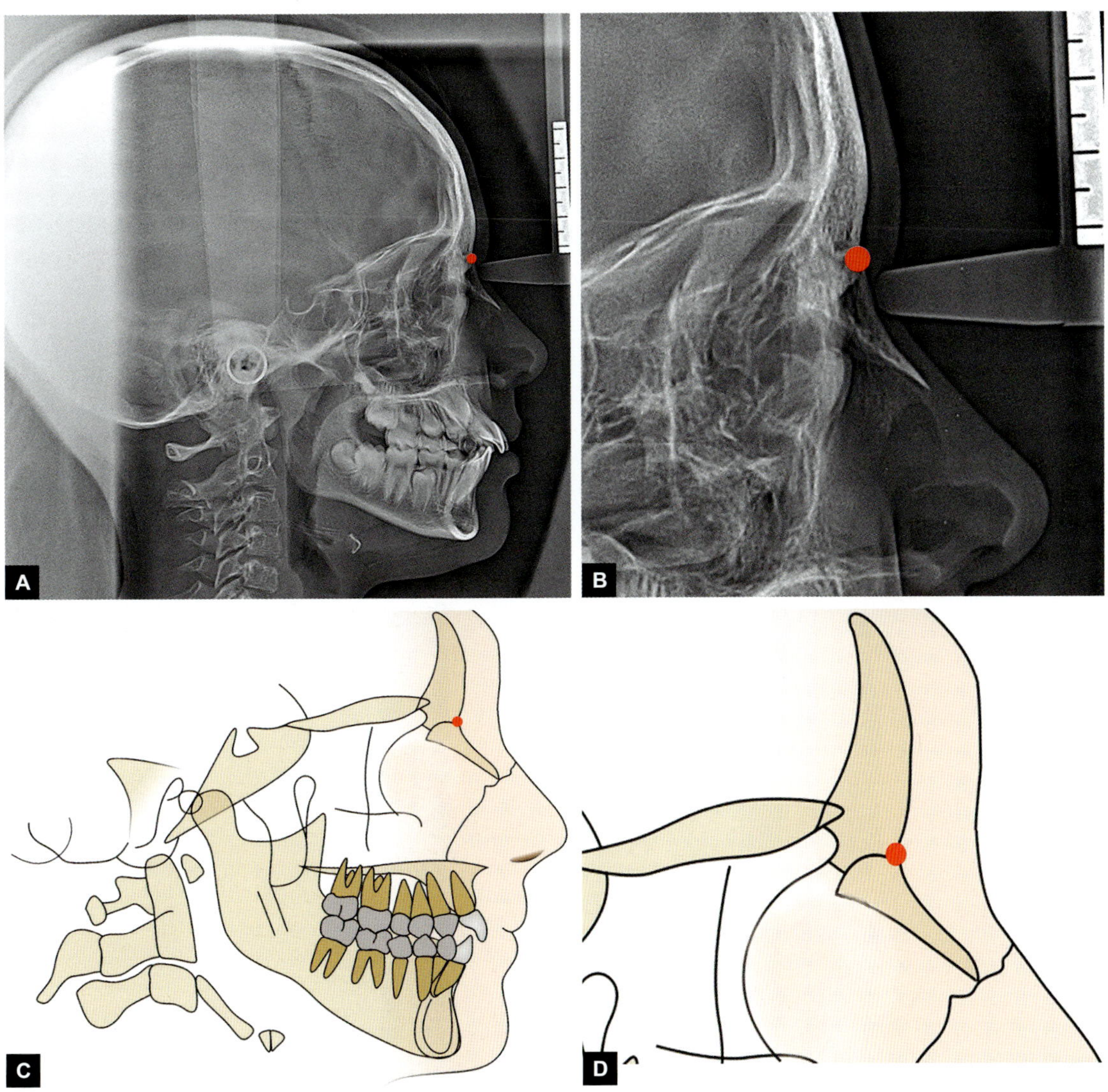

그림 5-3. A, 측모두부방사선계측사진에서의 nasion. B, 측모두부방사선계측사진에서의 nasion을 보여주는 확대된 이미지. C, 그래픽 도해에서의 nasion. D, 그래픽 도해에서의 nasion을 보여주는 확대된 이미지.

upper incisor linear를 사용하여 평가한다.

- 하악 중절치의 경사도는 NB-lower incisor angular와 NB-lower incisor linear를 사용하여 평가한다.
- 앞머리뼈바닥과 뒤머리뼈바닥의 관계는 N-S-Ar 각도를 사용하여 평가한다.
- McNamara 두부방사선계측분석에서 윗입술의 경사(cant)는 윗입술과 nasion에 접하는 선에 대한 각도를 구하여 평가한다. Nasion 수직선은 프랑크포르트 수평면에 대해 수직으로 그려진 수선이다.
- 머리뼈바닥에 대한 위턱의 전후방적 위치는 nasion 수직선과 A point 사이의 직선 거리로 평가한다. A point의 전방 위치는 양의 값, A point의 후방 위치는 음의 값이다.
- Rickett's 두부방사선계측분석에서 턱의 위치는 Ba-N 평면과 원형구멍(정원공, foramen rotundum)(PT)에서 Gn까지의 평면이 이루는 각도로 결정된다. 이 각도의 정상값은 90°이다. 각도가 클수록 턱이 돌출되거나 전방으로 성장하는 반면, 각도가 작을수록 턱이 후퇴되는 것을 의미한다.

이마코뼈/이마위턱코뼈봉합

약어

FMN: 이마위턱봉합(frontomaxillary suture)은 영어 알파벳을 사용하여 축약되며 대문자 F, M, N으로 표시하고 알파벳 사이에 공백 없이 연속적으로 기록한다.

정의

이마위턱코뼈봉합(그림 5-4A~D)은 위턱이 이마뼈 및 코뼈와 관절을 이루는 봉합의 최상방점이다.

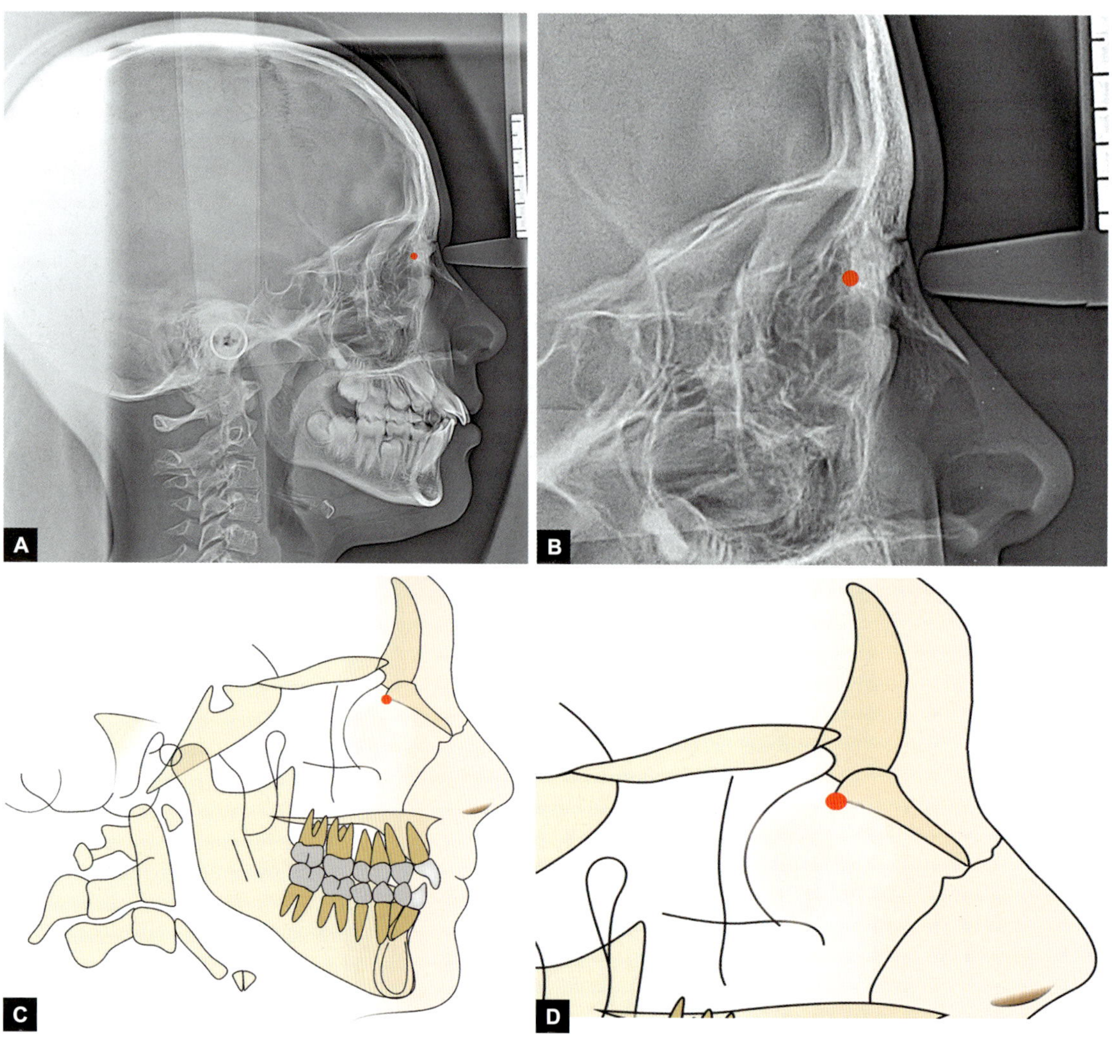

그림 5-4. A, 측모두부방사선계측사진에서의 이마위턱코뼈봉합. B, 측모두부방사선계측사진에서의 이마위턱코뼈봉합을 보여주는 확대된 이미지. C, 그래픽 도해에서의 이마위턱코뼈봉합. D, 그래픽 도해에서의 이마위턱코뼈봉합을 보여주는 확대된 이미지.

Robert M Moyers에 따르면

이마위턱코뼈봉합은 위턱이 이마뼈 및 코뼈와 관절을 이루는 봉합의 최상방점이다.[4]

유형

이마위턱코뼈봉합은 편측성, 경조직 두부방사선계측점이다.

유래

이마위턱코뼈봉합은 해부학적 기원의 경조직 두부방사선계측점이다.

의의(제20장 참조)

이마위턱코뼈봉합은 N과 달리 앞머리뼈바닥에 위치하기 때문에 머리뼈바닥의 계측과 정의에도 사용될 수 있다(Moyers 1988).

Rhinion

약어

Rh: Rhinion은 영어 알파벳을 사용하여 축약되며 대문자 R 다음 소문자 h가 뒤따르고 알파벳 사이에 공백 없이 연속적으로 기록한다.

정의

Spiro J Chaconas에 따르면

Rhinion(그림 5-5A~D)은 측면에서 보았을 때 코뼈 끝의 최전하방점이다.[5]

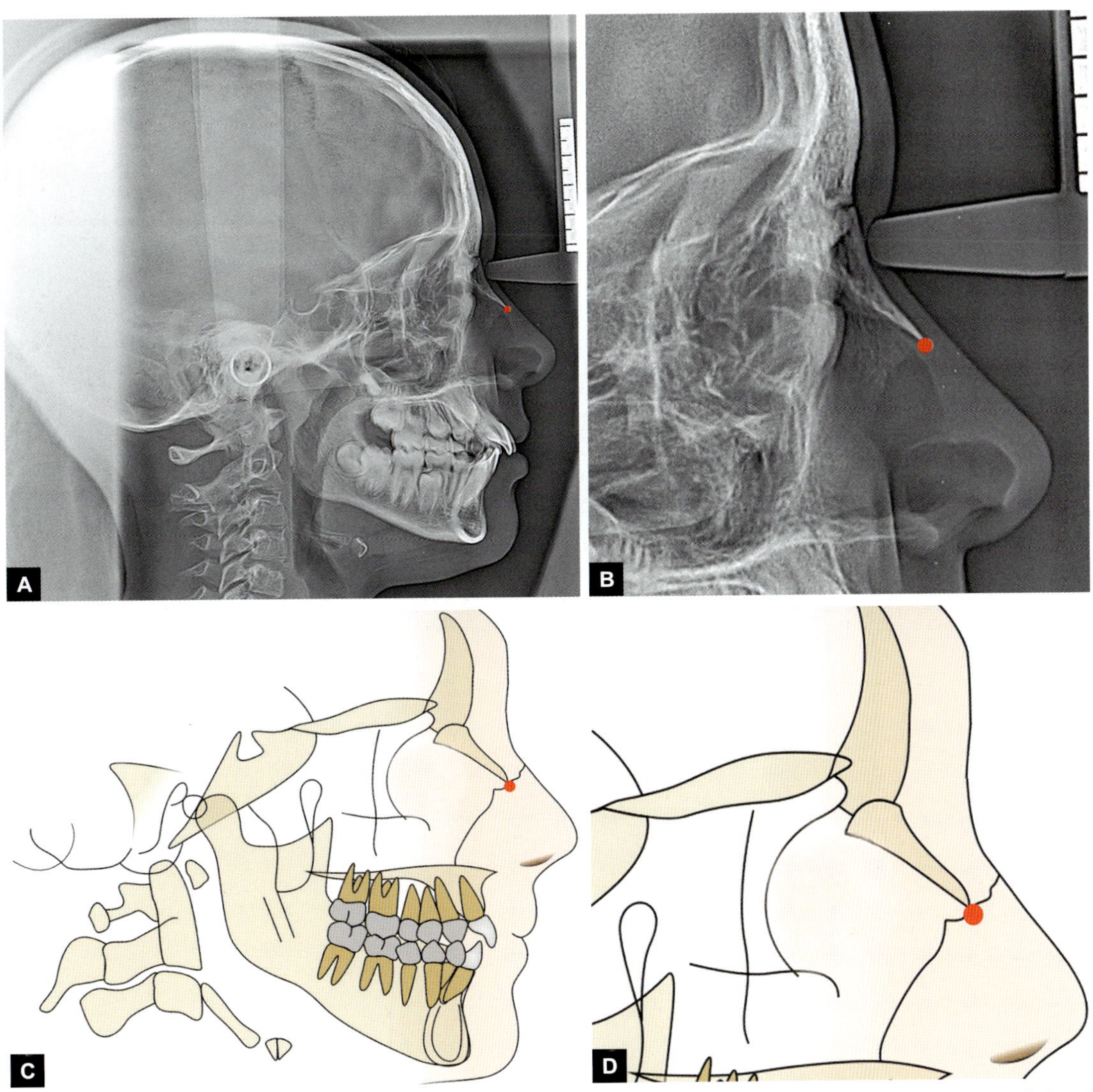

그림 5-5. A, 측모두부방사선계측사진에서의 rhinion. B, 측모두부방사선계측사진에서의 rhinion을 보여주는 확대된 이미지. C, 그래픽 도해에서의 rhinion. D, 그래픽 도해에서의 rhinion을 보여주는 확대된 이미지.

유형

Rhinion은 해부학적, 편측성, 경조직 두부방사선계측점이다.

측모두부방사선계측사진에서 rhinion의 트레이싱

Rhinion의 트레이싱은 어려운 경우가 거의 없으나, 코뼈 끝 부분의 영상이 흐린 경우에는 뼈콧구멍(이상구, piriform aperture)의 가장자리가 rhinion 점을 정하는 것에 도움이 된다. 대부분의 경우 측모두부방사선계측사진에서 쉽게 찾을 수 있다. 코뼈를 이마코뼈봉합부터 끝부분까지 트레이싱하면, 코뼈의 끝부분이 rhinion 점이다.

의의(제20장 참조)

Rhinion의 위치는 개인마다 다르다. 해부학에서 배운 바와 같이, 코뼈에는 여러 유형이 있는데, 특히 코뼈의 기울기는 연조직 외형에 영향을 미친다.

참고문헌

1. Graber TM. New horizons in case analysis–clinical cephalometrics. Am J of Ortho. 1952;38:603–24.
2. Broadbent BH Sr. Bolton's standards of dentofacial developmental growth. The C V Mosby Company. 1975;133–5.
3. Downs WB. Variations in facial relationships. Their significance in treatment and prognosis. Am J of Ortho. 1948;34:812–39.
4. Moyers RM. Handbook of Orthodontics–Year book Medical Publishers, Inc. 1988;251–9.
5. Spiro J Chaconas. Orthodontics–PSG Publishing Company. 1980;37–45.

CHAPTER 6

관자뼈와 관련된 두부방사선계측점

(Cephalometric Landmarks Related to Temporal Bone)

각 관자뼈(관골, temporal bone)는 다음 두 부분으로 구성된다(그림 6-1).

- 비늘부분(인부, squamous portion)
- 바위부분(암양부, petrous portion)

관자뼈의 비늘부분은 크고 편평하여 두개골의 측벽을 형성한다. 관자뼈의 바위부분은 관자뼈의 아랫부분을 담당하는 불규칙한 뼈이다.

관자뼈의 관절

관자뼈는 상방으로 마루뼈(두정골, parietal bone)와 비늘마루봉합(비늘두정봉합, squamoparietal suture)에서 관절을 이룬다. 하방으로는 아래턱 과두와 관절와에서 관절을 이룬다. 관자뼈의 광대돌기는 광대뼈(관골, zygomatic bone)와 광대관자봉합(관골측두봉합, zygomaticotemporal suture)에서 관절을 이룬다.

측모두부방사선계측사진에서 주로 관찰되는 관자뼈의 부분은 바위부분의 두개내 표면이다. 이는 끝점이 후상방을 가리키는 삼각형의 방사선 불투과성 영역으로 나타난다. 삼각형에서 전상방의 방사선 불투과성 선으로 나타나는 면은 중간머리뼈우묵의 후하방 경계를 나타낸다. 이 방사선 불투과성 선은 전방으로 관자뼈 바위부분의 두개내 표면과 나비뼈 큰날개까지 이어진다. 수직선으로 나타나는 삼각형의 다른 면은 뒤머리뼈우묵의 전방 경계를 나타낸다.

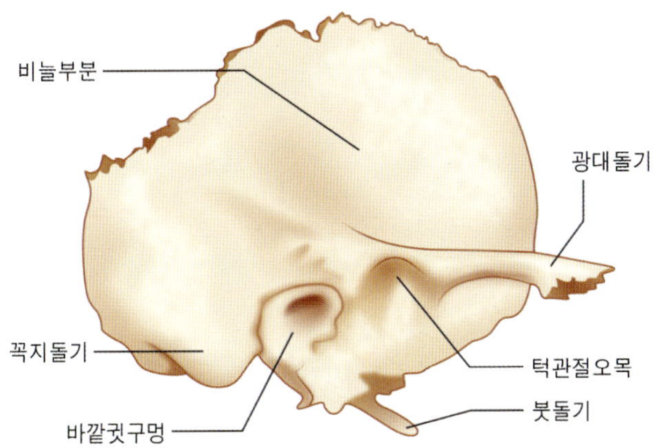

그림 6-1. 관자뼈(관골, temporal bone).

관자뼈의 방사선 해부학(그림 6-2)

측모두부방사선계측사진에서 일반적으로 관찰할 수 있는 관자뼈의 주요 부분은 바위부분의 두개내 표면이다. 이는 끝점이 후상방을 가리키는 삼각형의 방사선 불투과성 영역으로 나타난다. 삼각형에서 전상방의 방사선 불투과성 선으로 나타나는 면은 중간머리뼈우묵의 후하방 경계를 나타낸다. 이 방사선 불투과성 선은 전방으로 관자뼈 바위부분의 두개내 표면으로 이어진다. 수직선으로 나타나는 삼각형의 다른 면은 뒤머리뼈우묵의 전방 경계를 나타낸다.

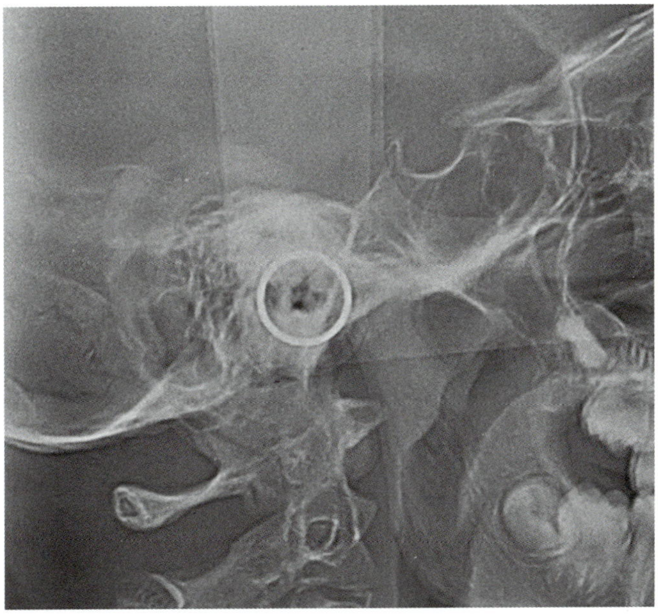

그림 6-2. 관자뼈의 방사선 해부학.

관자뼈의 두부방사선계측점(지표)

관자뼈의 두부방사선계측점은 해부학적 기원이며 다음과 같다(표 6-1).

표 6-1. 관자뼈에 관련된 두부방사선계측점

두부방사선계측점	약어	유형	유래
Porion	Po	양측성	해부학적
Zygomatic arch	Zyg	양측성	해부학적
Mastoidale	Ma	양측성	해부학적

Porion

약어

Po: Porion은 영어 알파벳을 사용하여 축약되며 대문자 P 다음 소문자 o가 뒤따르고 알파벳 사이에 공백 없이 연속적으로 기록한다.

정의

Porion은 외이도의 최상방점이다[동일한 높이에 있는 턱관절와(TMJ fossa)의 상방 경계가 프랑크포르트 평면의 구성을 대체할 수 있다].

Arne Bjork에 따르면

두부측정기(cephalometer)의 금속 막대의 날개에 의해 위치된 바깥 귀구멍의 상연의 중점. 이것이 두부방사선계측 기준점이다.[1]

William B Downs에 따르면

외이도 연조직의 상연에서 최상방점이다.[2]

LB Higley에 따르면

왼쪽 외이도 천정의 최상방점이다.[3]

Robert E Moyers에 따르면

귀봉(ear rod)의 상단은 외이도를 가린다.[4]

B Holly Broadbent에 따르면

바깥 귀구멍 상연의 점인 두 개의 porion과 좌측 orbitale가 프랑크포르트 수평면을 결정한다.[5]

Leslie G Farkas에 따르면

Porion(연조직)은 피부 귀길(cutaneous auditory meatus)의 상연의 최상방점이다.[6]

유형

Porion(그림 6-3A~D)은 양측성, 경조직 두부방사선계측점이다.

유래

Porion은 해부학적 기원의 경조직 두부방사선계측점이다.

의의(제20장 참조)

1. Porion은 프랑크포르트 수평면 설정 시 기준점 중 하나로 사용되며 다음과 같은 각도를 사용하는 수평적 성장 양상 평가에 사용된다.
   - 프랑크포르트 평면-하악평면각(Go-Me)
   - 프랑크포르트 평면-구개평면각(ANS-PNS)
   - 프랑크포르트 평면-교합평면(APOcc-PPOcc)
2. 또한 Porion은 각도 설정 시 기준점 중 하나로 사용되며, 프랑크포르트 평면-상악 전치의 장축을 사용하여 상악 전치의 토크를 평가한다.

Zygomatic arch

약어

Zyg: 광대활(관골궁, zygomatic arch)은 영어 알파벳을 사용하여 축약되며 대문자 Z 다음 소문자 y, g가 뒤따르고 알파벳 사이에 공백 없이 연속적으로 기록한다.

정의

Robert M Ricketts에 따르면

Zygomatic arch는 정면에서 보았을 때 광대활의 중심이다.[7]

유형

Zygomatic arch는 양측성, 경조직 계측점이다.

유래

Zygomatic arch는 해부학적 기원의 경조직 두부방사선계측점이다.

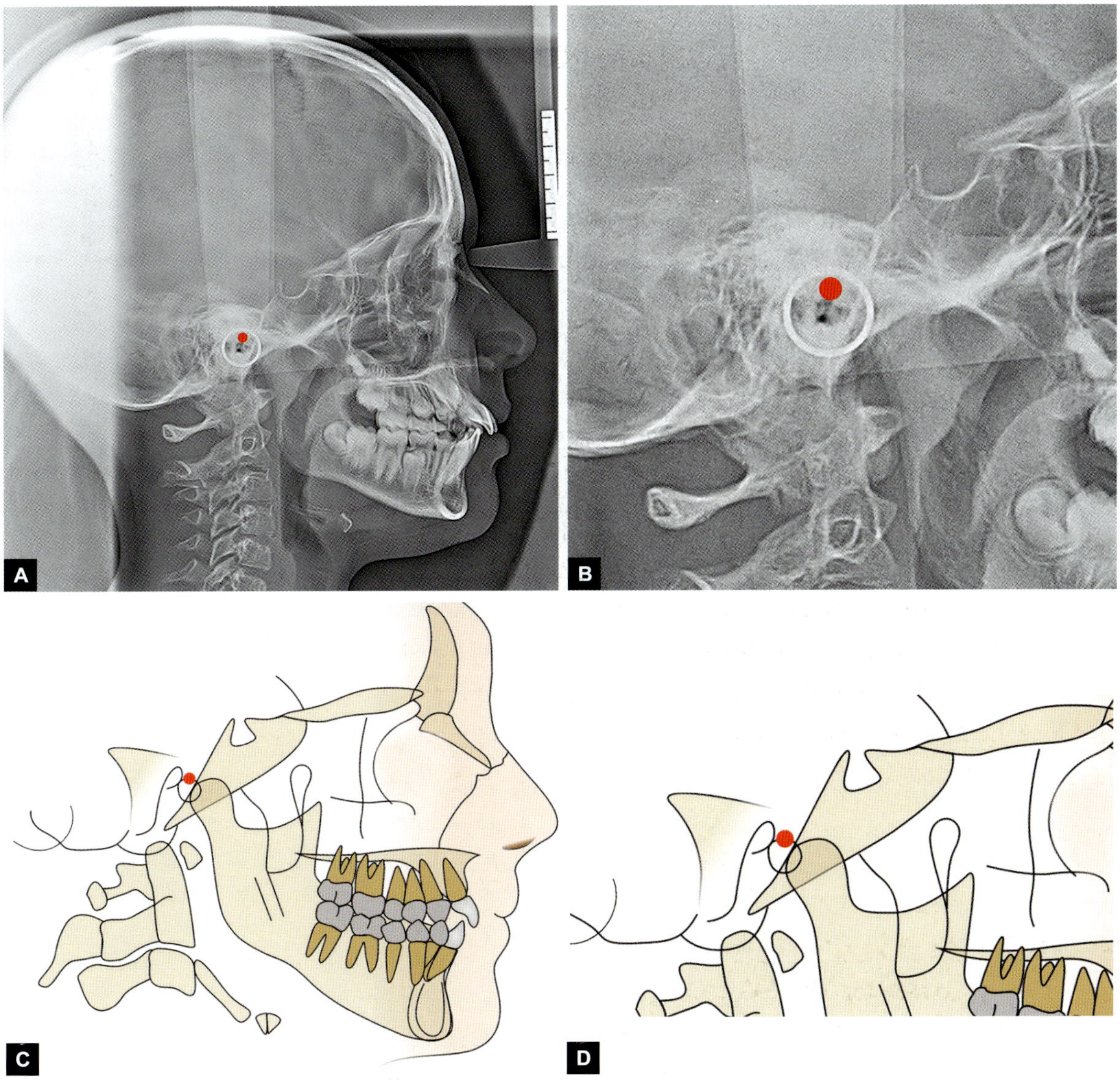

그림 6-3. A, 측모두부방사선계측사진에서의 porion. B, 측모두부방사선계측사진에서의 porion을 보여주는 확대된 이미지. C, 그래픽 도해에서의 porion. D, 그래픽 도해에서의 porion을 보여주는 확대된 이미지.

Mastiodale

약어

Ms: Mastiodale는 영어 알파벳을 사용하여 축약되며 대문자 M 다음 소문자 s가 뒤따르고 알파벳 사이에 공백 없이 연속적으로 기록한다.

정의

Viken sassouni에 따르면

Mastiodale는 꼭지돌기(유양돌기, mastoid process) 윤곽의 최하방점이다.[8]

유형

Mastiodale(그림 6-4A, B)는 양측성 두부방사선계측점이다.

유래

Mastiodale는 해부학적 기원의 경조직 두부방사선계측점이다.

측모두부방사선계측사진에서 mastiodale의 트레이싱

관자뼈와 머리뼈바닥 사이에 위치한 꼭지돌기를 트레이싱한다. 전후방두부방사선계측사진에서 꼭지돌기의 최하방점이 mastio-dale 점이다. 해부학에서 배운 바와 같이 꼭지돌기는 어린 시절에는 그다지 눈에 띄지 않지만, 나이가 들면서 크기가 커져 전후방두

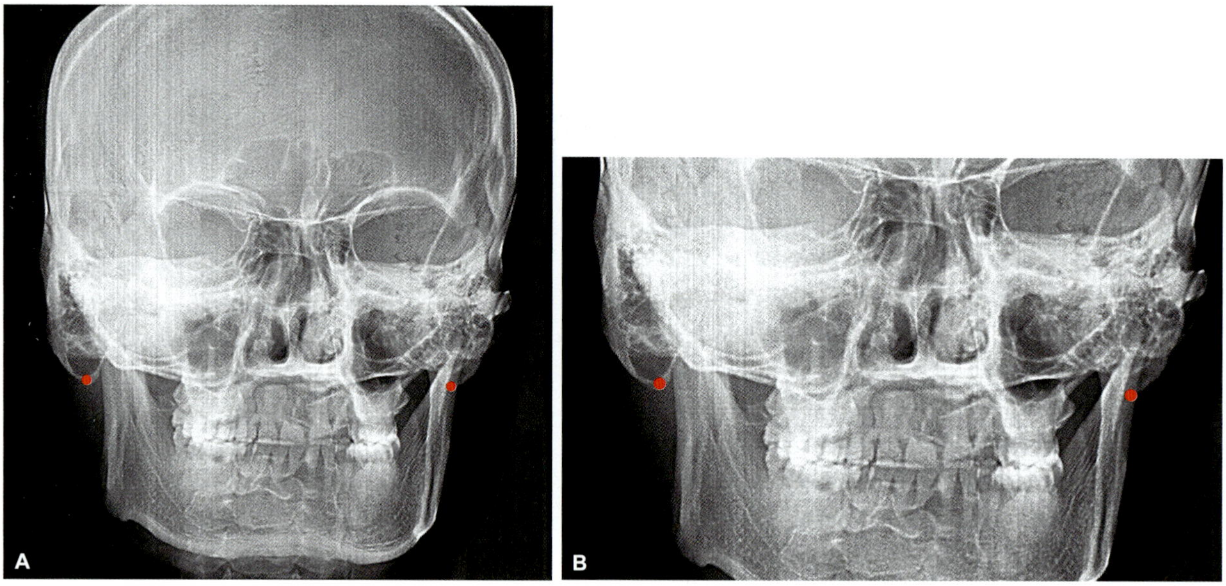

그림 6-4. A, 전후방두부방사선계측사진에서의 mastiodale. B, 전후방두부방사선계측사진에서의 mastiodale를 보여주는 확대된 이미지.

부방사선계측사진과 측모두부방사선계측사진에서 쉽게 볼 수 있게 된다.

참고문헌

1. Arne Bjork. The face in profiles-Sven. Tandlak Tidskr. 1947; 40:32-3.
2. Downs WB. Variations in facial relationships; Their significance in treatment and prognosis. Am J of Orthod. 1948;34:812-39.
3. Higley LB. Cephalometric standards for children 4-8 years of age-Am J of orthod. 1954;40:51-9.
4. Moyers RM. Handbook of Orthodontics. Year Book Medical Publishers, Inc. 1988;251-9.
5. Broadbent BH Sr. Bolton's standards of dentofacial developmental growth. The CV Mosby Company. 1975;133-5.
6. Farkas LG. Anthropometry of the head and face in medicine-Elsevier north Holland Inc. 1981;9-14.
7. Ricketts RR. Provocations and perceptions in cranio-facial orthopedics-dental science and facial art. Rocky Mountain inc. 1989;797-803.
8. Viken Sassouni. Orthodontics in Dental Practice. The CV Mosby Company. 1971;330-7.

CHAPTER

7 나비뼈와 관련된 두부방사선계측점

(Cephalometric Landmarks Related to Sphenoid Bone)

나비뼈(접형골, sphenoid bone)(그림 7-1)는 머리뼈바닥에 있으며, 이름에서 알 수 있듯이 이마뼈, 관자뼈 및 뒤통수뼈 사이의 쐐기 모양이다. 이는 몸통, 몸통으로부터 좌·우로 분리되는 한 쌍의 큰날개 및 작은날개, 몸통과 큰날개의 접합부로부터 내려오는 두 개의 날개돌기(익상돌기, pterygoid process)로 구성된다.

나비뼈의 두부방사선계측점(지표)

나비뼈에서 관찰되는 두부방사선계측점은 다음과 같다(표 7-1).

표 7-1. 나비뼈에 관련된 두부방사선계측점(지표)

두부방사선계측점	약어	유형	유래
Dorsum of sella	Sp	편측성	해부학적
Floor of sella	Si	편측성	해부학적
Clinoidale	Cl	양측성	해부학적
Spheno-occipital synchondrosis	SOS	편측성	해부학적
Pterygoid point	Pt	양측성	해부학적
Sella	S	편측성	해부학적
Sella entrance	Se	편측성	해부학적
Sphenoethmoidal point	SE	편측성	해부학적
Foramen spinosum point	Fsp	양측성	해부학적
Pterygomaxillary fissure	Ptm	양측성	해부학적

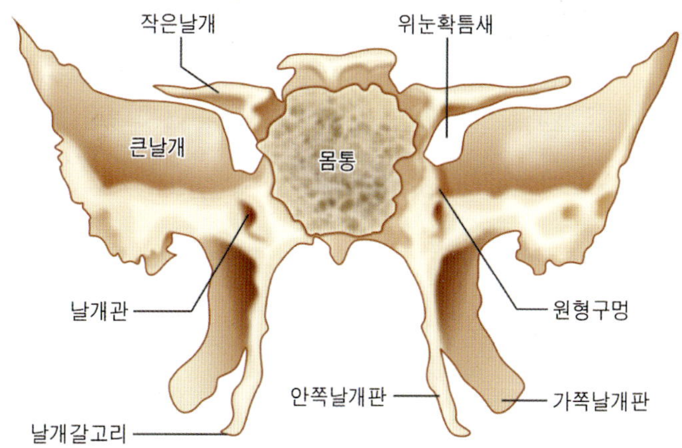

그림 7-1. 나비뼈(접형골, sphenoid bone).

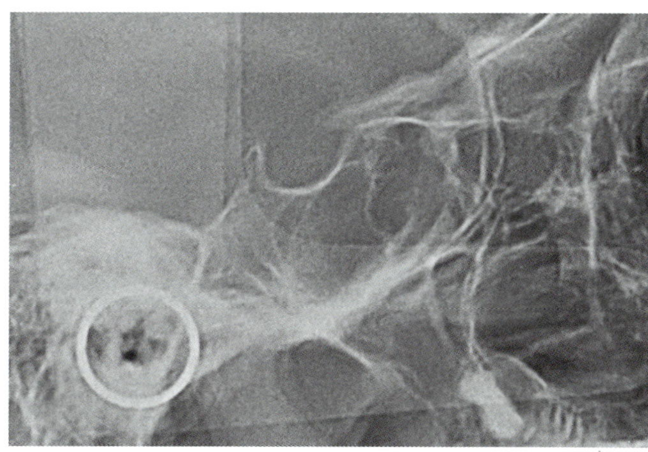
그림 7-2. 측모두부방사선계측사진에서 나비뼈의 방사선 해부학.

나비뼈의 방사선 해부학(그림 7-2)

이마뼈, 벌집뼈, 나비뼈는 방사선 투과성 선으로 나타나는 이마나비벌집봉합(frontosphenoethmoidal suture)에서 만난다. 이마나비벌집봉합에서는 방사선 불투과성의 두 선인 하나의 수직선과 하나의 수평선이 관찰된다. 방사선 불투과성의 수직선은 나비뼈 몸통의 전방 경계를 나타내며 수평선은 나비뼈 몸통의 상방 표면인 나비뼈평면(접형골평면, planum sphenoidale)을 나타낸다.

수직선은 측모두부방사선계측사진에서 전방으로는 상악결절(maxillary tuberosity)의 방사선 불투과성 선으로, 후방으로는 나비뼈 날개돌기 전면부의 방사선 불투과성 선으로 경계지어지는 뒤집어진 눈물방울 형태의 방사선 투과상 영역인 날개위턱틈새의 중심에서 끝난다. Sella turcica는 내측으로는 sella 내측면의 방사선 불투과성 선으로, 하방으로는 sella 바닥의 방사선 불투과성 선으로, 전상방으로는 앞침대돌기의 방사선 불투과성 곡선으로, 후상방으로는 뒤침대돌기 후방 경계의 방사선 불투과성 선으로 둘러싸인 타원형의 방사선 투과성 영역으로 나타난다.

Sella turcica의 중심은 sella로 정의되고 영어 알파벳 대문자 S를 사용하여 축약되며, sella turcica의 입구 중앙 지점(mid-entrance point)은 sella-entrance(Se)이다. Sella 바닥의 방사선 불투과성 곡선의 최하방점은 Si(sella의 바닥)이고, sella turcica의 내측 연장선 상의 최후방점은 sella의 등쪽이다. 앞침대돌기의 최상방점은 clenoidale(Cl)이다.

Sella의 등쪽

약어

Sp: Sella의 등쪽(dorsum of sella)은 영어 알파벳을 사용하여 축약되며 대문자 S 다음 소문자 p가 뒤따르고 알파벳 사이에 공백 없이 연속적으로 기록한다.

정의

Sella의 등쪽은 sella turcica 또는 뇌하수체 오목의 내측 윤곽의 최후방점이다.

Viken Sassouni에 따르면

Sella turcica의 내측 윤곽의 최후방점이다.[1]

유형

Sella의 등쪽(그림 7-3A~D)은 편측성, 경조직 두부방사선계측점이다.

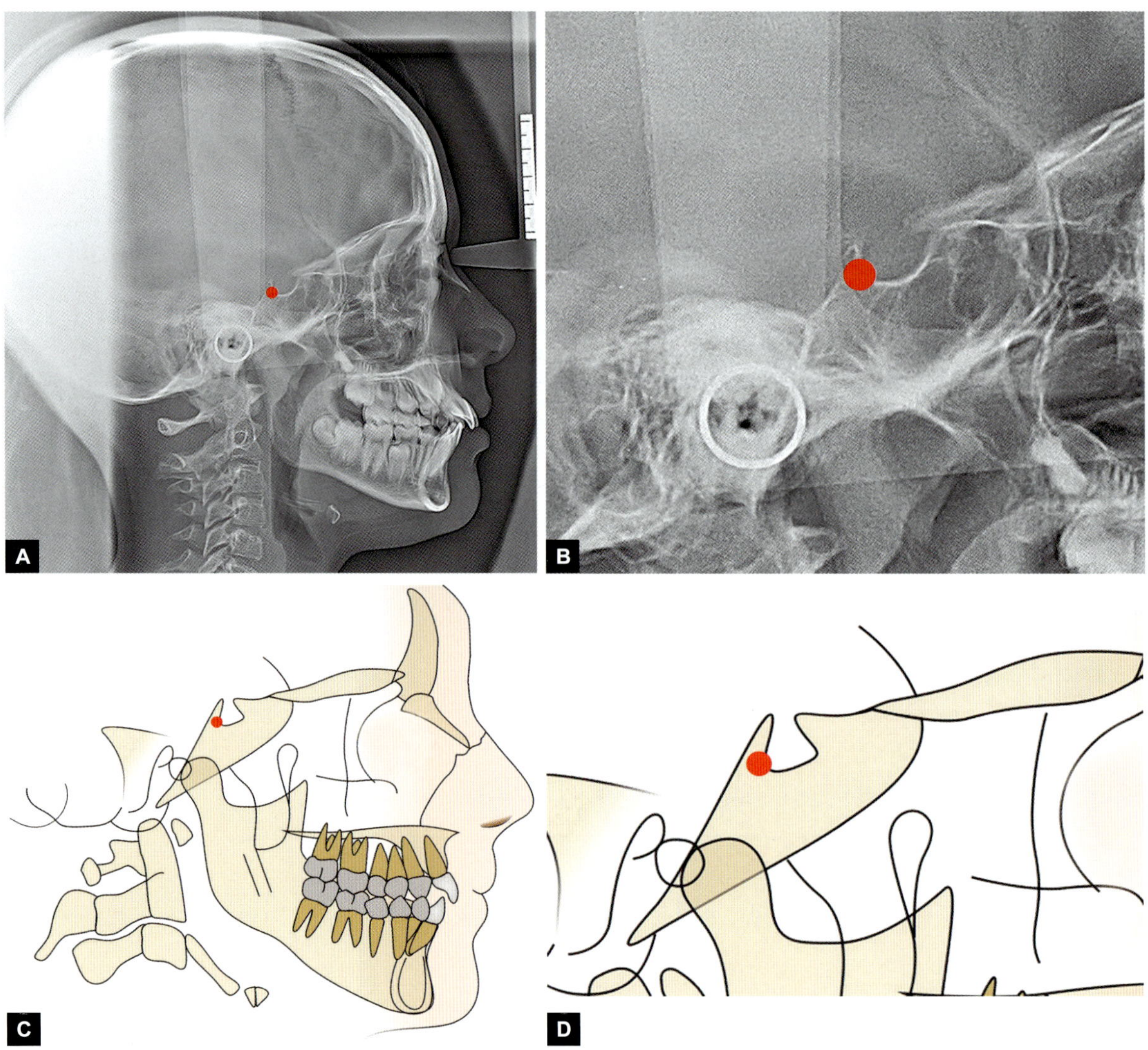

그림 7-3. A, 측모두부방사선계측사진에서의 sella의 등쪽. B, 측모두부방사선계측사진에서의 sella의 등쪽을 보여주는 확대된 이미지. C, 그래픽 도해에서의 sella의 등쪽. D, 그래픽 도해에서의 sella의 등쪽을 보여주는 확대된 이미지.

유래

Sella의 등쪽은 해부학적 기원의 경조직 두부방사선계측점이다.

Sella의 바닥쪽

약어

Si: Sella의 바닥쪽(floor of sella)은 영어 알파벳을 사용하여 축약되며 대문자 S 다음 소문자 i가 뒤따르고 알파벳 사이에 공백 없이 연속적으로 기록한다.

정의

Sella의 바닥쪽은 sella turcica 또는 뇌하수체 오목의 내측 윤곽의 최하방점이다.

유형

Sella의 바닥쪽(그림 7-4A~D)은 편측성, 경조직 두부방사선계측점이다.

유래

Sella의 바닥쪽은 해부학적 기원의 경조직 두부방사선계측점이다.

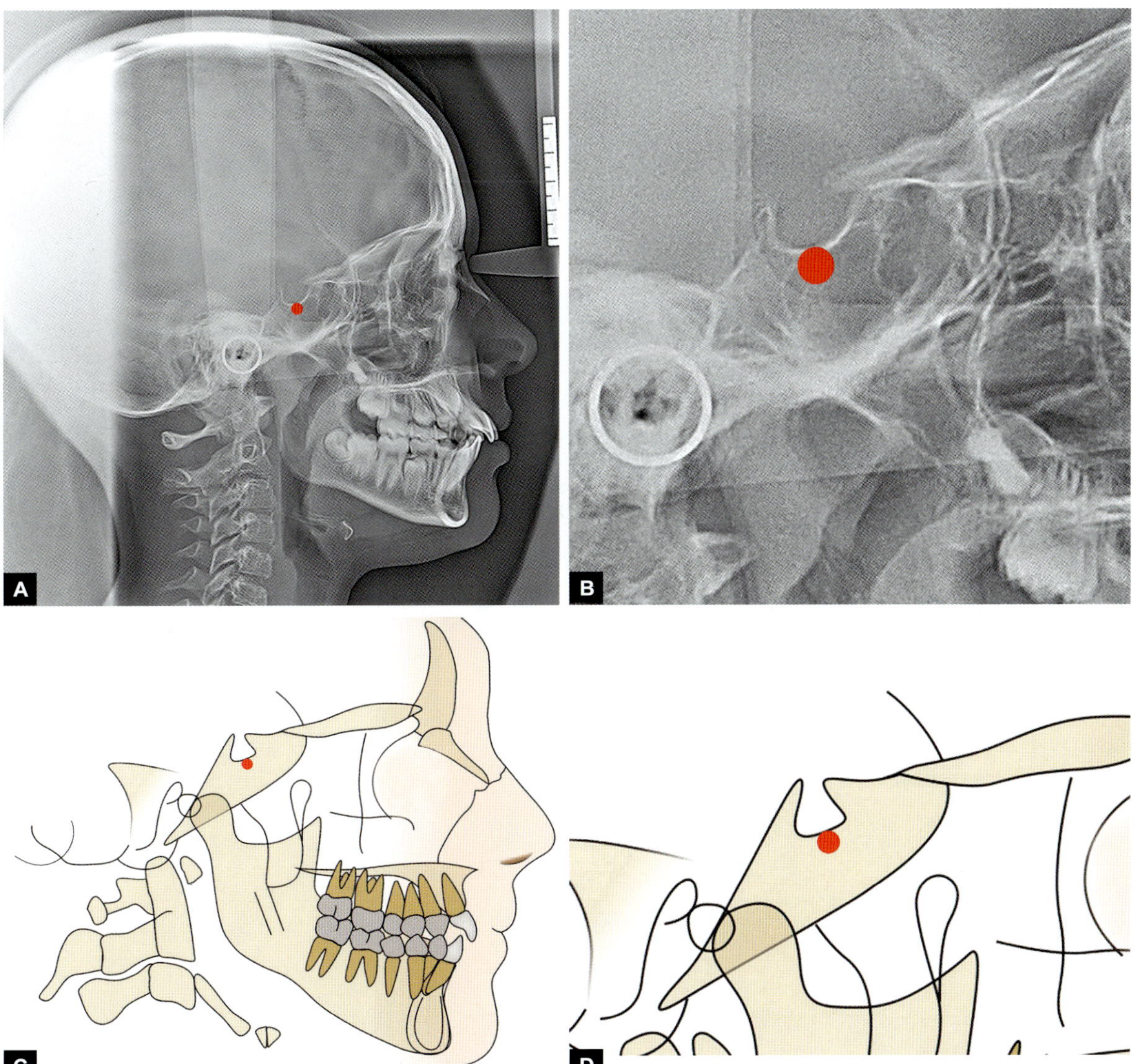

그림 7-4. A, 측모두부방사선계측사진에서의 sella의 바닥쪽. B, 측모두부방사선계측사진에서의 sella의 바닥쪽을 보여주는 확대된 이미지. C, 그래픽 도해에서의 sella의 바닥쪽. D, 그래픽 도해에서의 sella의 바닥쪽을 보여주는 확대된 이미지.

Clinoidale

약어

Cl: Clinoidale는 영어 알파벳을 사용하여 축약되며 대문자 C 다음 소문자 l로 표시된다.[1]

정의

Clinoidale는 앞침대돌기의 최상방점이다.

Viken Sassouni에 따르면

앞침대돌기의 최상방점이다.[1]

유형

Clinoidale(그림 7-5A~D)는 편측성, 경조직 두부방사선계측점이다.

나비뒤통수연골결합

약어

SOS: 나비뒤통수연골결합(spheno-occipital synchondrosis)은 영어 알파벳을 사용하여 축약되며 대문자 S, O, S로 표시하고 알파벳 사이에 공백 없이 연속적으로 기록한다.

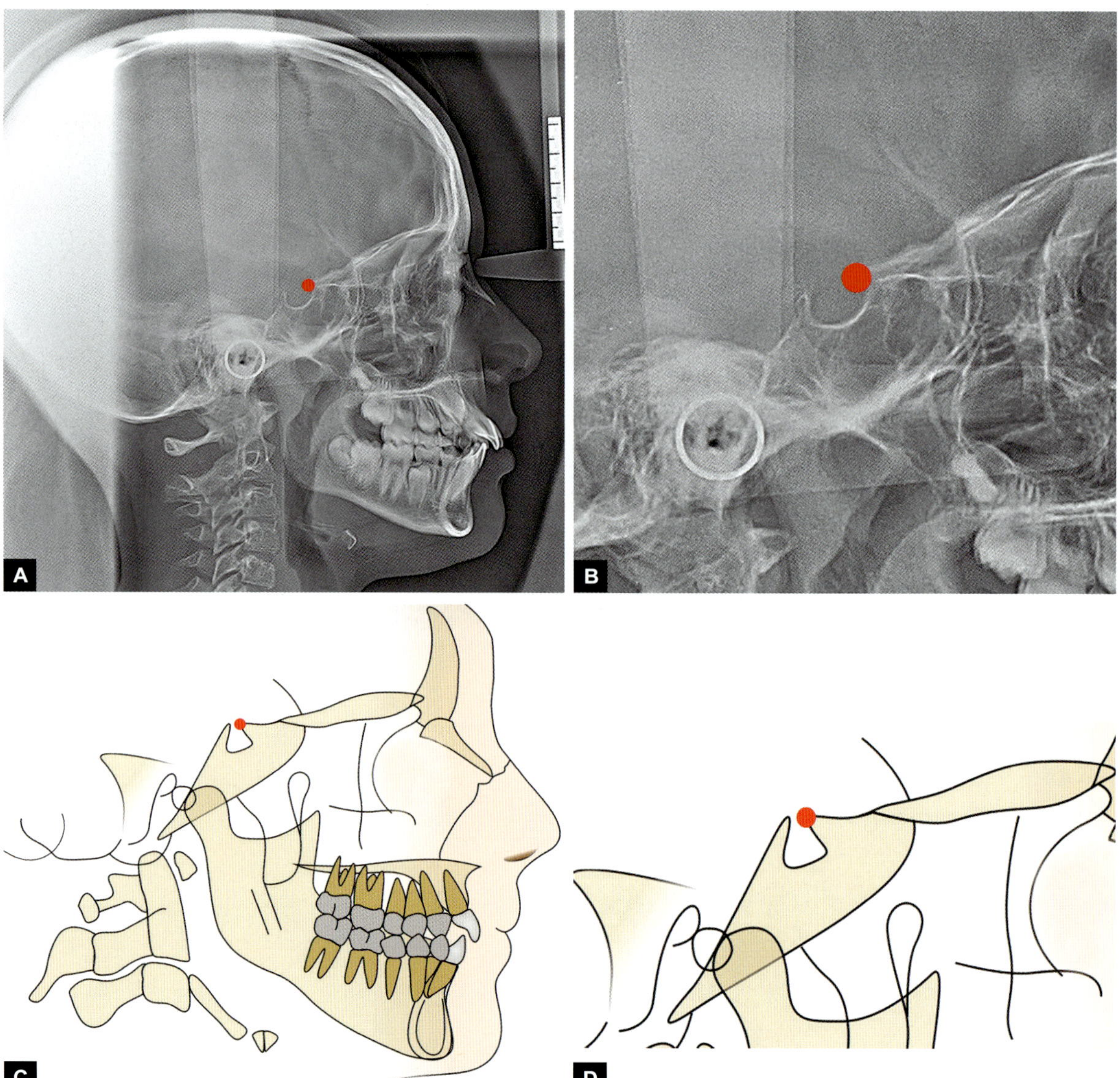

그림 7-5. A, 측모두부방사선계측사진에서의 clinoidale. B, 측모두부방사선계측사진에서의 clinoidale를 보여주는 확대된 이미지. C, 그래픽 도해에서의 clinoidale. D, 그래픽 도해에서의 clinoidale를 보여주는 확대된 이미지.

정의

Opisthion은 큰구멍(foramen magnum)의 후방 경계이다.

Arne Bjork에 따르면

Opisthion은 뒤통수구멍(후두공, occipital foramen)의 후방 경계이다.[2]

TM Graber에 따르면

Opisthion은 큰구멍의 후방 경계의 최후방점이다.[3]

유형

나비뒤통수연골결합(그림 7-6A~D)은 편측성, 경조직 두부방사선계측점이다.

유래

나비뒤통수연골결합은 편측성, 해부학적, 경조직 두부방사선계측점이다.

의의(제20장 참조)

나비뒤통수연골결합은 성장기 아동에서 머리뼈바닥의 성장과 발달에 매우 중요한 구조이다.

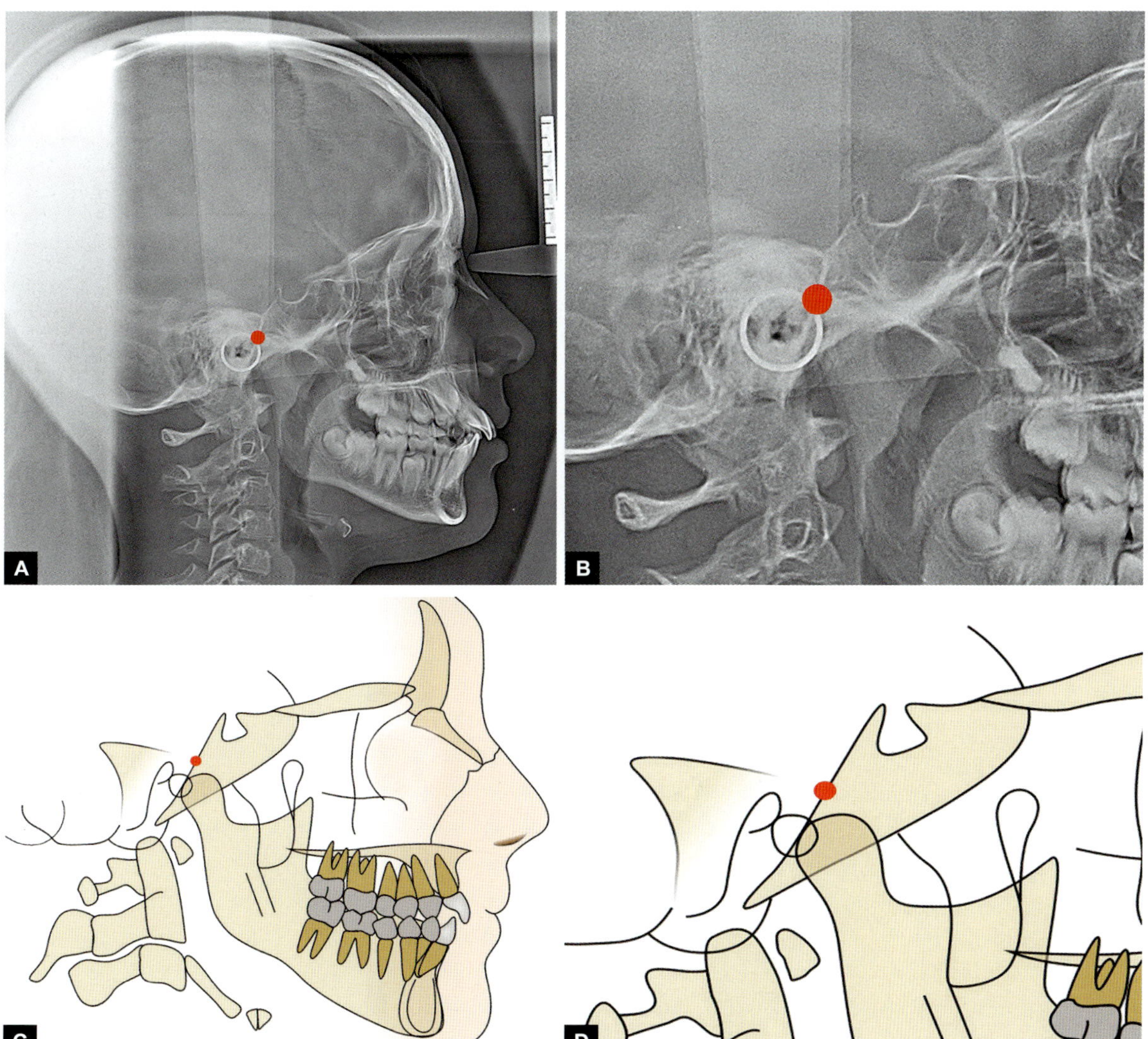

그림 7-6. A, 측모두부방사선계측사진에서의 나비뒤통수연골결합. B, 측모두부방사선계측사진에서의 나비뒤통수연골결합을 보여주는 확대된 이미지. C, 그래픽 도해에서의 나비뒤통수연골결합. D, 그래픽 도해에서의 나비뒤통수연골결합을 보여주는 확대된 이미지.

측모두부방사선계측사진에서 나비뒤통수연골결합의 트레이싱

SOS의 트레이싱은 골화 전에는 매우 쉽지만 골화 후에는 매우 어렵다.

Pterygoid point

약어

Pt: Pterygoid point는 영어 알파벳을 사용하여 축약되며 대문자 P 다음 소문자 t가 뒤따르고 알파벳 사이에 공백 없이 연속적으로 기록한다.

정의

Robert M Ricketts에 따르면 pterygoid point는 원형 구멍(foramen rotundum)의 하방 테두리이며 나비뼈의 위치를 나타낸다. 날개입천장오목(pterygopalatine fossa) 윤곽에서 최후방점이다.[4]

유형

Pterygoid point(그림 7-7A~D)는 양측성, 경조직 두부방사선계측점이다.

유래

Pterygoid point는 양측성, 경조직 두부방사선계측점이다.

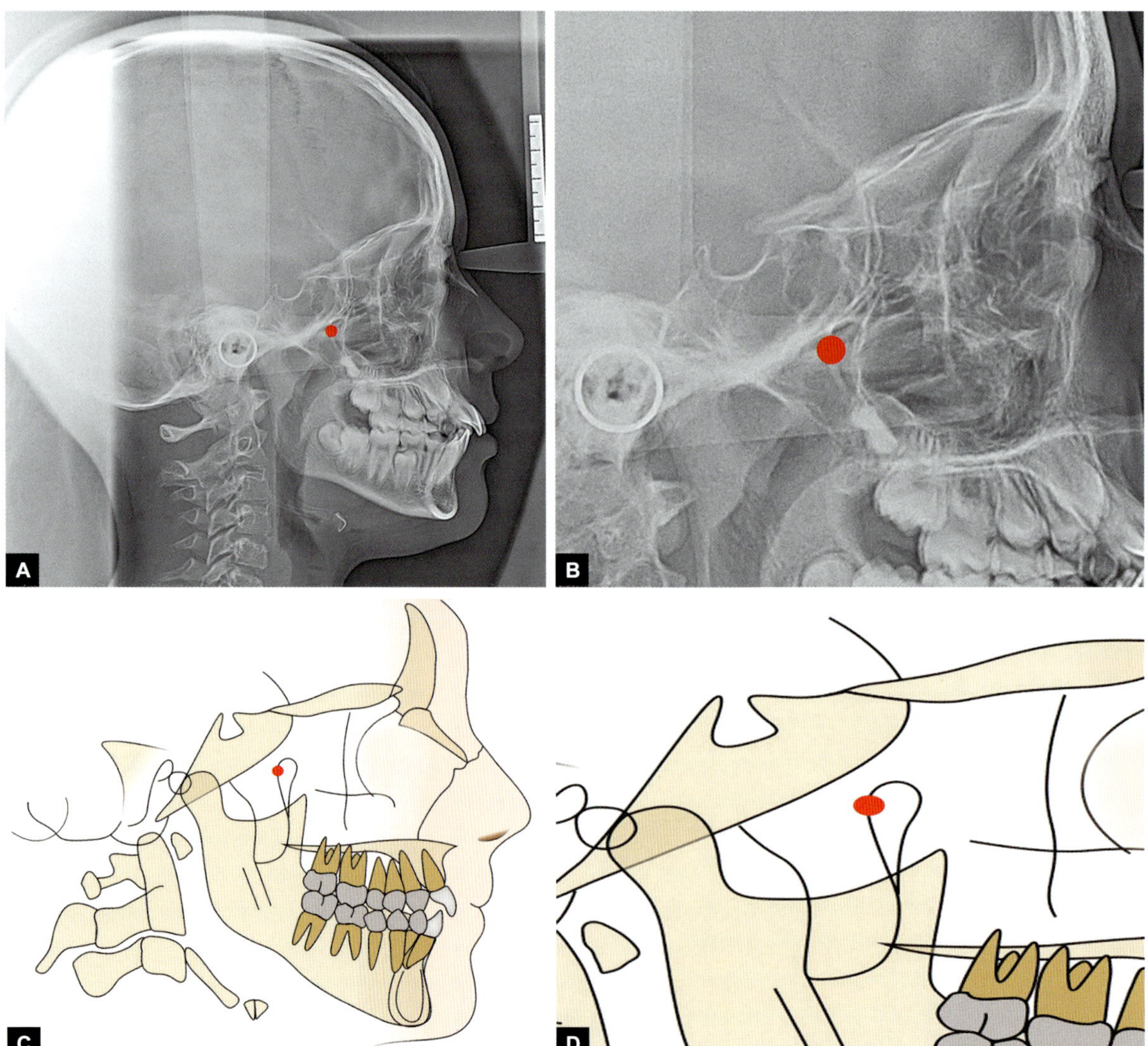

그림 7-7. A, 측모두부방사선계측사진에서의 pterygoid point. B, 측모두부방사선계측사진에서의 pterygoid point를 보여주는 확대된 이미지. C, 그래픽 도해에서의 pterygoid point. D, 그래픽 도해에서의 pterygoid point를 보여주는 확대된 이미지.

측모두부방사선계측사진에서 pterygoid point의 트레이싱

날개입천장오목의 후방부 바로 뒤에 주로 위치하는 날개입천장오목점을 트레이싱한다.

의의(제20장 참조)

- Pterygoid point는 Rickett's 두부방사선계측분석에서 유용한 점이다.
- Pterygoid point는 측모두부방사선계측사진에서 원형 구멍과 날개입천장오목 뒷벽이 교차하는 경계이다.

Sella

약어

S: Sella는 영어 알파벳을 사용하여 축약되며 대문자 S로 기록한다.

정의

Sella는 sella turcica 또는 뇌하수체 오목의 중간 지점이다.

Robert E Moyers에 따르면

뇌하수체 오목(sella turcica)의 중심. 구성된 중심만큼 평가자를 신뢰할 수 있는 것으로 나타나 육안으로 판단한다.[4]

TM Graber에 따르면

뇌하수체 오목의 중심이다.[3]

B Holly Broadbent에 따르면

Sella turcica(터키 안장): 이 계측점은 측모두부방사선계측사진에서 sella의 중심이며 검사를 통해 위치를 정한다.[5]

LB Higley에 따르면

Sella turcica의 중심: sella turcica의 중심은 육안으로 판단한다.[6]

Willam B Downs에 따르면

Sella turcica의 중심: 오목 윤곽의 검사를 통해 위치를 정한다.[7,8]

Arne Bjork에 따르면

Sella turcica의 중심(수평 지름의 중점).[2]

유형

Sella(그림 7-8A~D)는 편측성, 경조직 두부방사선계측점이다.

유래

Sella는 편측성, 해부학적, 경조직 두부방사선계측점이다.

측모두부방사선계측사진에서 sella의 트레이싱

뇌하수체 오목은 나비뼈의 상부 몸통에 위치한 둥글고 병 형태의 빈 공간이다. 이 오목에는 뇌하수체가 위치한다. 이 오목은 전후방적으로 앞 및 뒤침대돌기로 둘러싸여 있다. 앞 및 뒤침대돌기는 측모두부방사선계측사진에서 모두 방사선 불투과성 선으로 나타난다. 먼저 앞 및 뒤침대돌기를 트레이싱한 후 뇌하수체 오목의 하방 경계를 트레이싱한다. 오목의 중심점이 sella이다.

의의(제20장 참조)

Sella는 다음을 평가하기 위해 각도와 평면을 구성하는 기준점 중 하나로 사용된다.

- 머리뼈바닥에 대한 위턱뼈의 관계는 SNA 각도, S-N-Pr 각도 및 안장 각도(saddle angle, N-S-Ar)를 사용하여 평가한다.
- 머리뼈바닥에 대한 아래턱뼈의 관계는 SNB 각도와 S-N-Id 각도를 사용하여 평가한다.
- 앞머리뼈바닥과 뒤머리뼈바닥의 관계는 N-S-Ar 각도를 사용하여 평가한다.

Sella의 입구

약어

Se: Sella의 입구(sella entrance)는 영어 알파벳을 사용하여 축약되며 대문자 S 다음 소문자 e가 뒤따르고 알파벳 사이에 공백 없이 연속적으로 기록한다.

정의

Sella의 입구는 sella turcica 또는 뇌하수체 오목의 중간 입구 지점이다.

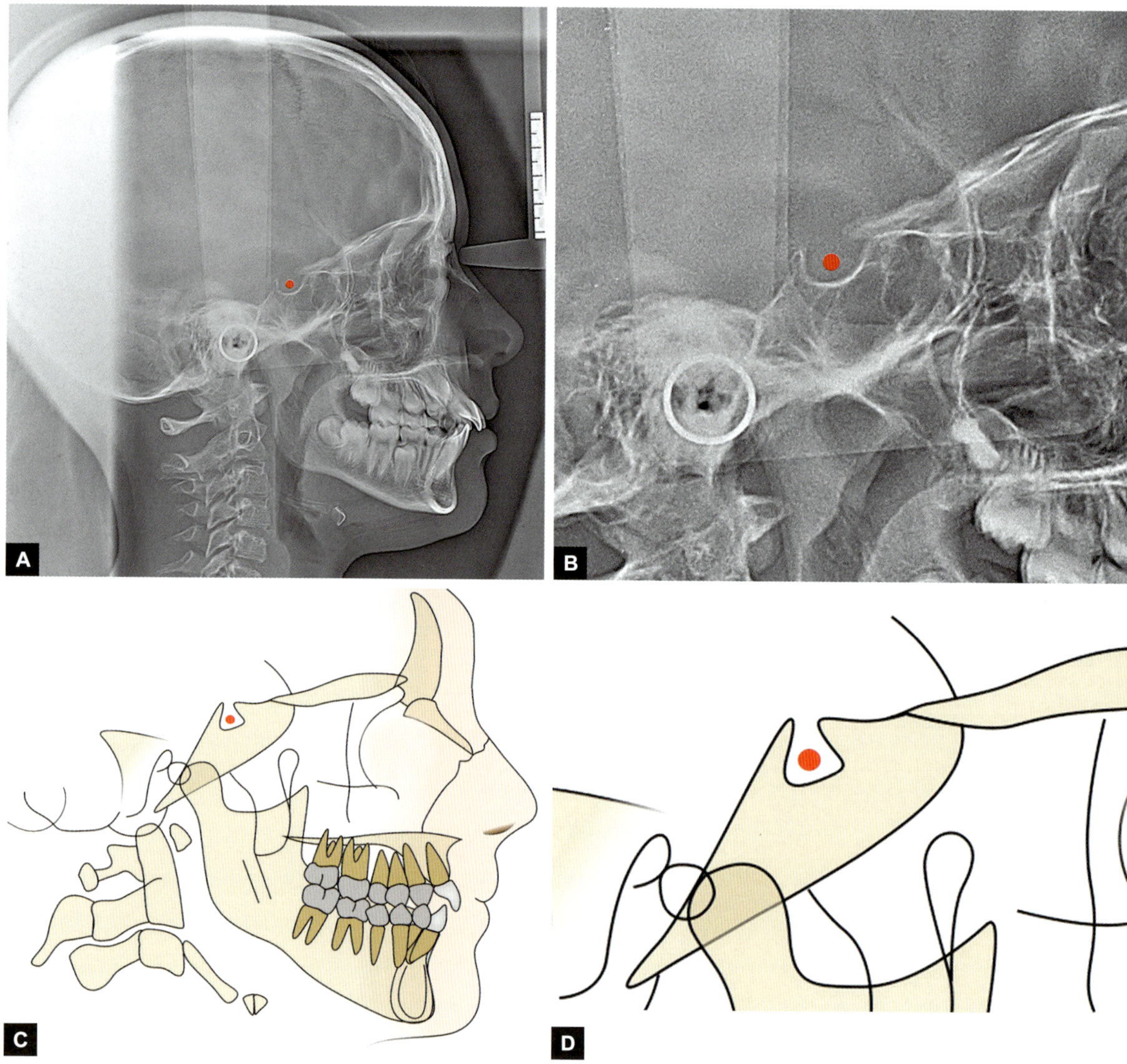

그림 7-8. A, 측모두부방사선계측사진에서의 sella. B, 측모두부방사선계측사진에서의 sella를 보여주는 확대된 이미지. C, 그래픽 도해에서의 sella. D, 그래픽 도해에서의 sella를 보여주는 확대된 이미지.

유형

Sella의 입구(그림 7-9A~D)는 편측성, 경조직 두부방사선계측점이다.

유래

Sella의 입구는 파생된 경조직 두부방사선계측점이다.

나비벌집점

약어

SE: 나비벌집점(접형사골점, sphenoethmoidal point)(그림 7-10A~D)은 영어 알파벳을 사용하여 축약되며 대문자 S, E로 표시하고 알파벳 사이에 공백 없이 연속적으로 기록한다.

정의

Robert E Moyers에 따르면

측모두부방사선계측사진에서 볼 수 있는 나비뼈 큰날개와 머리뼈바닥 그림자의 교차점이다.[4]

SN Bhatia와 BC Leighton에 따르면

나비뼈 큰날개와 앞머리뼈바닥의 교차점이다.[9]

유형

나비벌집점은 편측성, 경조직 두부방사선계측점이다.

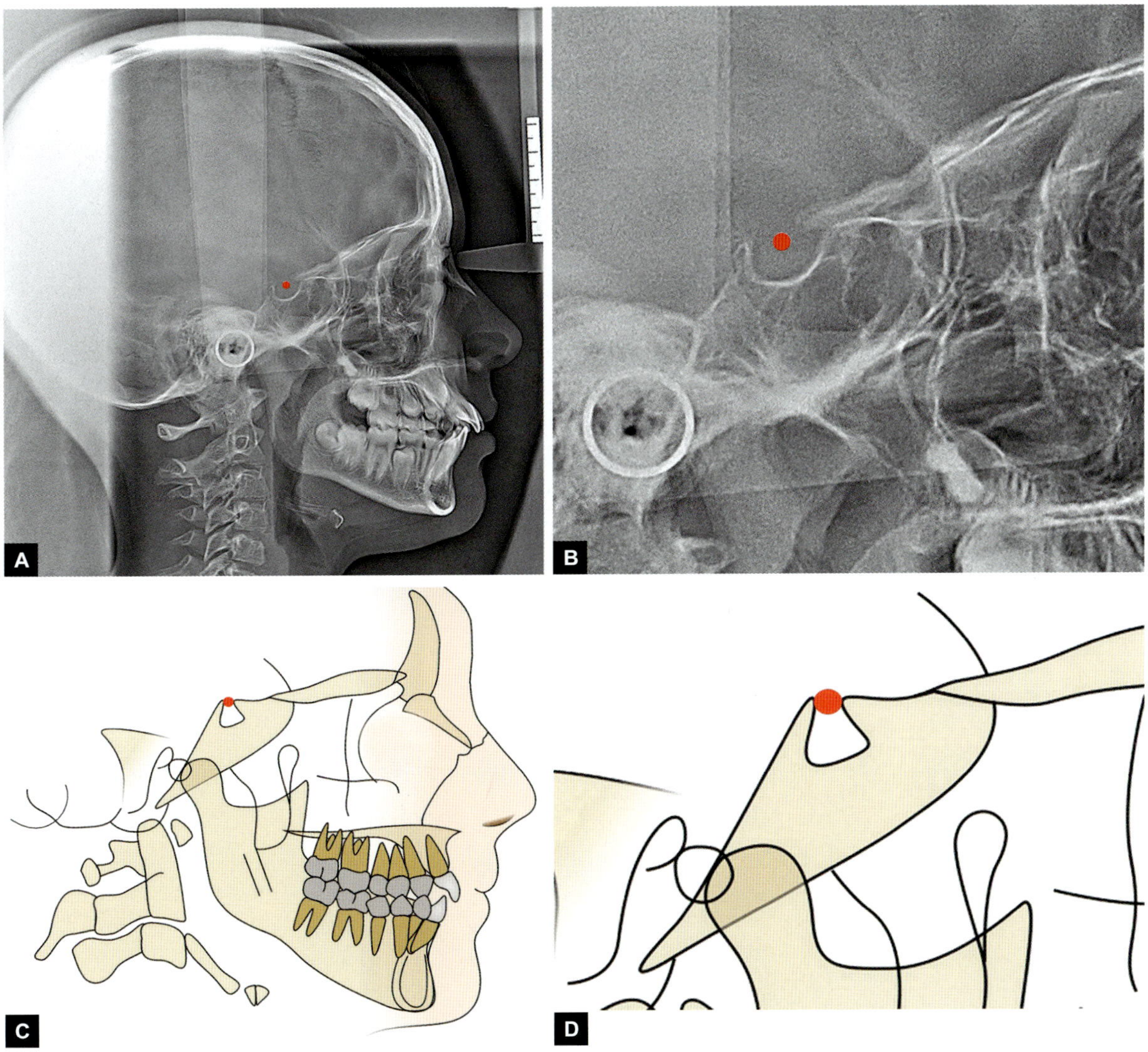

그림 7-9. A, 측모두부방사선계측사진에서의 sella의 입구. B, 측모두부방사선계측사진에서의 sella의 입구를 보여주는 확대된 이미지. C, 그래픽 도해에서의 sella의 입구. D, 그래픽 도해에서의 sella의 입구를 보여주는 확대된 이미지.

날개위턱틈새

약어

Ptm: 날개위턱틈새(익상악열, pterygomaxillary fissure)는 영어 알파벳을 사용하여 축약되며 대문자 P 다음 소문자 t, m이 뒤따르고 알파벳 사이에 공백 없이 연속적으로 기록한다.

PTM: Robert M Moyers에 따르면, 날개위턱틈새는 영어 알파벳을 사용하여 축약되며 대문자 P, T, M으로 표시하고 알파벳 사이에 공백 없이 연속적으로 기록한다.

PTMS: Michael L Riolo에 따르면, 날개위턱틈새는 영어 알파벳을 사용하여 축약되며 대문자 P, T, M, S으로 표시하고 알파벳 사이에 공백 없이 연속적으로 기록한다.

정의

날개위턱틈새(그림 7-11A~D)는 양측성의 눈물방울 모양의 방사선투과상으로, 전방 그림자는 위턱뼈융기(상악결절, tuberosity of the maxilla)의 뒷벽을 나타내고, 계측점은 전방과 후방의 경계가 하방으로 합쳐지는 것으로 보이는 점을 지정한다.

TM Graber에 따르면

날개위턱틈새는 나비뼈 날개돌기의 전방 경계와 위턱뼈 뒷벽의 윤곽선 사이의 틈새에 의해 형성되는 타원 고리 형태의 방사선 투과상이다.

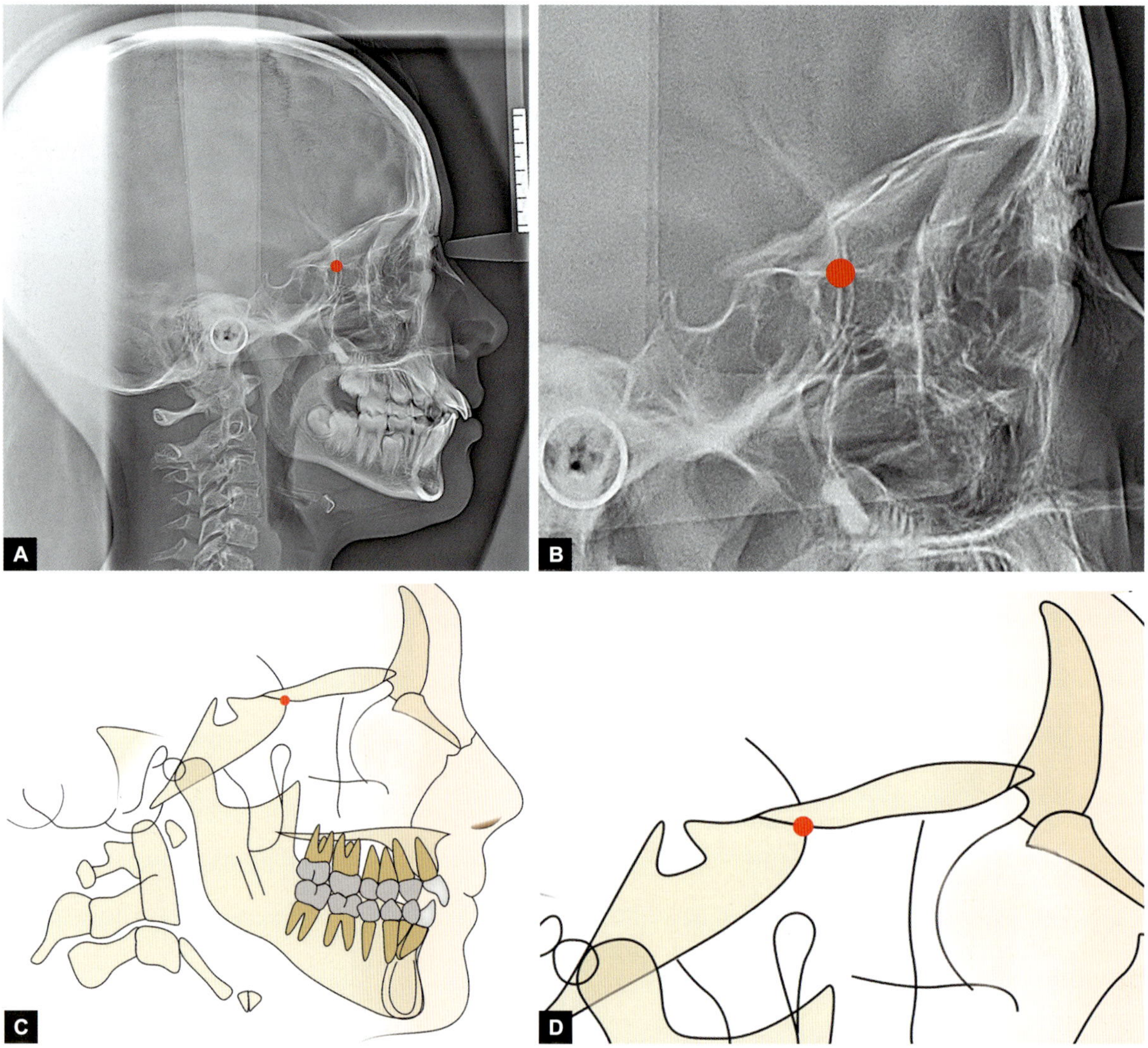

그림 7-10. A, 측모두부방사선계측사진에서의 나비벌집점. B, 측모두부방사선계측사진에서의 나비벌집점을 보여주는 확대된 이미지. C, 그래픽 도해에서의 나비벌집점. D, 그래픽 도해에서의 나비벌집점을 보여주는 확대된 이미지.

Robert M Moyers에 따르면

날개위턱틈새는 눈물 방울 모양의 방사선투과상으로, 전방 그림자는 위턱뼈융기의 뒷벽을 나타내고, 계측점은 곡선이 합쳐지는 최하방점이다.

Cliftom T Forceberg에 따르면

Ptm은 양측 각각의 날개위턱틈새의 최후내방점이다. Ptm 선(Ptm line)은 좌·우 Ptm 계측점을 이은 것이다. Ptm access는 Ptm 선의 수직이등분선이다.

Holly Broadbent에 따르면

나비뼈 날개돌기로부터 위턱이 분리되며 형성되는 뒤집어진 길쭉한 눈물방울 모양의 영역이다. 일반적으로 뒤쪽코가시(posterior nasal spine)와 staphylion(경구개 후면의 중앙점)은 이 영역의 아래쪽 꼭지점의 하방에 위치한다.

LB Higley에 따르면

날개위턱틈새에서 프랑크포르트 평면과 이에 수직인 선의 교차점이다.

유형

날개위턱틈새는 양측성, 해부학적, 경조직 두부규격방사선계측점이다.

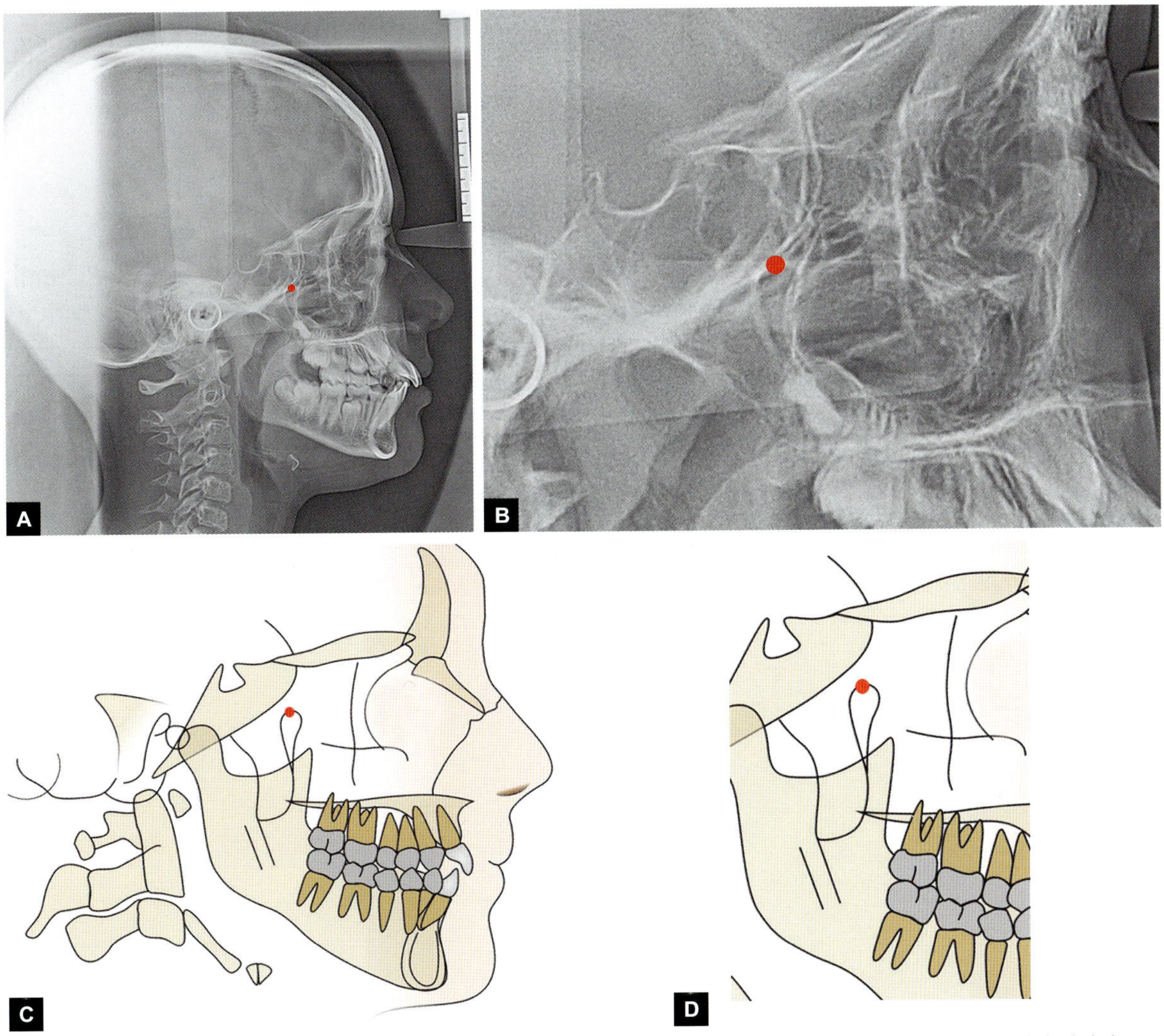

그림 7-11. A, 측모두부방사선계측사진에서의 날개위턱틈새. B, 측모두부방사선계측사진에서의 날개위턱틈새를 보여주는 확대된 이미지. C, 그래픽 도해에서의 날개위턱틈새. D, 그래픽 도해에서의 날개위턱틈새를 보여주는 확대된 이미지.

의의(제20장 참조)

날개위턱틈새는 Cox 두부방사선계측분석의 기준점 중 하나로 사용되며 위턱의 후방 한계를 평가하기 위해 사용된다.

참고문헌

1. Viken Sassouni. Orthodontics in dental practice. The CV Mosby Company. 1971;330-7.
2. Arne Bjork. The face in profiles-Sven. Tandlak Tidskr. 1947;40:32-3.
3. Graber TM. New horizons in case analysis-clinical cephalometrics. Am J of Ortho.1952;38:603-24.
4. Robert R. Ricketts-Provocations and perceptions in cranio-facial orthopedics-dental science and facial art. Rocky Mountain Inc. 1989;797-803.
5. Moyers RM. Handbook of Orthodontics-Year Book Medical Publishers. Inc. 1988;251-9.
6. Holley Broadbent B. Sr. Bolton's standards of dentofacial devel-op-mental growth. The CV Mosby Company. 1975;133-5.
7. Higley LB. Cephalometric standards for children 4-8 years of age.Am J of Ortho. 1954;40:51-9.
8. Downs WB. Variations in facial relationships. Their significance in treatment and prognosis. Am J of Ortho.1948;34:812-39.
9. Bhatia SN. Leighton BC. A manual of facial growth-Oxford University. 1993;10-5.

CHAPTER

8 뒤통수뼈와 관련된 두부방사선계측점

(Cephalometric Landmarks Related to Occipital Bone)

뒤통수뼈(후두골, occipital bone)(그림 8-1)는 머리뼈의 바닥과 후방의 대부분을 구성하는 내부가 오목한 사다리꼴 모양의 구조물이다.

뒤통수뼈의 두부방사선계측점(지표)

뒤통수뼈의 두부방사선계측점은 해부학적 기원이며 다음과 같다(표 8-1).

표 8-1. 뒤통수뼈에 관련된 두부방사선계측점(지표)

두부방사선계측점	약어	유형	유래
Basion	Ba	편측성	해부학적
Opisthion	Op	편측성	해부학적
Bolton's point	Bo	편측성	해부학적
Spheno-occipital synchondrosis	SOS	편측성	해부학적

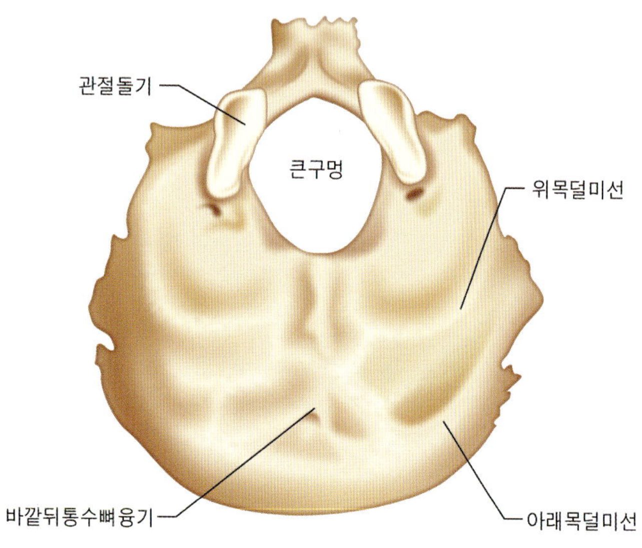

그림 8-1. 뒤통수뼈(후두골, occpital bone).

뒤통수뼈의 방사선 해부학(그림 8-2)

측모두부방사선계측사진에서 뒤통수뼈는 마루뼈(측두골, parietal bone)와 접하여 방사선 투과성 선으로 나타나는 시옷봉합(삼각봉합, lambdoid suture)을 형성한다. 뒤통수뼈의 내측 및 외측 피질골은 두 개의 방사선 불투과성 선으로 나타나며 이들은 평행하게 하방으로 진행하다가 경조직 두부방사선계측점인 opisthion으로 정의되는 큰구멍(대공, foramen magnum)에서 만난다.

뒤통수뼈의 두개내 및 두개외 표면은 두 개의 방사선 불투과성 선으로 나타나며 이들은 중요한 경조직 두부방사선계측점인 basion에서 만난다.

Basion

약어

Ba: Basion은 영어 알파벳을 사용하여 축약되며 대문자 B 다음 소문자 a가 뒤따르고 알파벳 사이에 공백 없이 연속적으로 기록한다.

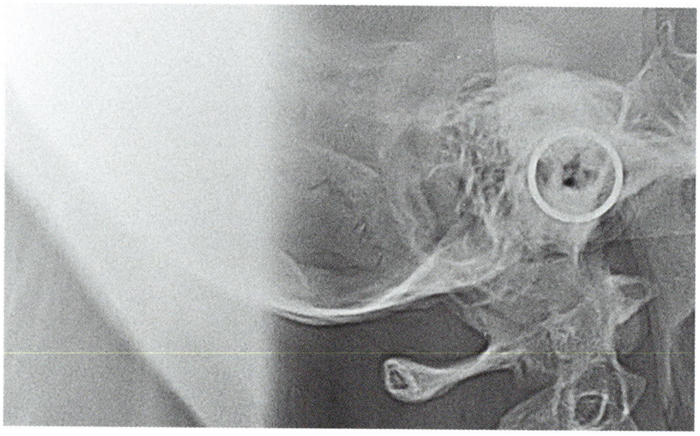

그림 8-2. 측모두부방사선계측사진에서 뒤통수뼈의 방사선 해부학.

정의

Basion은 큰구멍의 전방 경계의 중앙점으로, 뒤통수뼈 바닥부분의 경사면으로부터 후방 경계까지 이어지는 경사면을 따라가면 찾을 수 있다.

Robert M Ricketts에 따르면

뒤통수뼈 기저면에 존재하는 큰구멍 전방 경계의 중앙점이다.[1]

TM Graber에 따르면

정중시상면에서 큰구멍 전방 경계의 최하방점이다.[2]

Robert E Moyers에 따르면

시상면에서 큰구멍의 전방 경계에 위치하는 최하방점이다.[3]

Arne Bjork에 따르면

뒤통수 구멍의 선상에 있는 뒤통수구멍의 전방 경계(endobasion)의 수직 투영상이다.[4]

Clifton T Forsberg에 따르면

뇌막동맥구멍 사이를 연결한 선(interspinosum line)에 대해 큰구멍의 경계상에 있는 최전방점이다.[5]

유형

Basion(그림 8-3A~D)은 편측성, 경조직 두부방사선계측점이다.

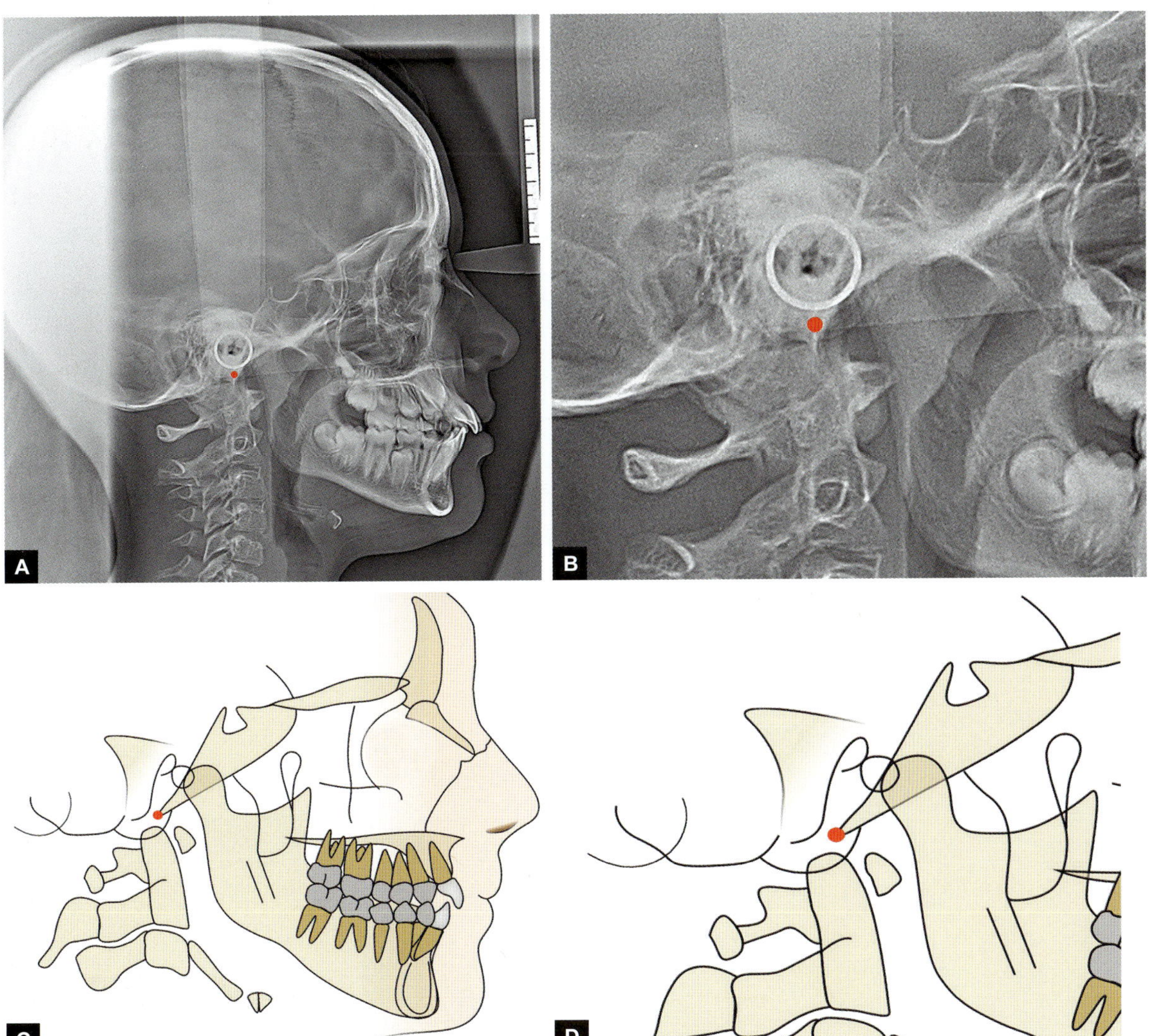

그림 8-3. A, 측모두부방사선계측사진에서의 basion. B, 측모두부방사선계측사진에서의 basion을 보여주는 확대된 이미지. C, 그래픽 도해에서의 basion. D, 그래픽 도해에서의 basion을 보여주는 확대된 이미지.

유래

Basion은 해부학적 기원의 경조직 두부방사선계측점이다.

측모두부방사선계측사진에서 basion의 트레이싱

측모두부방사선계측사진에서 basion을 식별하기 위해서는 다음의 구조물들이 트레이싱되어야 한다.

- 뒤침대돌기(후상돌기, posterior clinoid process)에서 시작하여 비스듬틀(사대, clivus)의 상방까지 내려온 후, 나비뒤통수연골결합(접형후두연골결합, spheno-occipital synchondrosis)을 지나 큰구멍의 앞쪽 경계까지 트레이싱한다.
- 나비뼈 큰날개의 두개면과 하방으로는 뒤통수뼈 기저부의 두개외부위와 큰구멍의 전방 경계를 트레이싱한다. 이들은 연속된 선이 아닌 별개의 선으로 그려야 한다.
- 뒤통수뼈의 기저면부터 뒤통수뼈관절융기(후두과, occipital condyle)의 치밀골까지 조심스럽게 트레이싱한다. 뒤통수뼈관절융기의 전방 경계와 basion은 측모두부방사선계측사진에서 방사선 불투과성으로 나타나며 이를 구별할 수 있어야 한다. Basion은 일반적으로 뒤통수뼈관절융기 전방부분의 후방에 위치한다.

Opisthion

약어

Op: Opisthion은 영어 알파벳을 사용하여 축약되며 대문자 O 다음 소문자 p가 뒤따르고 알파벳 사이에 공백 없이 연속적으로 기록한다.

정의

Opisthion은 큰구멍의 후방 경계이다.

Arne Bjork에 따르면

뒤통수구멍의 후방 경계이다.[4]

TM Graber에 따르면

큰구멍의 후방 경계의 최후방점이다.[2]

Clifton T Forsberg에 따르면

뇌막동맥구멍 사이를 연결한 선에 대해 큰구멍의 경계상에 있는 최후방점이다.[5]

유형

Opisthion(그림 8-4A~D)은 편측성, 경조직 두부방사선계측점이다.

유래

Opisthion은 해부학적 기원의 경조직 두부방사선계측점이다.

측모두부방사선계측사진에서 opisthion의 트레이싱

바깥뒤통수융기(외후두융기, external occipital protuberance)의 두개외 표면과 뒤통수뼈의 두개내 표면을 모두 트레이싱한다. 두 선을 전하방으로 연장하면 방사선 불투과성 점인 opisthion에서 만나게 된다.

Bolton's point

약어

Bo: Bolton's point는 영어 알파벳을 사용하여 축약되며 대문자 B 다음 소문자 o가 뒤따르고 알파벳 사이에 공백 없이 연속적으로 기록한다.

정의

Bolton's point는 과두후방오목(과두후와, retrocondylar fossa)의 상방 곡선의 최상방점이다.

Holly Broadbent에 따르면

측모두부방사선계측사진에서 뒤통수뼈의 과두후방절흔(postcondylar notch)의 최상방점으로, 큰구멍 공간의 중앙에 위치한 지점이다.[5]

Arne Bjork에 따르면

뒤통수뼈관절융기(condylus occipitalis) 후방의 그림자에 위치한 절흔의 최심점이다.[3]

William B Downs에 따르면

뒤통수뼈관절융기 후방의 오목한 부분의 최상방점이다.[6]

Viken Sassouni에 따르면

과두후방오목 상방 곡선의 최상방점. 불명확한 경우에는 opisthion(Op)과 basion(Ba) 사이의 중간 지점, 즉 큰구멍의 중앙에 위치시킬 수 있다.[7]

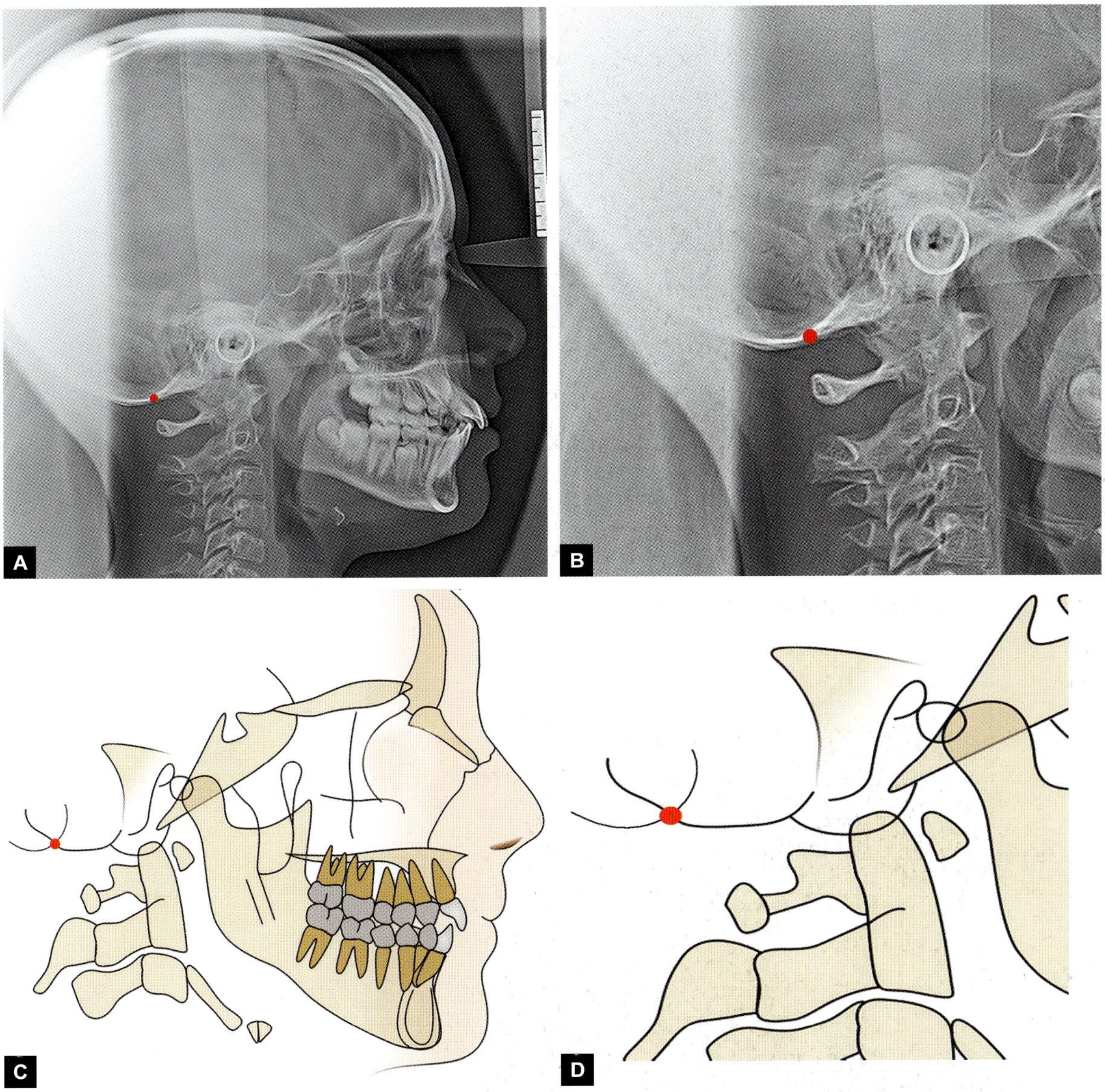

그림 8-4. A, 측모두부방사선계측사진에서의 opisthion. B, 측모두부방사선계측사진에서의 opisthion을 보여주는 확대된 이미지. C, 그래픽 도해에서의 opisthion. D, 그래픽 도해에서의 opisthion을 보여주는 확대된 이미지.

TM Graber에 따르면

과두후방오목 상방 곡선의 최상방점. 뒤통수뼈관절융기의 직후방에 있다.[2]

유형

Bolton's point(그림 8-5A~D)는 편측성, 경조직 두부방사선계측점이다.

유래

Bolton's point는 해부학적 기원의 경조직 두부방사선계측점/지표이다.

측모두부방사선계측사진에서 Bolton's point의 트레이싱

Bolton's point는 basion과 opisthion 사이의 중앙선 상에 존재한다. Basion과 opsthion을 트레이싱한 뒤 두 점 사이를 이등분하여 Bolton's point를 설정한다.

나비뒤통수연골결합

약어

SOS: 나비뒤통수연골결합(spheno-occipital synchondrosis)은 영어 알파벳을 사용하여 축약되며 대문자 S, O, S로 표시하고 알파벳 사이에 공백 없이 연속적으로 기록한다.

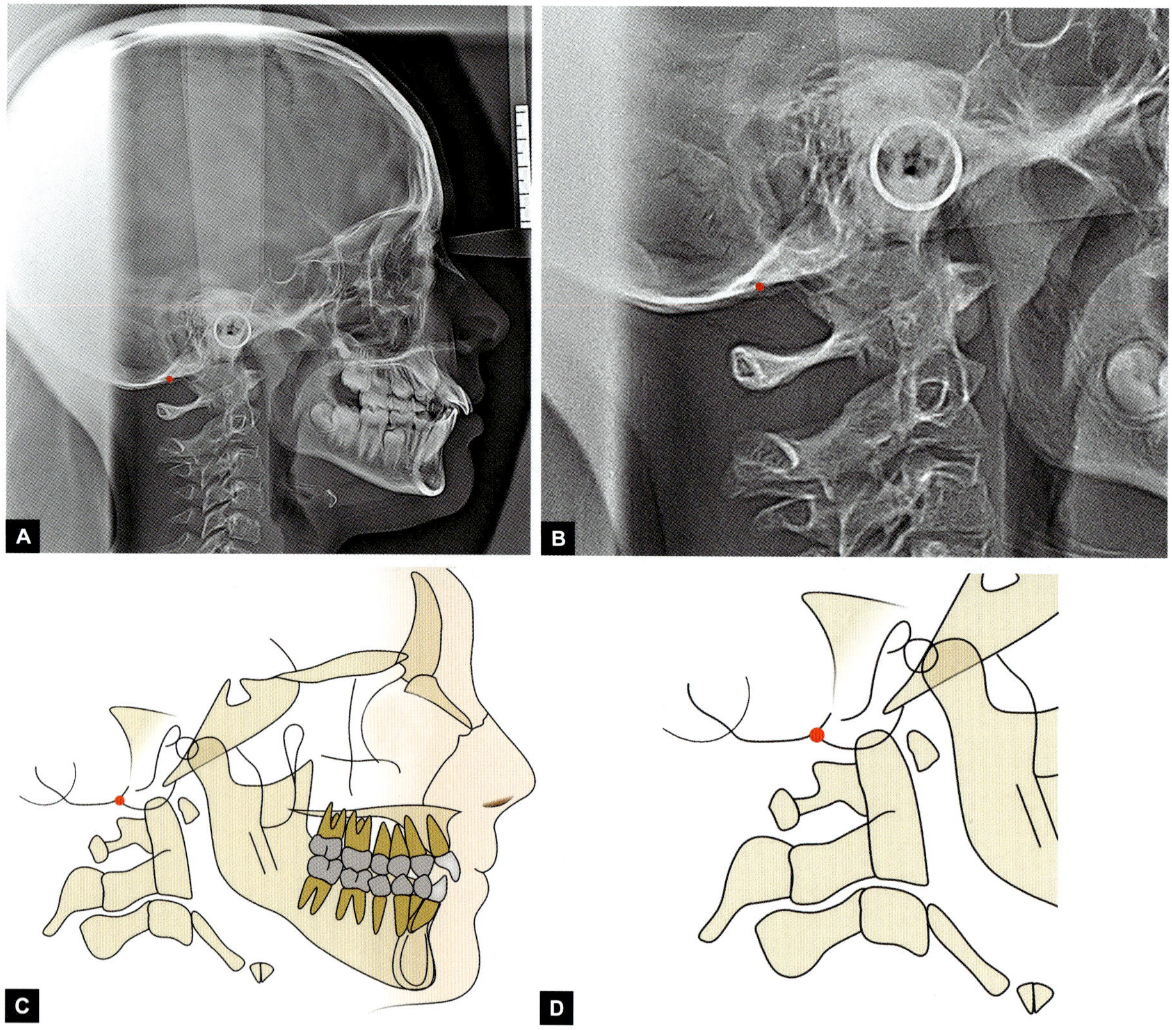

그림 8-5. A, 측모두부방사선계측사진에서의 Bolton's point. B, 측모두부방사선계측사진에서의 Bolton's point를 보여주는 확대된 이미지. C, 그래픽 도해에서의 Bolton's point. D, 그래픽 도해에서의 Bolton's point를 보여주는 확대된 이미지.

유형

나비뒤통수연골결합(그림 8-6A~D)은 편측성, 경조직 두부방사선계측점이다.

유래

나비뒤통수연골결합은 해부학적, 경조직 두부방사선계측점이다.

측모두부방사선계측사진에서 나비뒤통수연골결합의 트레이싱

SOS의 트레이싱은 골화 전에는 매우 쉽지만 골화 후에는 매우 어렵다.

의의(제20장 참조)

나비뒤통수연골결합은 성장기 아동에서 머리뼈바닥의 성장과 발달에 매우 중요한 구조이다.

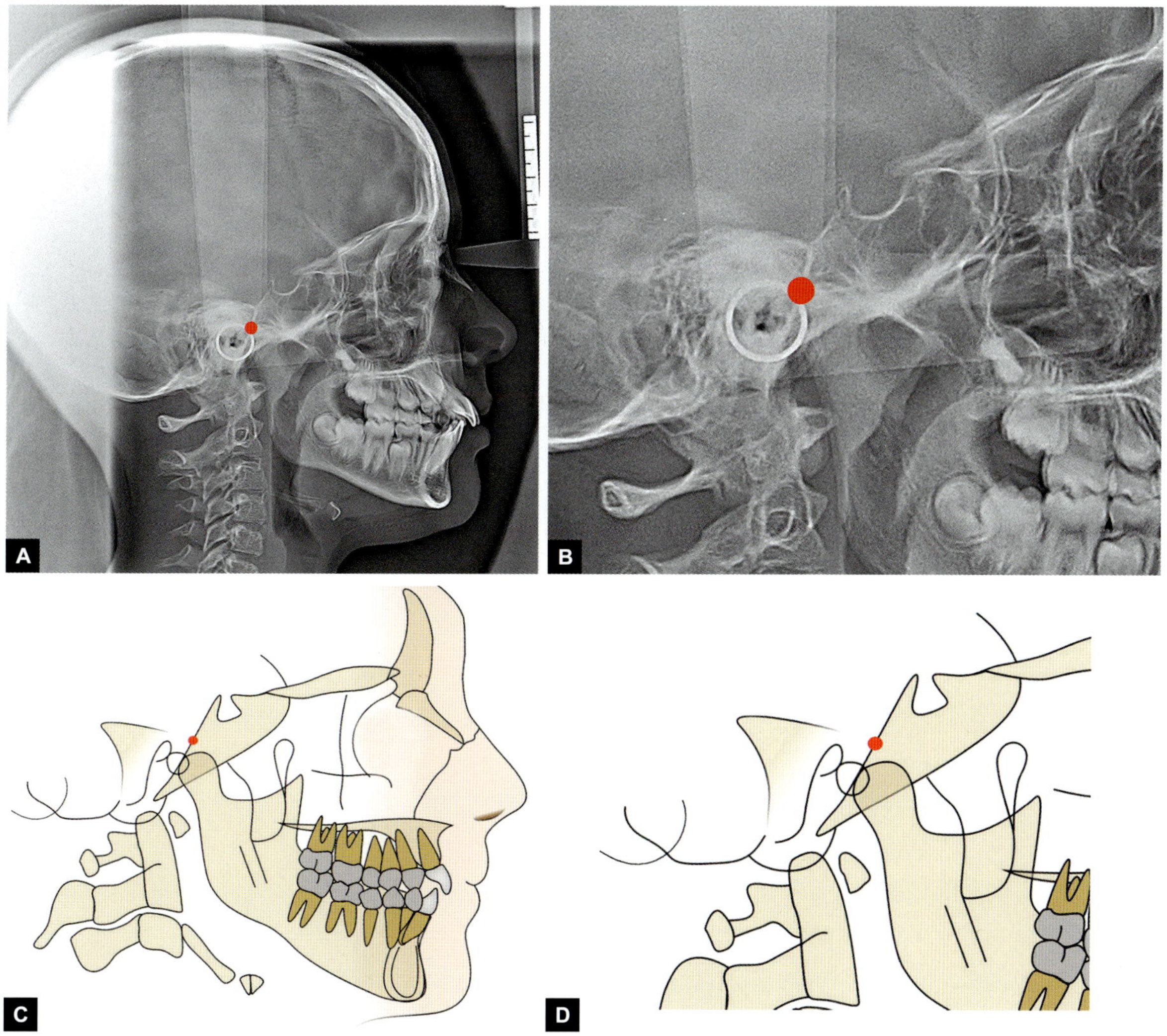

그림 8-6. A, 측모두부방사선계측사진에서의 나비뒤통수연골결합. B, 측모두부방사선계측사진에서의 나비뒤통수연골결합을 보여주는 확대된 이미지. C, 그래픽 도해에서의 나비뒤통수연골결합. D, 그래픽 도해에서의 나비뒤통수연골결합을 보여주는 확대된 이미지.

참고문헌

1. Ricketts RR. Provocations and perceptions in cranio-facial orthopedics-dental science and facial art. Rocky mountain inc. 1989;797-803.
2. Graber TM. New horizons in case analysis-clinical cephalometrics. Am J of Ortho. 1952;38:603-24.
3. Moyers RM. Handbook of Orthodontics. Year book medical publishers. inc. 1988;251-9.
4. Arne Bjork. The face in profiles-Sven. Tandlak Tidskr. 1947;40:32-3.
5. Clifton T Forsberg. Diagnosis and treatment planning of skeletal asymmetry with the sub-mental vertical radiograph. Am J of Ortho. 1984;85:224-37.
6. Downs WB. Variations in facial relationships; Their significance in treatment and prognosis. Am J of Ortho.1948;34:812-39.
7. Viken Sassouni. Orthodontics in dental practice. The CV Mosby company. 1971;330-7.

CHAPTER 9

광대뼈와 관련된 두부방사선계측점

(Cephalometric Landmarks Related to Zygomatic Bone)

광대뼈(협골, zygomatic bone)(그림 9-1A, B)는 다이아몬드 모양의 몸체를 가지며 다음의 네 가지 돌기로 구성된다.

- 이마돌기(전두돌기, frontal process)는 이마뼈와 광대이마봉합(zygomaticofrontal suture)에서 관절을 이루며 눈확(안와, orbit)의 측벽을 형성한다.
- 관자돌기(측두돌기, temporal process)는 관자뼈의 광대돌기(zygomatic process)와 관절을 이루며 광대활(관골궁, zygomatic arch)을 형성한다.
- 위턱돌기(상악돌기, maxillary process)는 위턱의 광대돌기와 광대위턱봉합(zygomaticomaxillary suture)에서 관절을 이루며 눈확아래경계(infraorbital rim)와 눈확의 바닥을 형성한다.
- 목정맥구멍돌기(경정맥돌기, jugular process)는 위턱과 위턱굴(상악동, maxillary sinus)의 측벽에서 관절을 이룬다.

광대뼈의 방사선 해부학

측모두부방사선계측사진에서 광대뼈의 이마돌기는 전방 및 후방에서 하나씩, 총 두 개의 방사선 불투과성 선으로 나타난다. 전방의 선은 눈확의 측벽의 전방 경계를 나타내는 곡선이다. 후방의 선은 체판(사상판, cribriform plate)과의 접점에서부터 아래 방향으로 이어져서 위턱의 광대돌기의 후방 경계와 합쳐지는 수직선이다. 두 선의 아랫부분 사이에는 광대뼈의 위턱돌기를 나타내는 또 다른 방사선 불투과성 수평선이 있다. 이 선은 후방으로 연장되어 위턱의 광대돌기의 수평부분과 합쳐진다.

광대뼈의 두부방사선계측점(지표)

광대뼈의 두부방사선계측점은 해부학적 기원이며 다음과 같다(표 9-1).

표 9-1. 광대뼈에 관련된 두부방사선계측점(지표)

두부방사선계측점	약어	유형	유래
Orbitale	Or	양측성	해부학적
Temporale	Te	양측성	해부학적

Orbitale

약어

Or: Orbitale는 영어 알파벳을 사용하여 축약되며 대문자 O 다음 소문자 r이 뒤따르고 알파벳 사이에 공백 없이 연속적으로 기록한다.

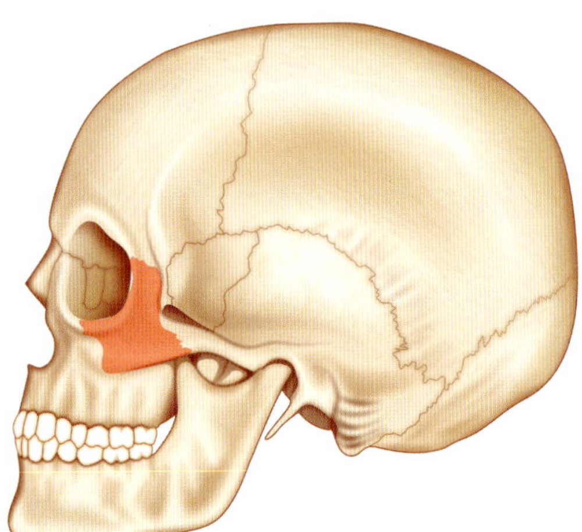

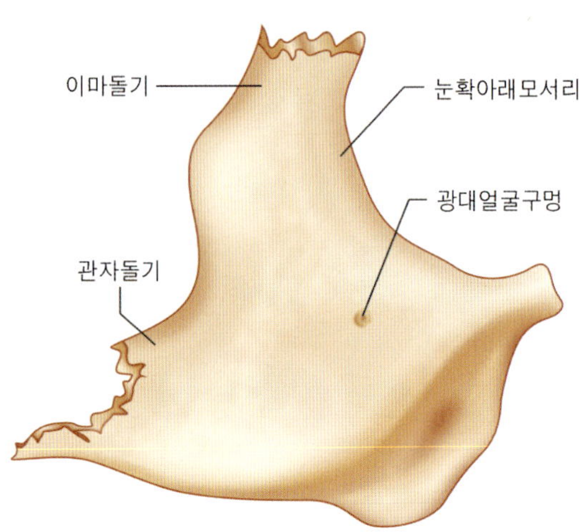

그림 9-1. 광대뼈(협골, zygomatic bone).

정의

Orbitale는 눈확 아래 경계의 최하방점으로, 오른쪽과 왼쪽 영상의 중앙점으로 한다.

William B Downs에 따르면

Orbitale는 왼쪽 눈확 아래 경계의 최하방점이다.[1]

TM Graber에 따르면

Orbitale는 왼쪽 눈확의 아래 경계에서 최하방점이다.[2]

B Holly Broadbent에 따르면

Orbitale는 poria와 함께 프랑크포르트 수평면에서 두개골의 위치를 지정하기 위해 사용되는 왼쪽 눈확의 지표이다.[3]

Leslie G Farkas에 따르면

Orbitale는 각 안와 중 더 낮은 아래 경계의 최하방점이다. 촉진을 통해 식별할 수 있으며 골성 안와와 동일하다.[4]

Robert E Moyers에 따르면

측모두부방사선계측사진에서 눈확 경계의 외곽선은 겹쳐진다. 일반적으로 평균화 된 외곽선의 최하방점을 프랑크포르트 평면의 구성에 사용한다.[5]

유형

Orbitale(그림 9-2A~D)는 양측성, 경조직 두부방사선계측점이다.[1]

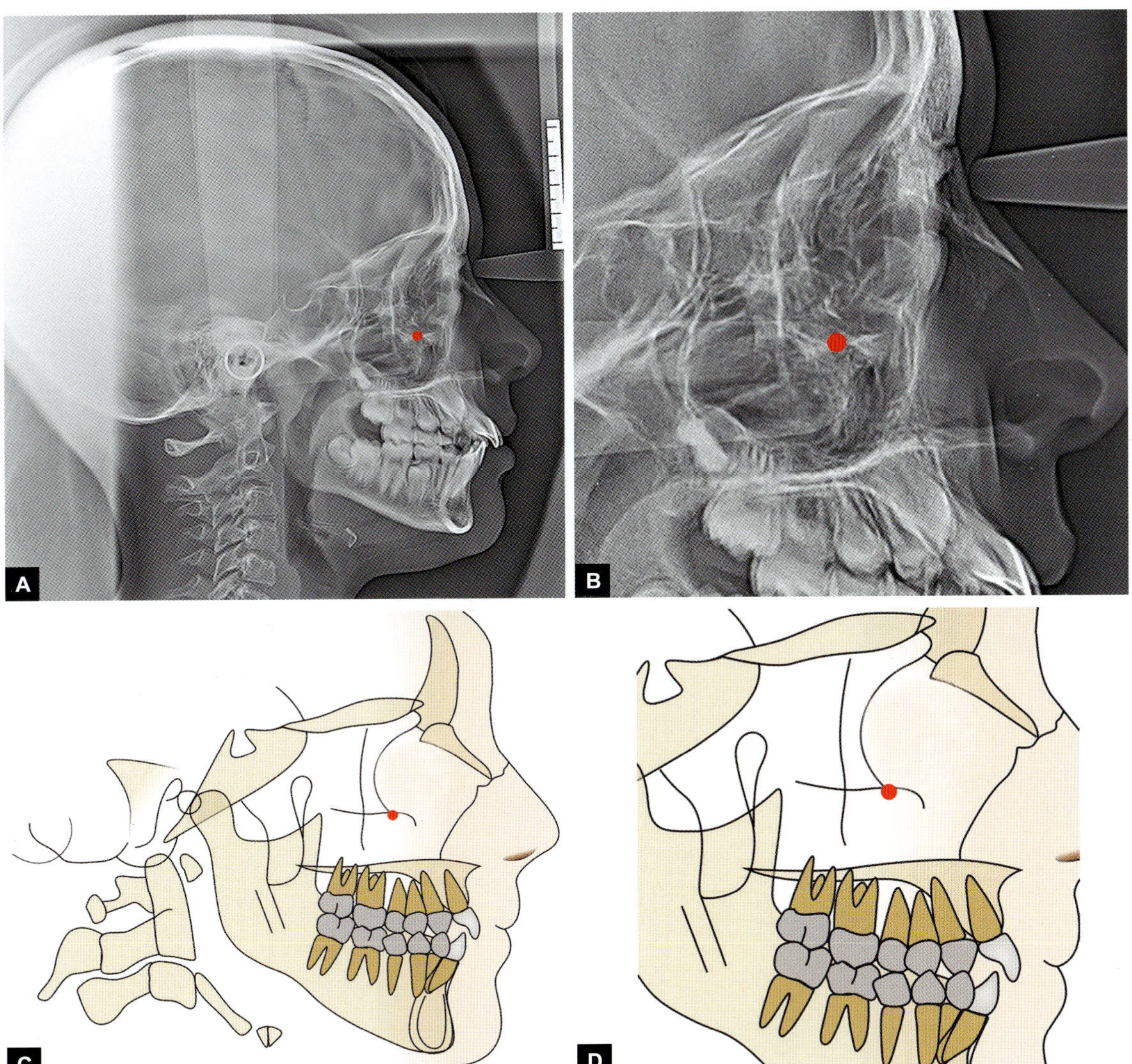

그림 9-2. A, 측모두부방사선계측사진에서의 orbitale. B, 측모두부방사선계측사진에서의 orbitale를 보여주는 확대된 이미지. C, 그래픽 도해에서의 orbitale. D, 그래픽 도해에서의 orbitale를 보여주는 확대된 이미지.

유래

Orbitale는 해부학적 기원의 경조직 두부방사선계측점이다.

측모두부방사선계측사진에서 orbitale의 트레이싱

환자가 방사선사진을 촬영하는 동안 두부고정기(cephalostat)에 정확히 위치되었을 경우, 일반적으로 측모두부방사선계측사진에서 좌·우 눈확의 아래 경계는 중첩되어 방사선 불투과성 선으로 나타난다.

만약 환자가 부정확하게 위치된 경우, 측모두부방사선계측사진에서 눈확의 아래 경계는 2개의 다른 방사선 불투과성 선으로 나타나며 지표의 식별이 어려워진다. 이때 Orbitale는 오른쪽 및 왼쪽 눈확 아래 경계의 중점으로 정한다.

의의(제20장 참조)

Orbitale는 프랑크포르트 수평면을 구성하는 기준점 중 하나로 사용되며, 다음의 각도를 이용하여 수평적 성장 양상을 평가할 때 이용될 수 있다.

- 프랑크포르트 수평면–하악평면 각(mandibular plane angle, Go–Me)
- 프랑크포르트 수평면–구개평면 각(palatal plane angle, ANS–PNS)
- 프랑크포르트 수평면–교합평면(occlusal plane, APOcc–PPOcc).

Temporale

약어

Te: Temporale는 영어 알파벳을 사용하여 축약되며 대문자 T 다음 소문자 e가 뒤따르고 알파벳 사이에 공백 없이 기록한다.

정의

Temporale(그림 9-3A~D)는 벌집뼈(사골, ethmoid)의 그림

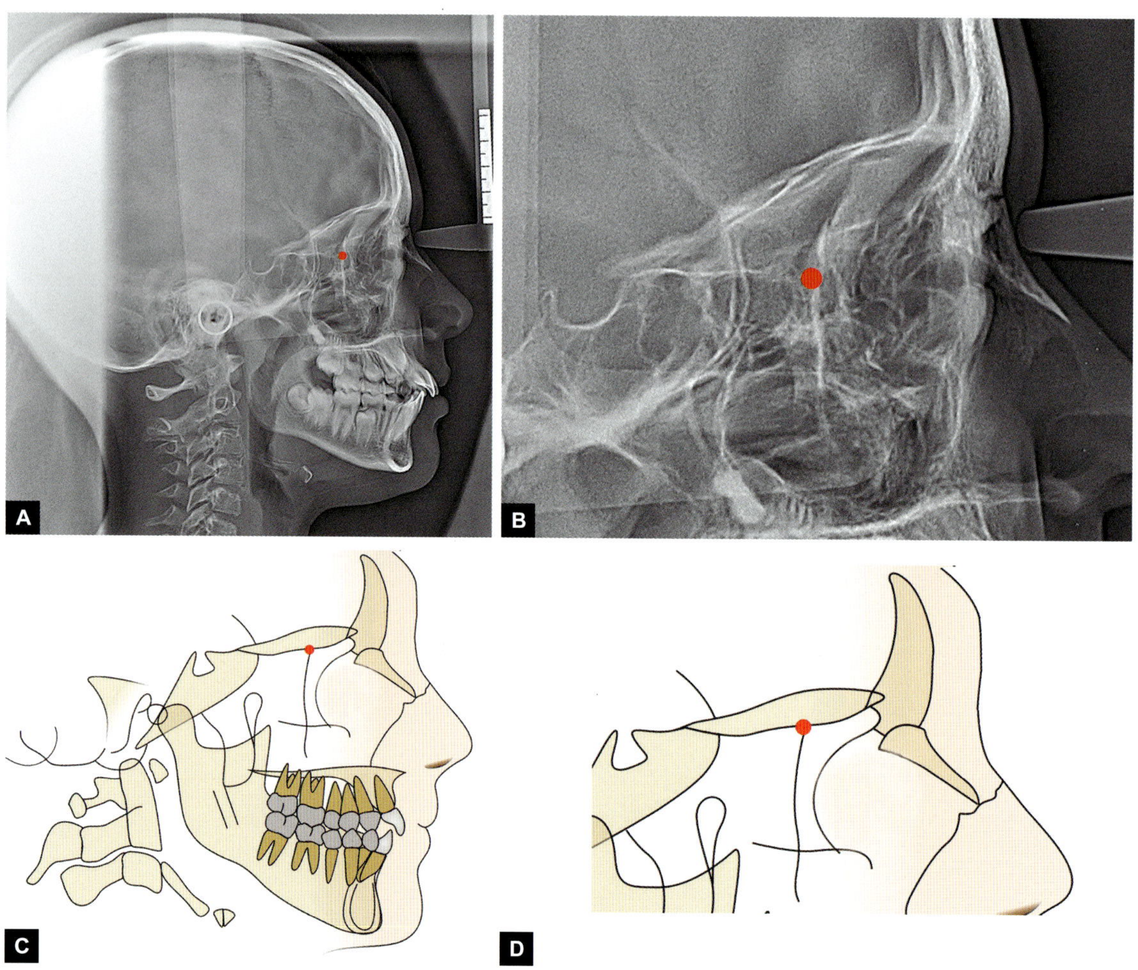

그림 9–3. A, 측모두부방사선계측사진에서의 temporale. B, 측모두부방사선계측사진에서의 temporale를 보여주는 확대된 이미지. C, 그래픽 도해에서의 temporale. D, 그래픽 도해에서의 temporale를 보여주는 확대된 이미지.

자와 관자아래우묵(측두하와, infratemporal fossa)의 앞벽의 교차점이다.

Viken Sassouni에 따르면

벌집뼈 그림자와 관자아래우묵의 앞벽의 교차점이다.[6]

유형

Temporale는 양측성, 경조직 두부방사선계측점이다.

유래

Temporale는 해부학적 기원의 경조직 두부방사선계측점이다.

참고문헌

1. Downs WB. Variations in facial relationships; Their significance in treatment and prognosis. Am J of Ortho. 1948;34:812-39.
2. Graber TM. New horizons in case analysis-clinical cephalometrics. Am J of Ortho. 1952;38:603-24.
3. Broadbent BH, Sr. Bolton's standards of dentofacial developmental growth. The CV Mosby Company. 1975;133-5.
4. Farkas LG. Anthropometry of the head and face in medicine. Elsevier north Holland inc. 1981;9-14.
5. Moyers RM. Handbook of Orthodontics—Yearbook medical publishers inc. 1988;251-9.
6. Viken Sassouni. Orthodontics in dental practice. The CV Mosby company. 1971;330-7.

Section 4

얼굴뼈 및 치열과 관련된 두부방사선계측점

(Cephalometric Landmarks Related to Facial Bones and Dentition)

Chapter 10. 위턱뼈와 관련된 두부방사선계측점
Chapter 11. 치열과 관련된 두부방사선계측점
Chapter 12. 아래턱뼈와 관련된 두부방사선계측점

CHAPTER

10 위턱뼈와 관련된 두부방사선계측점

(Cephalometric Landmarks Related to Maxilla)

위턱뼈(상악골, maxilla)(그림 10-1)는 위턱굴(상악동, maxillary sinus)을 감싸는 큰 비어있는 몸체와 4개의 튀어나온 돌기로 구성되어 있다.

- 이마돌기(전두돌기, frontal process)
- 광대돌기(관골돌기, zygomatic process)
- 입천장돌기(구개돌기, palatine process)
- 이틀돌기(치조돌기, alveolar process)

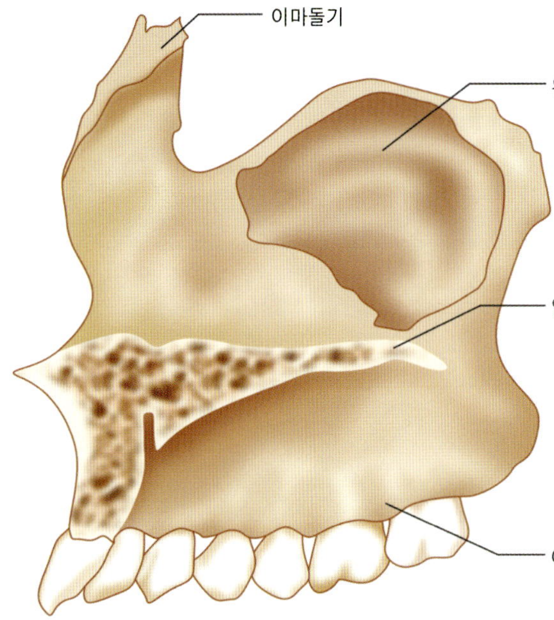

그림 10-1. 위턱뼈(상악골, maxillary bone).

위턱뼈의 두부방사선계측점(지표)

위턱뼈에서 관찰되는 두부방사선계측점은 다음과 같다(표 10-1).

표 10-1. 위턱뼈에 관련된 두부방사선계측점(지표)

두부방사선계측점	약어	유형	유래
Anterior nasal spine	ANS	편측성	해부학적
A point	A	편측성	해부학적
Anterior point of maxilla	APMax	편측성	해부학적
Prosthion	Pr	편측성	해부학적
Posterior nasal spine	PNS	편측성	해부학적
Pterygomaxillary fissure	• Ptm • PTM • PTMS	양측성	해부학적
Key ridge	KR	편측성	해부학적
Orbitale	Or	양측성	해부학적

Anterior nasal spine

약어

ANS: Anterior nasal spine은 영어 알파벳을 사용하여 축약되며 대문자 A, N, S로 표시하고 알파벳 사이에 공백 없이 연속적으로 기록한다.

정의

Anterior nasal spine(그림 10-2A~D)은 정중선 혹은 정중면에 존재하는 골성 앞코가시(전비극, anterior nasal spine)의 끝점이다.

Viken Sassouni에 따르면

정중시상면 상 앞위턱뼈(전상악골, premaxilla)에서 비강저의 최전방점이다.[1]

B Holly Broadbent에 따르면

코의 앞쪽 구멍(anterior aperture of the nose)의 전방 연장에 의해 형성된 뾰족한 정중돌기이다.[2]

TM Graber에 따르면

표준 측모두부방사선계측사진에서 관찰할 수 있는 앞코가시의 끝점이다.[3]

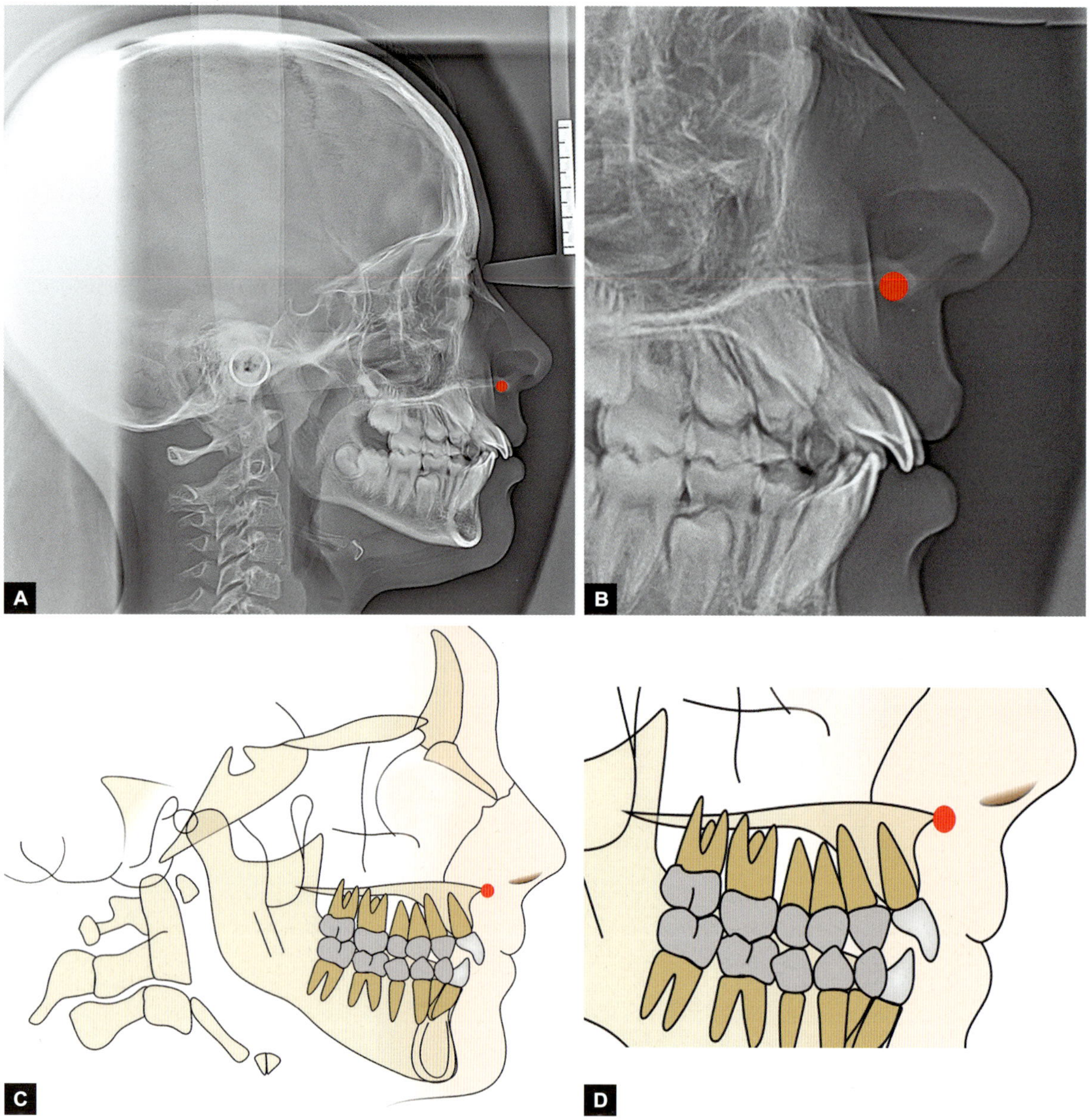

그림 10-2. A, 측모두부방사선계측사진에서의 anterior nasal spine. B, 측모두부방사선계측사진에서의 anterior nasal spine을 보여주는 확대된 이미지. C, 그래픽 도해에서의 anterior nasal spine. D, 그래픽 도해에서의 anterior nasal spine을 보여주는 확대된 이미지.

Robert E Moyers에 따르면

입천장 높이에서 위턱뼈의 최전방점. ANS는 실제 돌기가 보이지 않는 경우가 종종 있으며 방사선 노출에 따라 위치가 상당히 변화되기 때문에 후전방 투영 분석법에서 제한적으로 사용된다.[4]

유형

Anterior nasal spine은 편측성, 경조직 두부방사선계측점이다.

유래

Anterior nasal spine은 해부학적 기원의 경조직 두부방사선계측점이다.

측모두부방사선계측사진에서 anterior nasal spine의 트레이싱

ANS의 길이와 너비는 개개인마다 차이가 크다. 일부 환자에서 ANS는 길고 얇거나 짧고 두꺼울 수도 있다.

방사선학적 형태

- ANS는 해부학적 앞코가시보다 약간 후방에서 관찰된다.
- 얇은 ANS의 경우: ANS는 두부방사선계측사진에서 코 연골

에 중첩되어 불분명하다.

- 두꺼운 ANS의 경우: ANS는 두부방사선계측사진에서 명확하고 트레이싱하기 쉽다.

의의(제20장 참조)

Anterior nasal spine은 교합평면을 구성하는 기준점으로 사용되며, 프랑크포르트 수평면-구개평면 각(FH-palatal plane angle, ANS-PNS)을 이용한 수평적 성장 양상을 평가할 때 이용될 수 있다.

A point

약어

A point: A point는 영어 알파벳을 사용하여 축약되며 대문자 A로 기록한다.

정의

A point(그림 10-3A~D)는 anterior nasal spine(ANS)과 prothion(Pr) 사이에서 뼈 만곡상의 최심점이다.

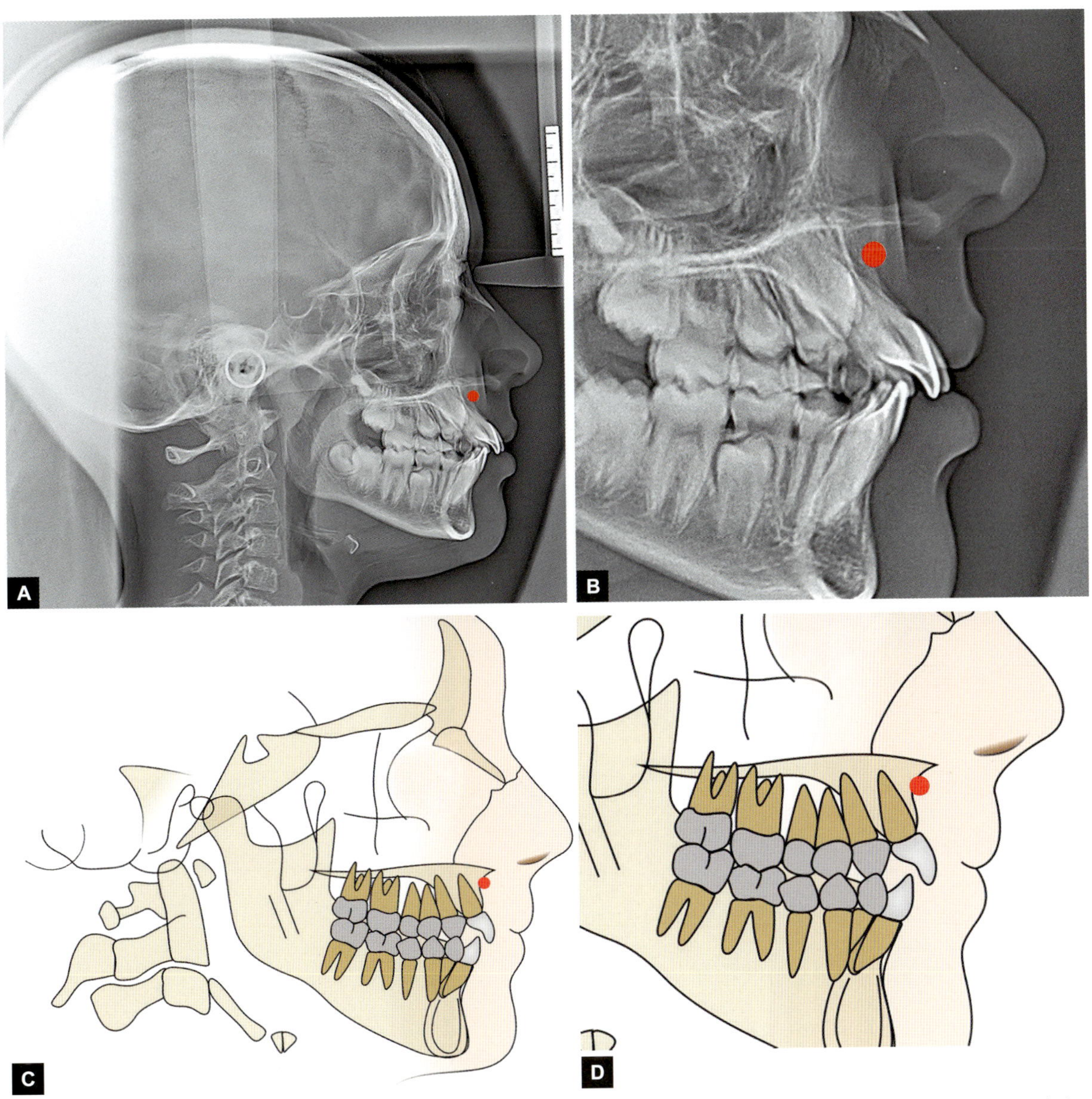

그림 10-3. A, 측모두부방사선계측사진에서의 A point. B, 측모두부방사선계측사진에서의 A point를 보여주는 확대된 이미지. C, 그래픽 도해에서의 A point. D, 그래픽 도해에서의 A point를 보여주는 확대된 이미지.

Willian B Downs에 따르면

앞위턱뼈의 anterior nasal spine과 Prothion 사이에서 정중선상의 최심점이다.[5]

Robert M Ricketts에 따르면

Anterior nasal spine과 이틀뼈 사이의 만곡상의 최심점. SS 또는 subspinale라고도 한다.[6]

Viken Sassouni에 따르면

ANS와 prosthion 사이에서 정중시상면상의 최심점으로, 상악 중절치의 치근단과 비슷한 높이에서 치근단의 앞쪽에 존재한다.[1]

TM Graber에 따르면

Prosthion 상방의 앞위턱뼈에서 앞코가시 돌출 윤곽의 바로 측면에 위치한 최후방점. 이는 위턱뼈의 기저부분과 이틀뼈의 접합부이다.[3]

Alex Jacobson과 W Caufield에 따르면

프랑크포르트 평면에 수직인 선에 대해 ANS와 위턱 이틀돌기 사이의 오목한 곳이 접하는 최후방점이다.[7]

또는

ANS와 prosthion 사이 오목한 곳의 정중선상의 최후방점(상악 중절치를 포함하는 이틀뼈의 최하방점)이다.

Robert E Moyers에 따르면

A point는 ANS와 Pr 사이의 만곡에서 최후방점으로, 일반적으로 상악 중절치 치근의 치근단에서 약 2mm 전방에 존재한다. 당연히 A는 해부학적 계측점이 아니다.[4]

JR Jarabak에 따르면

위턱의 이틀기저부에서 A point는 상악 중절치 치근단으로부터 2mm 순측에 존재한다.[8]

유형

A point는 편측성, 경조직 두부방사선계측점이다.

유래

A point는 해부학적 기원의 경조직 두부방사선계측점이다.

측모두부방사선계측사진에서 A point의 트레이싱

- 입천장뼈(구개뼈, palatal bone), 앞코가시, 이틀돌기의 경계부분과 이틀돌기의 전방 얼굴쪽 표면을 먼저 트레이싱한다.
- 그 후, 상악 중절치의 절단연, 치근의 치근첨, 치관의 표면과 치근을 포함하는 상악 중절치의 외곽선을 트레이싱한다.
- *참고:* A point의 위치를 결정할 때 가장 중요한 요소는 중절치의 치근첨과 거의 비슷한 높이에 있다는 것이다.
- A point를 설정하기 위해서 ANS와 prosthion 사이의 선을 그린다. 그 후 ANS와 Pr 사이의 최심점에 접하는 ANS–Pr 선에 평행한 선을 그린다. 그 점이 A point이다.

의의(제20장 참고)

A point는 다음을 평가하기 위해 각도와 평면을 구성하는 기준점 중 하나로 사용된다.

- 머리뼈바닥에 대한 위턱뼈의 관계는 SNA 각도를 사용하여 평가한다.
- 앞머리뼈바닥에 대한 위턱–아래턱 관계는 ANB 각도를 사용하여 평가한다.
- 상악 중절치의 경사도는 NA–upper incisor angular와 NA–upper incisor linear를 사용하여 평가한다.
- A point는 위턱 기저골과 부정교합 간의 전후방적 관계에 대한 유용한 지표이다.
- McNamara 두부방사선계측분석에서 머리뼈바닥에 대한 위턱의 전후방적 위치는 nasion 수직선과 A point 사이의 직선거리로 평가한다. A point의 전방 위치는 양의 값, A point의 후방 위치는 음의 값이다.
- McNamara 두부방사선계측분석에서 중안면 길이(mid facial length)는 condylion에서 A point까지의 길이를 측정한다.
- McNamara 두부방사선계측분석에서 A point에 대해 상대적인 상악 전치의 위치를 결정하는 방법은 다음과 같다. Nasion으로부터의 수직선인 NP(nasion perpendicular)와 NP에 평행하되 A point를 지나는 수직선인 PNP(parallel to nasion perpendicular through A point)를 그리면 A point로부터 상악 전치까지의 전후방적 거리를 알 수 있다.
- McNamara 두부방사선계측분석에서 하악 전치의 전후방적 위치를 결정하기 위해서는 A point로부터 Pog까지의 선에 대한 전치의 절단연까지의 거리를 측정한다. 균형이 잘 맞는 안모에서 이 거리는 13mm여야 한다.

Prosthion

약어

Pr: Prosthion은 영어 알파벳을 사용하여 축약되며 대문자 P 다음 소문자 r이 뒤따르고 알파벳 사이에 공백 없이 연속적으로 기록한다.

정의

Prosthion(그림 10-4A~D)은 두 개의 상악 중절치 사이 정중선에서 앞위턱뼈 이틀돌기의 최하방점이다.

Arne Bjork에 따르면

가장 돌출된 상악 중절치의 치관과 이틀뼈 돌출부 사이의 전환점이다.[9]

TM Graber에 따르면

정중선에서 돌출된 위턱뼈 이틀돌기의 최전방점이다.[3]

Robert E Moyers에 따르면

위턱뼈 이틀돌기의 최전하방점으로 상악 중절치의 백악법랑질 경계(cementoenamel junction) 근처에서 발견된다.[4]

유형

Prosthion은 편측성, 경조직 두부방사선계측점이다.

유래

Prosthion은 해부학적 기원의 경조직 두부방사선계측점이다.

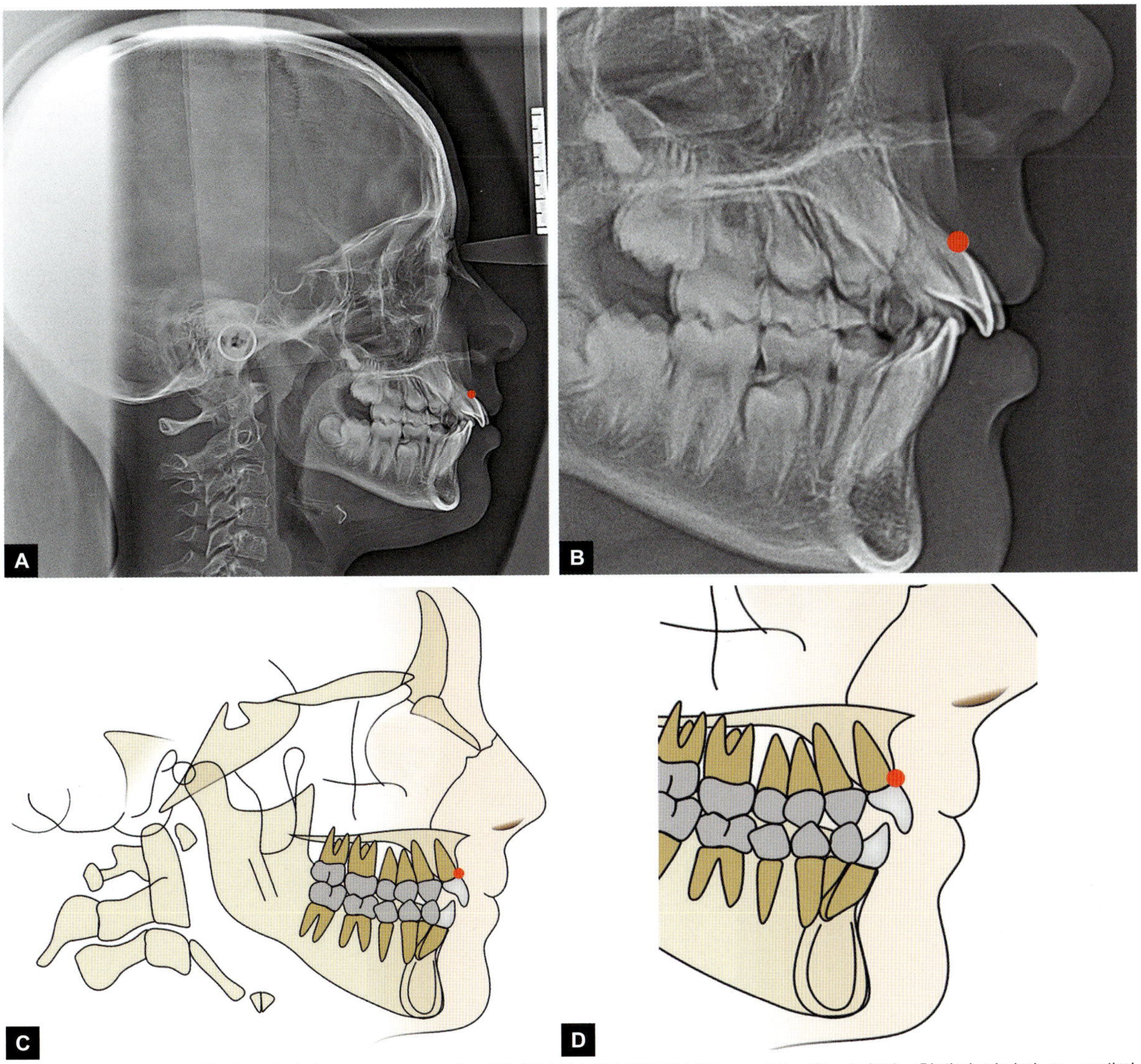

그림 10-4. A, 측모두부방사선계측사진에서의 prosthion. B, 측모두부방사선계측사진에서의 prosthion을 보여주는 확대된 이미지. C, 그래픽 도해에서의 prosthion. D, 그래픽 도해에서의 prosthion을 보여주는 확대된 이미지.

의의(제20장 참조)

Prosthion은 머리뼈바닥에 대한 위턱뼈의 골격성 관계를 평가하기 위해 사용하는 S–N–Pr 각도를 구성하는 기준점 중 하나로 사용된다.

Posterior nasal spine

약어

PNS: Posterior nasal spine 영어 알파벳을 사용하여 축약되며 대문자 P, N, S로 표시하고 알파벳 사이에 공백 없이 연속적으로 기록한다.

정의

Posterior nasal spine(그림 10–5A~D)은 나비입천장오목(익구개와, pterygopalatine fossa)의 앞벽과 비강저의 연장선상의 교차점이다.

Michael L Riolo에 따르면

시상면에서 골성 단단입천장(bony hard palate)의 최후방점이다.[10]

TM Graber에 따르면

정중선에서 입천장뼈 수평부분의 후방 골성 돌출부이다.[3]

B Holly Broadbent에 따르면

두 입천장뼈의 뒤쪽 경계의 돌출된 내측 끝이 결합되어 형성된 돌기이다.[2]

Viken Sassouni에 따르면

골성 입천장 윤곽의 최후방점이다.[1]

Alex Jacobson과 W Caufield에 따르면

프랑크포르트 수평면에 수직인 선을 사용하여 입천장뼈의 최후방에 PNS를 위치시킨다.[7]

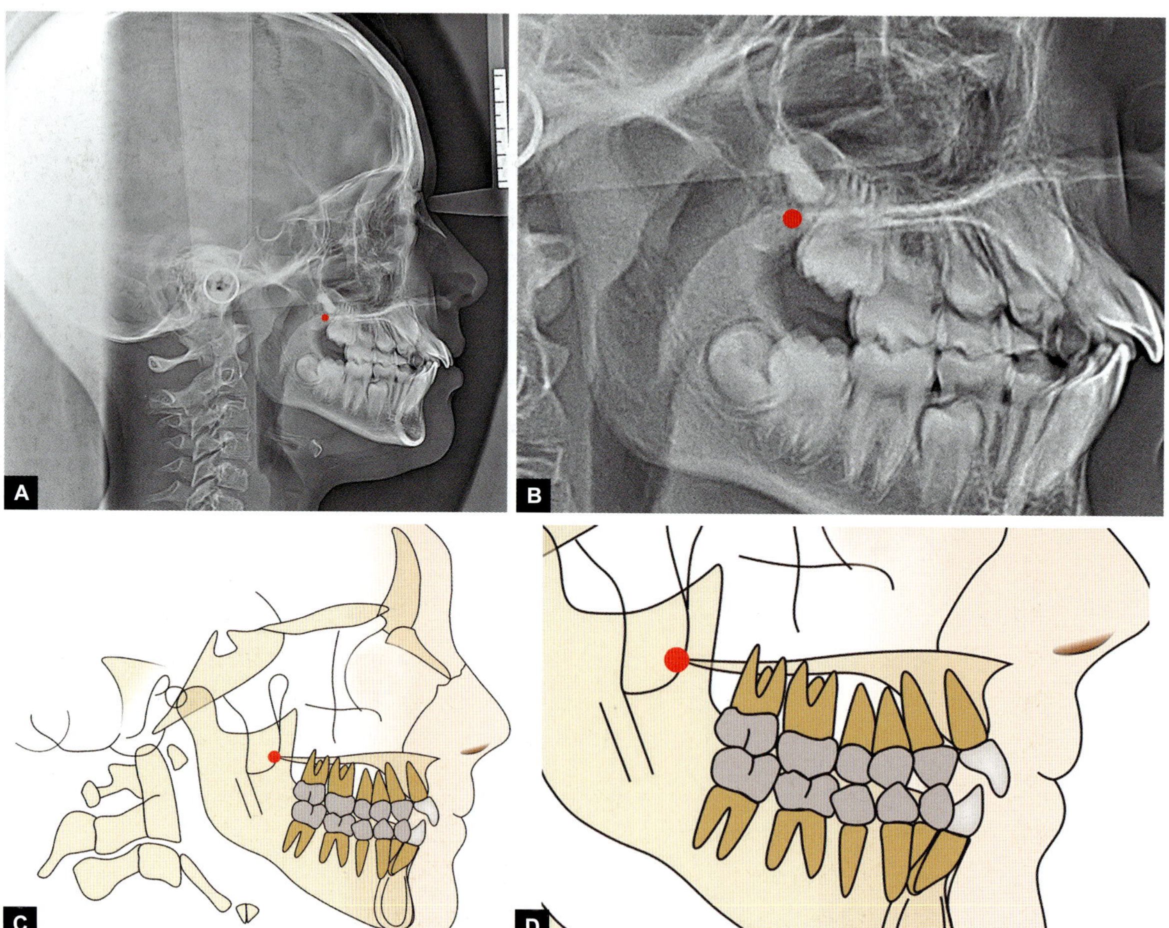

그림 10–5. A, 측모두부방사선계측사진에서의 posterior nasal spine. B, 측모두부방사선계측사진에서의 posterior nasal spine을 보여주는 확대된 이미지. C, 그래픽 도해에서의 posterior nasal spine. D, 그래픽 도해에서의 posterior nasal spine을 보여주는 확대된 이미지.

Robert M Ricketts에 따르면

단단입천장의 후방 경계에서 입천장뼈 기저부의 중앙점이다.[6]

유형

Posterior nasal spine은 편측성, 경조직 두부방사선계측점이다.

유래

Posterior nasal spine은 해부학적 기원의 경조직 두부방사선계측점이다.

측모두부방사선계측사진에서 posterior nasal spine의 트레이싱

- ANS와 마찬가지로 PNS도 길이와 너비가 다양하다.
- PNS는 맹출되지 않은 치아가 있을 경우 두부방사선계측사진에서 트레이싱하기 어려우며, 이 경우 PNS는 비강저와 입천장뼈의 아래 표면 사이에 위치시킬 수 있다.
- 일반적으로 PNS는 Ptm 아래쪽에 위치한다.

의의(제20장 참조)

Posterior nasal spine은 교합평면을 구성하는 기준점으로 사용되며 프랑크포르트 수평면–구개평면 각(FH–palatal plane angle, ANS–PNS)을 이용한 수평적 성장 양상을 평가할 때 이용될 수 있다.

날개위턱틈새

약어

Ptm: 날개위턱틈새(익상악열, pterygomaxillary fissure)는 영어 알파벳을 사용하여 축약되며 대문자 P 다음 소문자 t, m이 뒤따르고 알파벳 사이에 공백 없이 연속적으로 기록한다.

PTM: Robert M Moyers에 따르면, 날개위턱틈새는 영어 알파벳을 사용하여 축약되며 대문자 P, T, M으로 표시하고 알파벳 사이에 공백 없이 연속적으로 기록한다.[4]

PTMS: Michael L Riolo에 따르면, 날개위턱틈새는 영어 알파벳을 사용하여 축약되며 대문자 P, T, M, S로 표시하고 알파벳 사이에 공백 없이 연속적으로 기록한다.[9]

정의

날개위턱틈새(그림 10–6A~D)는 양측성의 눈물방울 모양의 방사선투과상으로, 전방 그림자는 위턱뼈융기(상악결절, tuberosity of the maxilla)의 뒷벽을 나타내고, 계측점은 전방과 후방의 경계가 하방으로 합쳐지는 것으로 보이는 점을 지정한다.

TM Graber에 따르면

날개위턱틈새는 나비뼈 날개돌기의 전방 경계와 위턱뼈 뒷벽의 윤곽선 사이의 틈새에 의해 형성되는 타원 고리 형태의 방사선투과상이다.[3]

Robert M Moyers에 따르면

날개위턱틈새는 눈물방울 모양의 방사선투과상으로, 전방 그림자는 위턱뼈융기의 뒷벽을 나타내고, 계측점은 곡선이 합쳐지는 최하방점이다.[4]

Cliftom T Forceberg에 따르면

Ptm은 양측 각각의 날개위턱틈새의 최후내방점이다. Ptm 선(Ptm line)은 좌·우 Ptm 계측점을 이은 것이다. Ptm access는 Ptm 선의 수직이등분선이다.[11]

Holly Broadbent에 따르면

나비뼈 날개돌기로부터 위턱이 분리되며 형성되는 뒤집어진 길쭉한 눈물방울 모양의 영역이다. 일반적으로 뒤코가시(posterior nasal spine)와 staphylion(경구개 후면의 중앙점)은 이 영역의 아래쪽 꼭지점의 하방에 위치한다.[2]

LB Higley에 따르면

날개위턱틈새에서 프랑크포르트 평면과 이에 수직인 선의 교차점이다.[12]

유형

날개위턱틈새는 양측성, 경조직 두부방사선계측점이다.

유래

날개위턱틈새는 해부학적, 경조직 두부방사선계측점이다.

의의(제20장 참조)

날개위턱틈새는 Cox 두부방사선계측분석의 기준점 중 하나로 사용되며 위턱의 후방 한계를 평가하기 위해 사용된다.

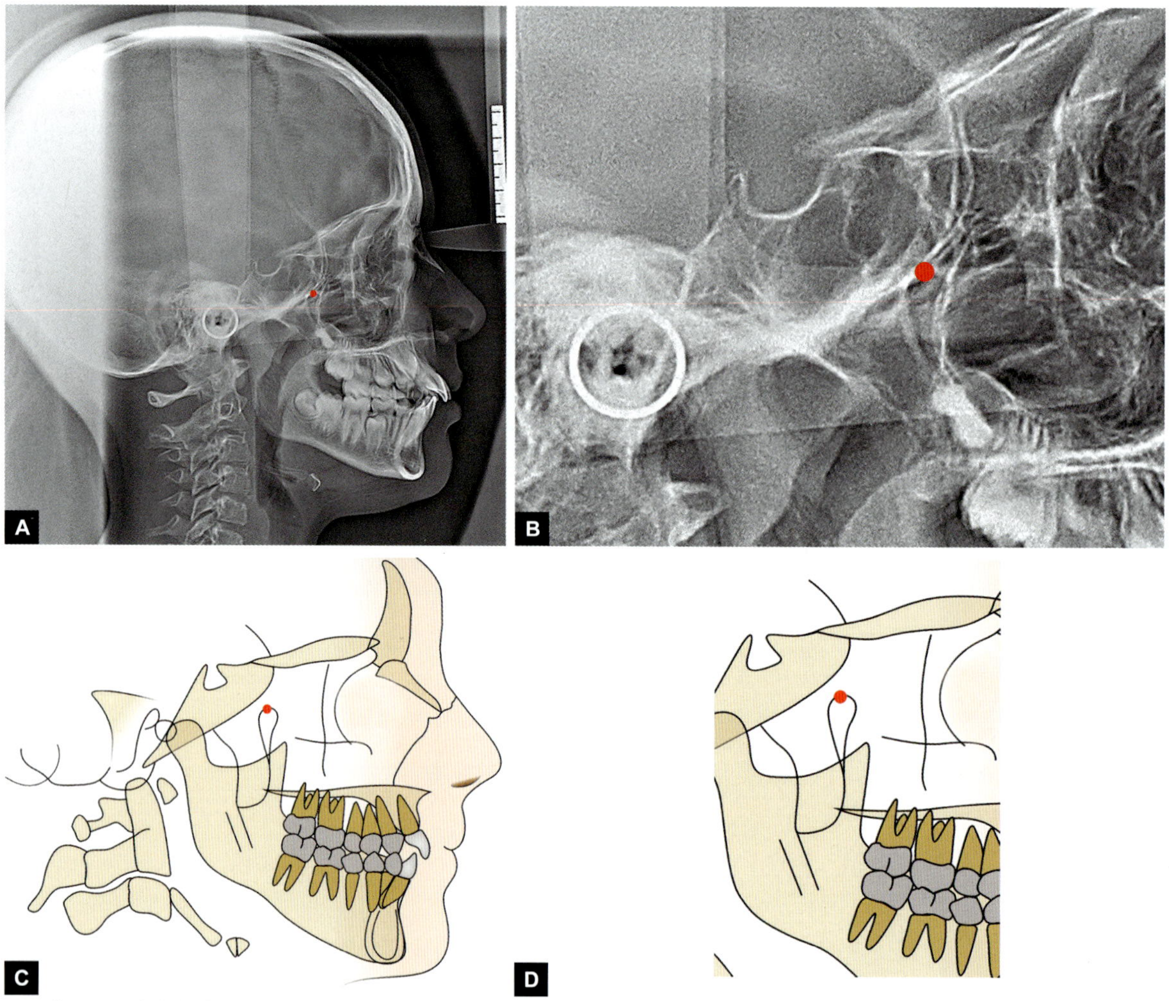

그림 10-6. A, 측모두부방사선계측사진에서의 날개위턱틈새. B, 측모두부방사선계측사진에서의 날개위턱틈새를 보여주는 확대된 이미지. C, 그래픽 도해에서의 날개위턱틈새. D, 그래픽 도해에서의 날개위턱틈새를 보여주는 확대된 이미지.

Key ridge

약어

KR: Key ridge는 영어 알파벳을 사용하여 축약되며 대문자 K, R로 표시하고 알파벳 사이에 공백 없이 연속적으로 기록한다.

정의

Key ridge(그림 10-7A~D)는 관자아래우묵(측두하와, infratemporal fossa) 앞벽의 그림자 윤곽에서의 최하방점이다.

Viken Sassouni에 따르면

관자아래우묵 앞벽의 그림자 윤곽에서의 최하방점이다.[1]

Robert E Moyers에 따르면

광대뼈 외곽선의 최하방점이다.[4]

TM Graber에 따르면

광대뼈능선(관골능선, zygomatic ridge)의 최하방점이다.[3]

유형

Key ridge는 양측성, 경조직 두부방사선계측점이다.

유래

Key ridge는 해부학적, 경조직 두부방사선계측점이다.

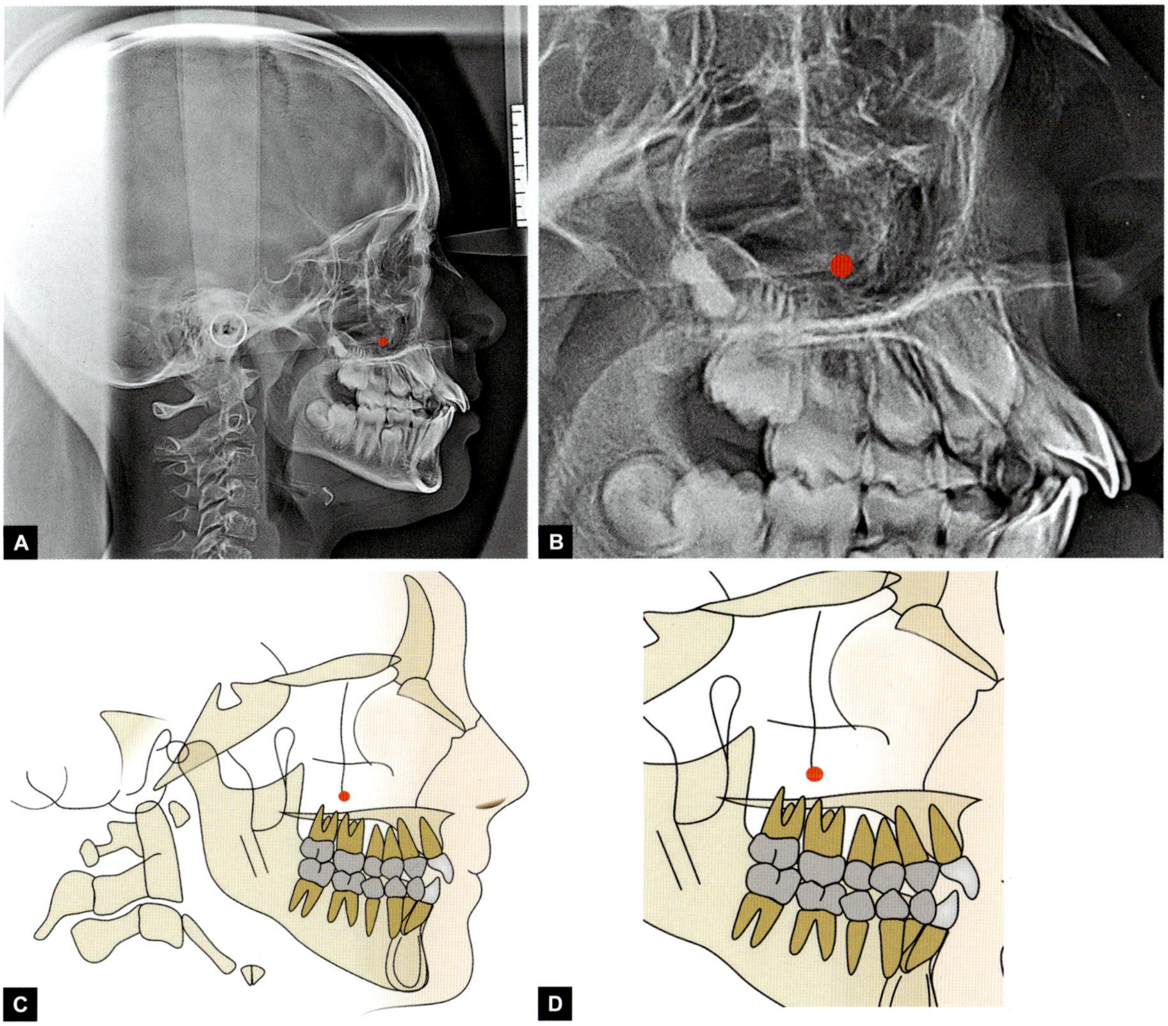

그림 10–7. A, 측모두부방사선계측사진에서의 key ridge. B, 측모두부방사선계측사진에서의 key ridge를 보여주는 확대된 이미지. C, 그래픽 도해에서의 key ridge. D, 그래픽 도해에서의 key ridge를 보여주는 확대된 이미지.

Orbitale

약어

Or: Orbitale는 영어 알파벳을 사용하여 축약되며 대문자 O 다음 소문자 r이 뒤따르고 알파벳 사이에 공백 없이 연속적으로 기록한다.

정의

Arne Bjork에 따르면

눈확 아래 경계의 최하방점. 이중으로 투영되어 Or1과 Or2가 생길 경우 중앙점을 Or로 한다.[9]

William B Downs에 따르면

왼쪽 눈확 아래 경계의 최하방점이다.[5]

TM Graber에 따르면

왼쪽 눈확의 아래 경계에서 최하방점이다.[3]

B Holly Broadbent에 따르면

왼쪽 눈확의 지표는 poria와 함께 프랑크포르트 수평면에서 두개골의 위치를 지정하기 위해 사용된다.[2]

Leslie G Farkas

Orbitale는 각 안와 중 더 낮은 아래 경계의 최하방점이다. 촉진을 통해 식별할 수 있으며 골성 안와와 동일하다.[13]

Robert E Moyers에 따르면

측모두부방사선계측사진에서 눈확 경계의 외곽선은 겹쳐진다. 일반적으로 평균화된 외곽선의 최하방점을 프랑크포르트 평면의 구성에 사용한다.[4]

유형

Orbitale(그림 10-8A~D)는 양측성, 해부학적, 경조직 두부방사선계측점이다.

유래

Orbitale는 해부학적, 경조직 두부방사선계측점이다.

의의(제20장 참조)

Orbitale는 다음을 평가하기 위해 각도와 평면을 구성하는 기준점 중 하나로 사용된다.

- 성장 양상은 프랑크포르트 수평면-하악평면 각(mandibular plane angle)을 사용하여 평가한다.
- 상악 전치 토크는 프랑크포르트 수평면-상악 전치의 장축을 사용하여 평가한다.

측모두부방사선계측사진에서 orbitale의 트레이싱

환자가 방사선사진을 촬영하는 동안 두부고정기(cephalostat)에 정확히 위치되었을 경우, 일반적으로 측모두부방사선계측사진

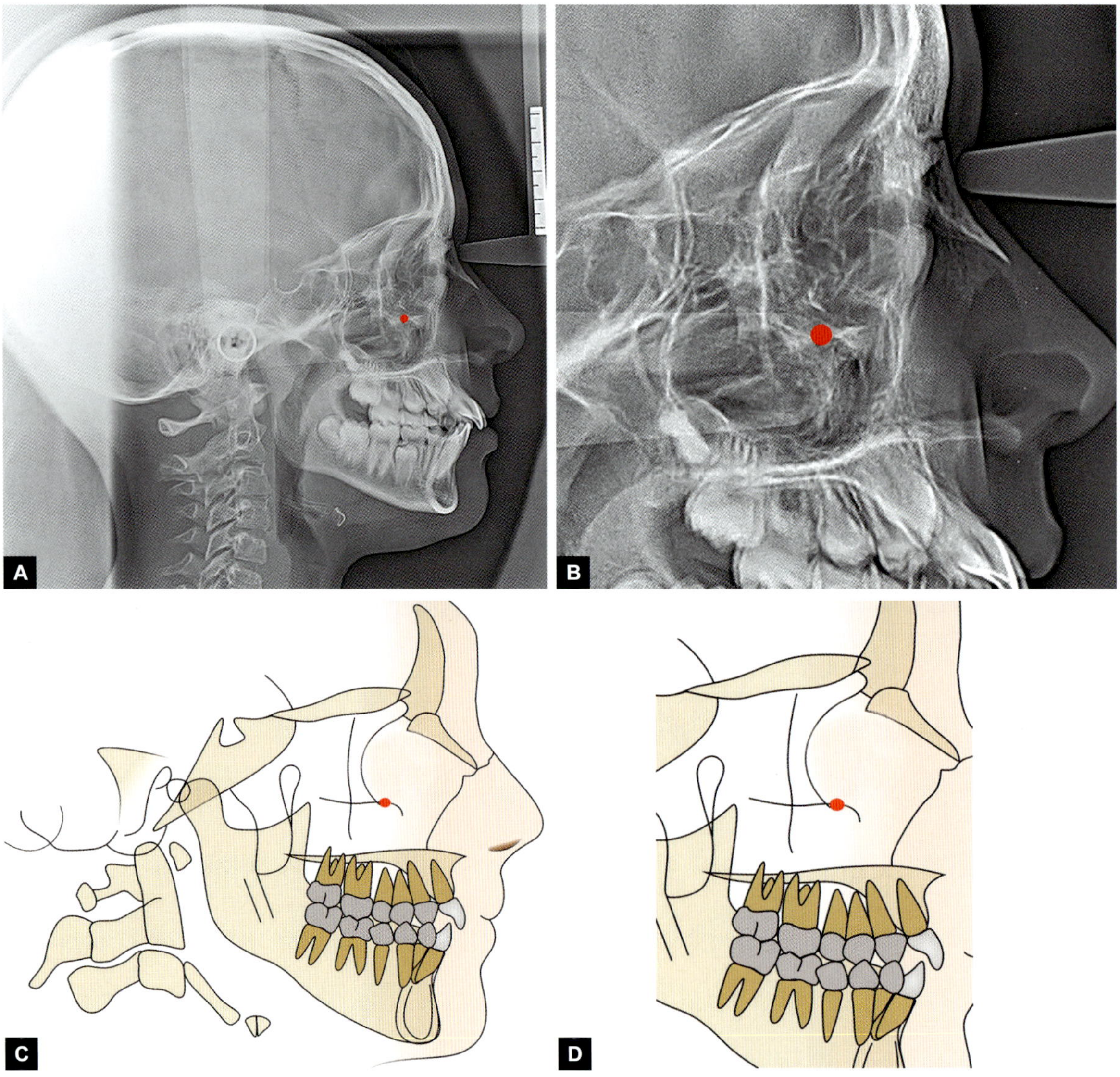

그림 10-8. A, 측모두부방사선계측사진에서의 orbitale. B, 측모두부방사선계측사진에서의 orbitale를 보여주는 확대된 이미지. C, 그래픽 도해에서의 orbitale. D, 그래픽 도해에서의 orbitale를 보여주는 확대된 이미지.

에서 좌·우 눈확의 아래 경계는 중첩되어 방사선 불투과성 선으로 나타난다.

만약 환자가 부정확하게 위치된 경우, 측모두부방사선계측사진에서 눈확의 아래 경계는 2개의 다른 방사선 불투과성 선으로 나타나며 지표의 식별이 어려워진다. 이때 orbitale는 오른쪽 및 왼쪽 눈확 아래 경계의 중점으로 정한다.

참고문헌

1. Viken Sassuoni. Orthodontics in dental practice. The CV Mosby company. 1971;330-7.
2. Broadbent BH Sr. Bolton's standards of dentofacial developmental growth. The CV Mosby Company. 1975;133-5.
3. Graber TM. New horizons in case analysis. Clinical cephalometrics. Am J of Ortho. 1952;38:603-24.
4. Moyers RM. Handbook of Orthodontics.Year book medical publishers, Inc. 1988;251-9.
5. Downs WB. Variations in facial relationships. Their significance in treatment and prognosis. Am J of Ortho. 1948;34:812-39.
6. Ricketts RM. Provocations and perceptions in cranio-facial orthopedics. Dental science and facial art. Rocky Mountains, Inc. 1989;797-803.
7. Alex Jacobson, Caufield W. Introduction to radiographic cephalometry. Lea and Febiger. 1985;37-40.
8. Jarabak JR. Technique and treatment with light wire appliance. The CV Mosby company. 1963;132-3.
9. Arne Bjork. The face in profiles. Sven. Tandlak Tidskr. 1947; 40:32-3.
10. Riolo ML. An atlas of craniofacial growth. Cephalometric standards from the university school growth study, the university of Michigan. Center for human growth and development. The University of Michigan. 1974;12-21.
11. Forsberg CT. Diagnosis and treatment planning of skeletal asymmetry with submental. Vertical radiograph. Am J of Ortho. 1984;85:224-37.
12. Higley LB. Cephalometric standards for children 4-8 years of age.Am J of Ortho. 1954;40:51-9.
13. Farkas LG. Anthropometry of the head and face in medicine. Elsevier north Holland, Inc. 1981;9-14.

CHAPTER 11

치열과 관련된 두부방사선계측점

(Cephalometric Landmarks Related to Dentition)

치아 교합은 출생부터 성인기, 그리고 그 이후까지 상당한 변화를 겪는다. 다양한 치열의 단계에서 지속적으로 변화하는 치성 관계는 네 단계로 나눌 수 있다.

1. 치은패드기(gum pad stage): 0~6개월
2. 유치열기(deciduous dentition): 6개월~6세
3. 혼합치열기(mixed dentition): 6~12세
4. 영구치열기(permanent dentition): 12세 이상

치은패드기(0~6개월)

일반적으로 출생 시에는 무치악 상태이다. 치은패드기는 출생 시부터 생후 6개월 전·후에 하악 중절치가 맹출하기까지의 기간이다. 치은패드는 분홍색을 띠며 단단하다. 상악 치은패드는 U 혹은 사각형 모양이며 하악 치은패드는 말발굽 모양이다.

치은패드는 dental groove에 의해 분리되는 협측 및 설측 부분의 두 부분으로 나뉘어 발달한다. 양쪽 악궁의 치은패드에서는 치조능선에서 계속 발달하고 있는 다양한 유치부위의 윤곽이 나타나는 특정한 융기(elevation)와 구(groove)가 관찰된다. 이러한 구를 가로구(transverse groove)라고 한다. 양쪽 악궁에서 송곳니와 제1유구치 분절을 분리하는 두드러진 가로구는 외측구(lateral sulcus)라고 한다. 이 외측구는 종종 매우 이른 단계에서 악궁 간의 관계를 평가하기 위해 사용된다. 치은구(gingival groove)는 상악 및 하악 치은패드를 입천장과 구강저에 대해 분리한다.

유치열기(6개월~6세)

유치열기는 유치가 맹출하는 시점부터 6세 전후에 첫 영구치가 맹출하기까지의 기간이다.

유치의 맹출 연대기(eruption chronology)

유치의 맹출은 생후 6개월에 구강 내로 하악 유전치가 맹출하며 시작된다. 일반적으로 2.5세경에 모든 유치의 맹출이 완료되며, 유치열이 완전한 기능을 하기 시작한다. 유치의 치근 형성은 일반적으로 3세에 완료된다.

유치의 맹출 시기에 대해서는 상당한 다양성이 존재하지만, 성별에 따른 유의미한 차이는 없는 것으로 보인다. 유치의 연대기는 표 11-1에 제시되어 있다.

유치의 맹출 순서 또한 다양하게 나타날 수 있다. 그러나 대부분의 경우 하악 중절치가 처음으로, 상악 중절치가 그 다음으로 맹출한다. 일반적으로 측절치, 제1대구치와 견치는 하악에서보다 상악에서 더 일찍 맹출하는 경향이 있다. 유치열은 일반적으로 다음과 같은 맹출 순서를 보인다.

AB	D	C	E
A	B	D	CE

- 유중절치
- 유측절치
- 제1유구치
- 유견치
- 제2유구치

3세에 유치열의 교합은 완전히 확립되며 치열궁은 6세까지 뚜렷한 변화 없이 비교적 동일하게 유지된다.

혼합치열기(6~12세)

혼합치열기는 유치가 순차적으로 탈락한 뒤 계승영구치의 맹출이 이어지는 전환기이다. 일반적으로 첫 영구치로서 하악 중절치나 하악 제1대구치가 맹출하기 시작하는 6세경부터 12세까지의 기간이다. 이 기간은 마지막 유치가 탈락할 때 마무리된다. 혼합치열기에는 20개의 유치 탈락과 계승영구치의 맹출로 인한 교합 변화가 유의미하게 나타난다. 대부분의 부정교합은 이 시기에 발생한다.

영구치열기

영구치열기는 13세경 제3대구치를 제외한 모든 영구치의 맹

출이 이루어지며 비교적 잘 형성된다. 계승영구치는 치판(dental lamina, successional lamina)의 설측 확장(lingual extension)을 통해 발달하며 영구 대구치는 치판의 후방 확장(posterior extension)을 통해 발달한다. 영구 절치는 유절치에 대해 설측에서 발달하고 맹출하며 순측으로 이동한다. 소구치는 유구치의 이개된 치근 아래에서 발달한다.

영구치열은 출생 시 형성되기 시작하는데, 이때 영구 제1대구치의 석회화가 뚜렷해진다. 영구치열의 연대기는 표 11-1에 제시되어 있다.

영구치열의 맹출 순서는 유치열보다 더 다양하다. 또한 상악궁과 하악궁의 맹출 순서 사이에 뚜렷한 차이를 보인다.

상악궁에서 가장 흔히 관찰되는 맹출 순서

6-1-2-4-3-5-7-8 또는

6-1-2-4-5-3-7-8

하악궁에서 가장 흔히 관찰되는 맹출 순서

(6-1)-2-3-4-5-7-8 또는

(6-1)-2-4-3-5-7-8

이는 또한 부정교합의 예방에 가장 유리한 순서이다. 두 악궁에서 견치의 맹출 시기에 차이가 있다는 점을 주목해야 한다. 하악궁에서는 견치가 소구치보다 먼저 맹출하는 반면, 상악궁에서는 일반적으로 견치가 소구치보다 나중에 맹출한다.

소구치가 완전히 맹출하기 이전에 제2대구치가 맹출할 경우 악궁 길이(arch perimeter)가 상당히 짧아져 부정교합의 가능성이 높아지게 된다.

치열의 두부방사선계측점

치열에서 관찰되는 두부방사선계측점은 해부학적 기원이며 다음과 같다(표 11-1).

Incision superius incisalis

약어

Isi: Incision superius incisalis는 영어 알파벳을 사용하여 축약되며 대문자 I 다음 소문자 s, i가 뒤따르고 알파벳 사이에 공백 없이 연속적으로 기록한다.

is: Incision superius는 영어 알파벳을 사용하여 축약되며 소문자 i, s로 표시하고 알파벳 사이에 공백 없이 연속적으로 기록한다.

표 11-1. 치열과 관련된 두부방사선계측점

두부방사선계측점	약어	유형	유래
Incision superius incisalis	Isi	편측성	해부학적
Incision superius apicalis	Isa	편측성	해부학적
Incision inferius incisalis	Iii	편측성	해부학적
Incision inferius apicalis	Iia	편측성	해부학적
Anterior point of occlusion	APocc	편측성	파생된
Posterior point of occlusion	PPocc	편측성	해부학적
Maxillary central incisor	U1	편측성	해부학적
Maxillary first molar	U6	양측성	해부학적
Mandibular central incisor	L1	편측성	해부학적
Mandibular first molar	L6	양측성	해부학적
mi	mi	양측성	해부학적
ms	ms	양측성	해부학적

정의

Incision superius incisalis(그림 11-1A~D)는 상악 중절치의 절단연이다.

Arne Bjork에 따르면

Incision superius incisalis는 가장 돌출된 상악 중절치 절단연의 중점이다.[1]

Robert E Moyers에 따르면

Incision superius incisalis는 최전방 상악 중절치의 절단연 끝점이다.[2]

유형

Incision superius incisalis는 편측성, 경조직 두부방사선계측점이다.

유래

Incision superius incisalis는 편측성, 해부학적, 경조직 두부방사선계측점이다.

측모두부방사선계측사진에서 incision superius incisalis의 트레이싱

상악 영구 중절치 치관의 순설측 윤곽선은 측모두부방사선계측사진에서 방사선 불투과성 선으로 나타난다. 상악 영구 중절치 치

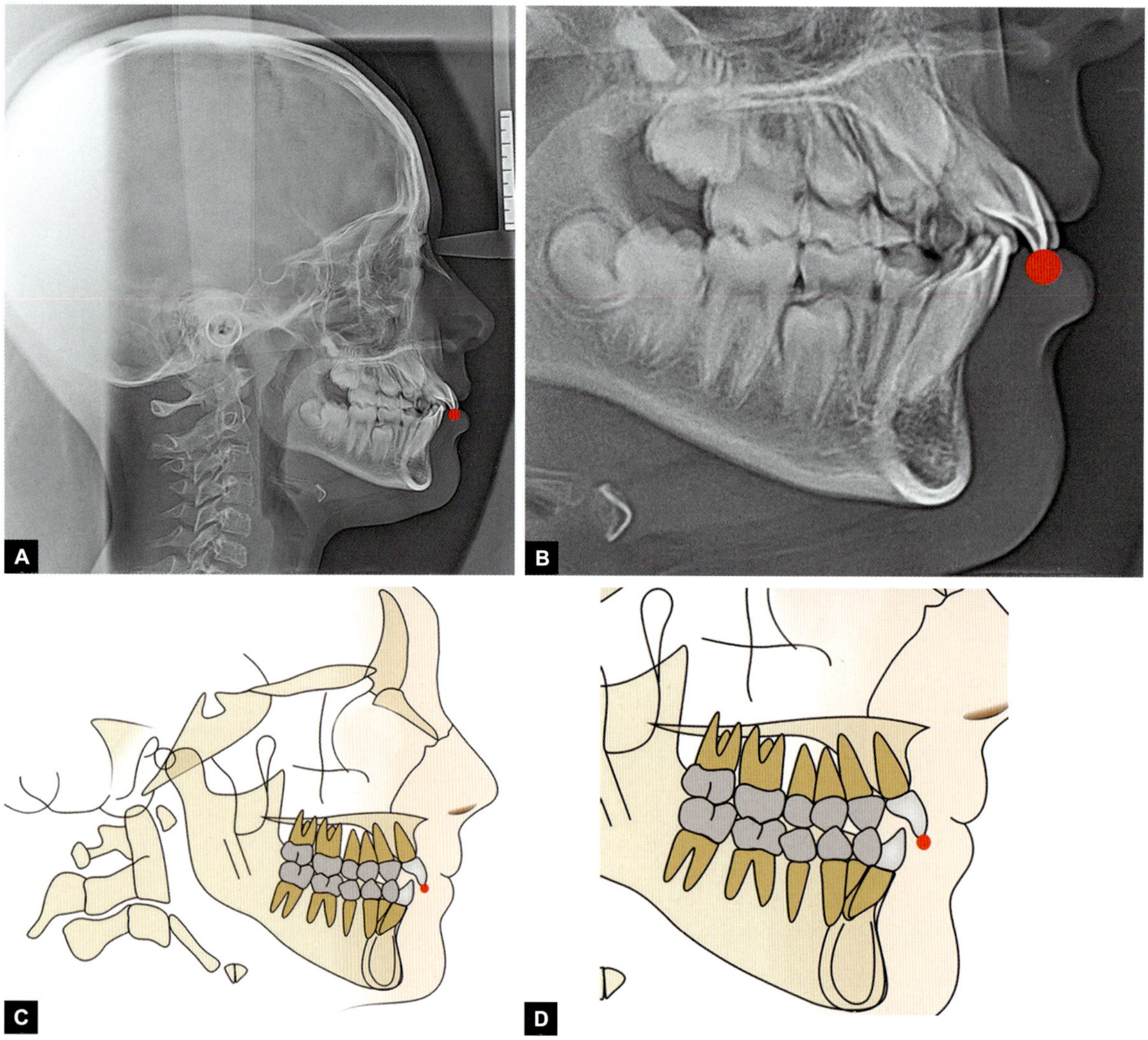

그림 11-1. A, 측모두부방사선계측사진에서의 incision superius incisalis. B, 측모두부방사선계측사진에서의 incision superius incisalis를 보여주는 확대된 이미지. C, 그래픽 도해에서의 incision superius incisalis. D, 그래픽 도해에서의 incision superius incisalis를 보여주는 확대된 이미지.

관의 이 두 윤곽선을 트레이싱한다. 절단연의 끝점 또는 순설측 윤곽선의 교차점이 incision superius incisalis 계측점이다.

의의(제20장 참조)

Incision superius incisalis는 다음을 평가하기 위해 각도와 평면을 구성하는 기준점 중 하나로 사용된다.

- 상악 전치의 경사도는 상악 전치의 장축과 프랑크포르트 평면 사이의 각도를 사용하여 평가한다.
- Arnett 두부방사선계측분석에서 상악 전치의 토크는 상악 전치의 장축과 교합평면 사이의 각도를 사용하여 평가한다.
- 상악과 하악 전치간 각도는 상악과 하악 영구 전치의 장축 사이의 각도를 사용하여 평가한다.
- 상악 중절치의 전후방적 위치는 incision superius incisalis와 NA 평면 사이의 거리를 사용하여 평가한다.
- 상악 중절치의 전후방적 위치는 incision superius incisalis와 A-Pog 평면 사이의 거리를 사용하여 평가한다.

Incision superius apicalis

약어

Isa: Incision superius apicalis는 영어 알파벳을 사용하여 축약되며 대문자 I 다음 소문자 s, a가 뒤따르고 알파벳 사이에 공백 없이 연속적으로 기록한다.

UIA: Upper incisor apex는 영어 알파벳을 사용하여 축약되며 대문자 U, I, A 로 표시하고 알파벳 사이에 공백 없이 연속적으로 기록한다.

정의

Incision superius apicalis(그림 11-2A~D)는 최전방 상악 중절치의 치근단이다. 이 계측점이 단지 치아의 장축을 정의하기 위해서만 필요한 경우, 치근단 폭을 이등분하는 중점이 사용될 수 있다.

Michael L Riolo에 따르면

Upper incisor apex는 상악 중절치의 치근단 끝점이다. 치근이 완성되지 않은 경우 성장 중인 치근단의 중점으로 지정한다.[3]

SN Bhatia와 BC Leighton에 따르면

Upper incisor apex는 가장 돌출된 상악 전치의 치근단이다.[4]

유형

Incision superius apicalis는 편측성, 해부학적, 경조직 두부방사선계측점이다.

유래

Incision superius apicalis는 해부학적, 경조직 두부방사선계측점이다.

측모두부방사선계측사진에서 incision superius apicalis의 트레이싱

상악 영구 중절치 치근의 순설측 윤곽선은 측모두부방사선계측사진에서 방사선 불투과성 선으로 나타난다. 상악 영구 중절치 치근의 이 두 윤곽선을 트레이싱한다. 상악 영구 중절치 치근의 순설

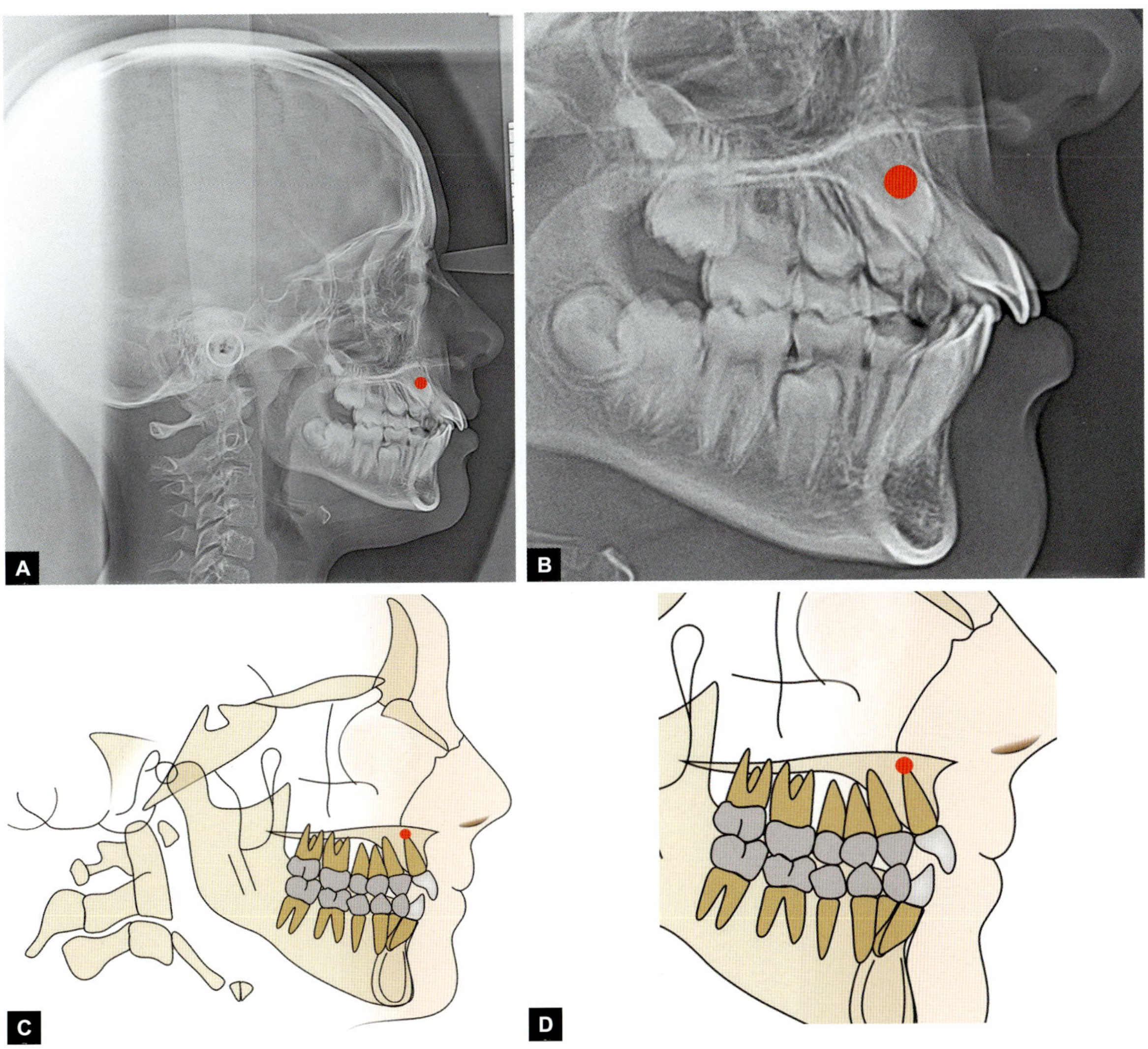

그림 11-2. A, 측모두부방사선계측사진에서의 incision superius apicalis. B, 측모두부방사선계측사진에서의 incision superius apicalis를 보여주는 확대된 이미지. C, 그래픽 도해에서의 incision superius apicalis. D, 그래픽 도해에서의 incision superius apicalis를 보여주는 확대된 이미지.

측 윤곽선의 교차점이 incision superius apicalis 계측점이다.

의의(제20장 참조)

Incision superius apicalis는 다음을 평가하기 위해 각도와 평면을 구성하는 기준점 중 하나로 사용된다.

- 상악 전치의 경사도는 상악 전치의 장축과 프랑크포르트 평면 사이의 각도를 사용하여 평가한다.
- Arnett 두부방사선계측분석에서 상악 전치의 토크는 상악 전치의 장축과 교합평면 사이의 각도를 사용하여 평가한다.
- 상악과 하악 전치간 각도는 상악과 하악 영구 전치의 장축 사이의 각도를 사용하여 평가한다.

Incision inferius incisalis

약어

Iii: Incision inferius incisalis는 영어 알파벳을 사용하여 축약되며 대문자 I 다음 소문자 i, i가 뒤따르고 알파벳 사이에 공백 없이 연속적으로 기록한다.

ii: Incision inferius는 영어 알파벳을 사용하여 축약되며 소문자 i, i로 표시하고 알파벳 사이에 공백 없이 연속적으로 기록한다.

정의

Incision inferius incisalis(그림 11-3A~D)는 가장 돌출된 하악 중절치의 절단연이다.

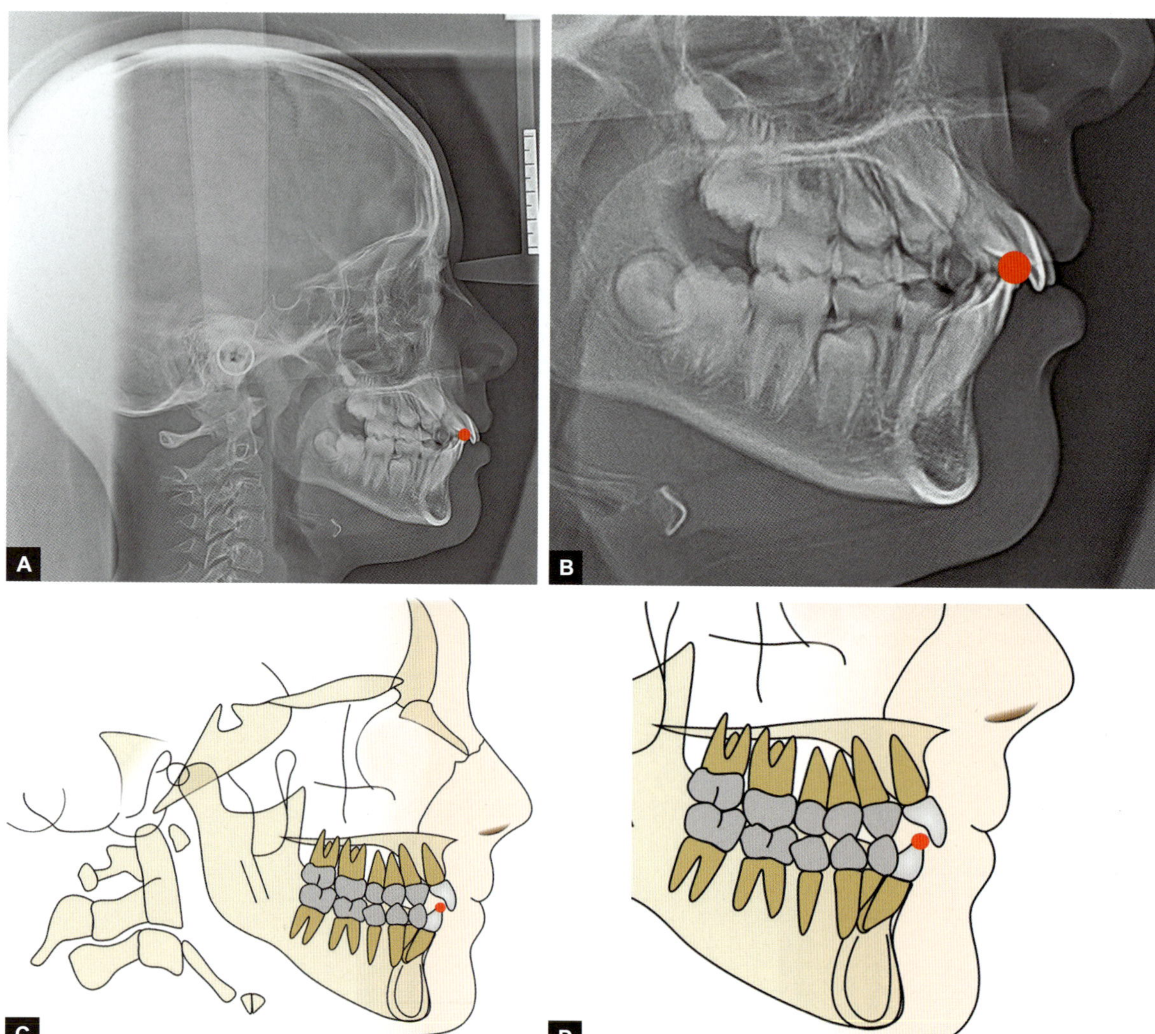

그림 11-3. A, 측모두부방사선계측사진에서의 incision inferius incisalis. B, 측모두부방사선계측사진에서의 incision inferius incisalis를 보여주는 확대된 이미지. C, 그래픽 도해에서의 incision inferius incisalis. D, 그래픽 도해에서의 incision inferius incisalis를 보여주는 확대된 이미지.

Arne Bjork에 따르면

Incision inferius는 가장 돌출된 하악 중절치의 절단연이다.[1]

Robert E Moyers에 따르면

Incision inferius는 가장 순측에 위치한 하악 중절치의 절단연이다.[2]

유형

Incision inferius incisalis는 편측성, 해부학적, 경조직 두부방사선계측점이다.

측모두부방사선계측사진에서 incision inferius incisalis의 트레이싱

하악 영구 중절치 치관의 순설측 윤곽선은 측모두부방사선계측사진에서 방사선 불투과성 선으로 나타난다. 하악 영구 중절치 치관의 이 두 윤곽선을 트레이싱한다. 절단연의 끝점 또는 순설측 윤곽선의 교차점이 incision inferius incisalis 계측점이다.

의의(제20장 참조)

Incision inferius incisalis는 다음을 평가하기 위해 각도와 평면을 구성하는 기준점 중 하나로 사용된다.

- 하악 전치의 경사도는 하악 전치의 장축과 하악평면 사이의 각도를 사용하여 평가한다.
- Arnett 두부방사선계측분석에서 하악 전치의 토크는 하악 전치의 장축과 교합평면 사이의 각도를 사용하여 평가한다.
- 상악과 하악 전치간 각도는 상악과 하악 영구 전치의 장축 사이의 각도를 사용하여 평가한다.
- 하악 중절치의 전후방적 위치는 Incision inferius incisalis와 NB 평면 사이의 거리를 사용하여 평가한다.
- 하악 중절치의 전후방적 위치는 Incision inferius incisalis와 A-Pog 평면 사이의 거리를 사용하여 평가한다.

Incision inferius apicalis

약어

Iia: Incision inferius apicalis는 영어 알파벳을 사용하여 축약되며 대문자 I 다음 소문자 i, a가 뒤따르고 알파벳 사이에 공백 없이 연속적으로 기록한다.

LIA: Lower incisor apex는 영어 알파벳을 사용하여 축약되며 대문자 L, I, A 로 표시하고 알파벳 사이에 공백 없이 연속적으로 기록한다.

정의

Incision inferius apicalis(그림 11-4A~D)는 최전방 하악 중절치의 치근단이다. 이 계측점이 단지 치아의 장축을 정의하기 위해서만 필요한 경우, 치근단 폭을 이등분하는 중점이 사용될 수 있다.

SN Bhatia와 BC Leighton에 따르면

Lower incisal apex는 가장 돌출된 하악 전치의 치근단이다.[4]

유형

Incision inferius apicalis는 편측성, 해부학적, 경조직 두부방사선계측점이다.

측모두부방사선계측사진에서 incision inferius apicalis의 트레이싱

하악 영구 중절치 치근의 순설측 윤곽선은 측모두부방사선계측사진에서 방사선 불투과성 선으로 나타난다. 하악 영구 중절치 치근의 이 두 윤곽선을 트레이싱한다. 하악 영구 중절치 치근의 순설측 윤곽선의 교차점이 incision inferius apicalis 계측점이다.

의의(제20장 참조)

Incision inferius apicalis는 다음을 평가하기 위해 각도와 평면을 구성하는 기준점 중 하나로 사용된다.

- 하악 전치의 경사도는 하악 전치의 장축과 하악평면 사이의 각도를 사용하여 평가한다.
- Arnett 두부방사선계측분석에서 하악 전치의 토크는 하악 전치의 장축과 교합평면 사이의 각도를 사용하여 평가한다.
- 상악과 하악 전치간 각도는 상악과 하악 영구 전치의 장축 사이의 각도를 사용하여 평가한다.

전방 교합점

약어

APocc: 전방 교합점(anterior point of occlusion)은 영어 알파벳을 사용하여 축약되며 대문자 A, P 다음 소문자 o, c, c가 뒤따르고 알파벳 사이에 공백 없이 연속적으로 기록한다.

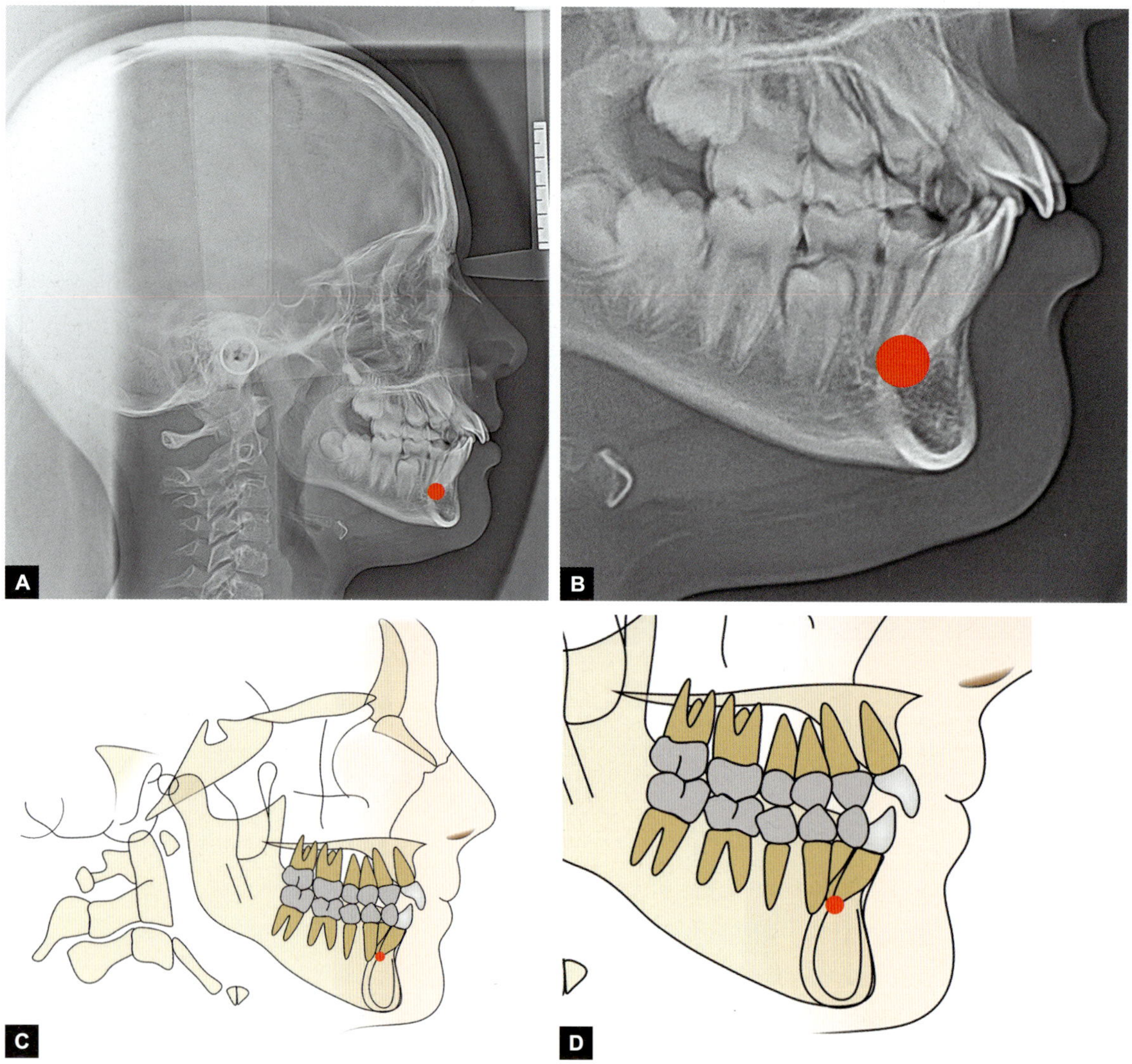

그림 11-4. A, 측모두부방사선계측사진에서의 incision inferius apicalis. B, 측모두부방사선계측사진에서의 incision inferius apicalis를 보여주는 확대된 이미지. C, 그래픽 도해에서의 incision inferius apicalis. D, 그래픽 도해에서의 incision inferius apicalis를 보여주는 확대된 이미지.

정의

교합평면의 전방 교합점(그림 11-5A~D)-파생된 계측점으로 교합 시 전치부 수직피개의 중점이다.

유형

전방 교합점은 편측성, 파생된, 경조직 두부방사선계측점이다.

측모두부방사선계측사진에서 전방 교합점의 트레이싱

- 상악 영구 중절치 치관의 순설측 윤곽선은 측모두부방사선계측사진에서 방사선 불투과성 선으로 나타난다. 상악 영구 중절치 치관의 이 두 윤곽선을 트레이싱한다.
- 상악 영구 중절치 치근의 순설측 윤곽선은 측모두부방사선계측사진에서 방사선 불투과성 선으로 나타난다. 상악 영구 중절치 치근의 이 두 윤곽선을 트레이싱한다.
- 하악 영구 중절치 치관의 순설측 윤곽선은 측모두부방사선계측사진에서 방사선 불투과성 선으로 나타난다. 하악 영구 중절치 치관의 이 두 윤곽선을 트레이싱한다.
- 하악 영구 중절치 치근의 순설측 윤곽선은 측모두부방사선계측사진에서 방사선 불투과성 선으로 나타난다. 하악 영구 중절치 치근의 이 두 윤곽선을 트레이싱한다.
- 상악 및 하악 영구 중절치가 최대감합이 되는 지점에 전방 교합점을 위치시킨다.

의의(제20장 참조)

전방 교합점은 다음을 평가하기 위해 각도와 평면을 구성하는 기준점 중 하나로 사용된다.

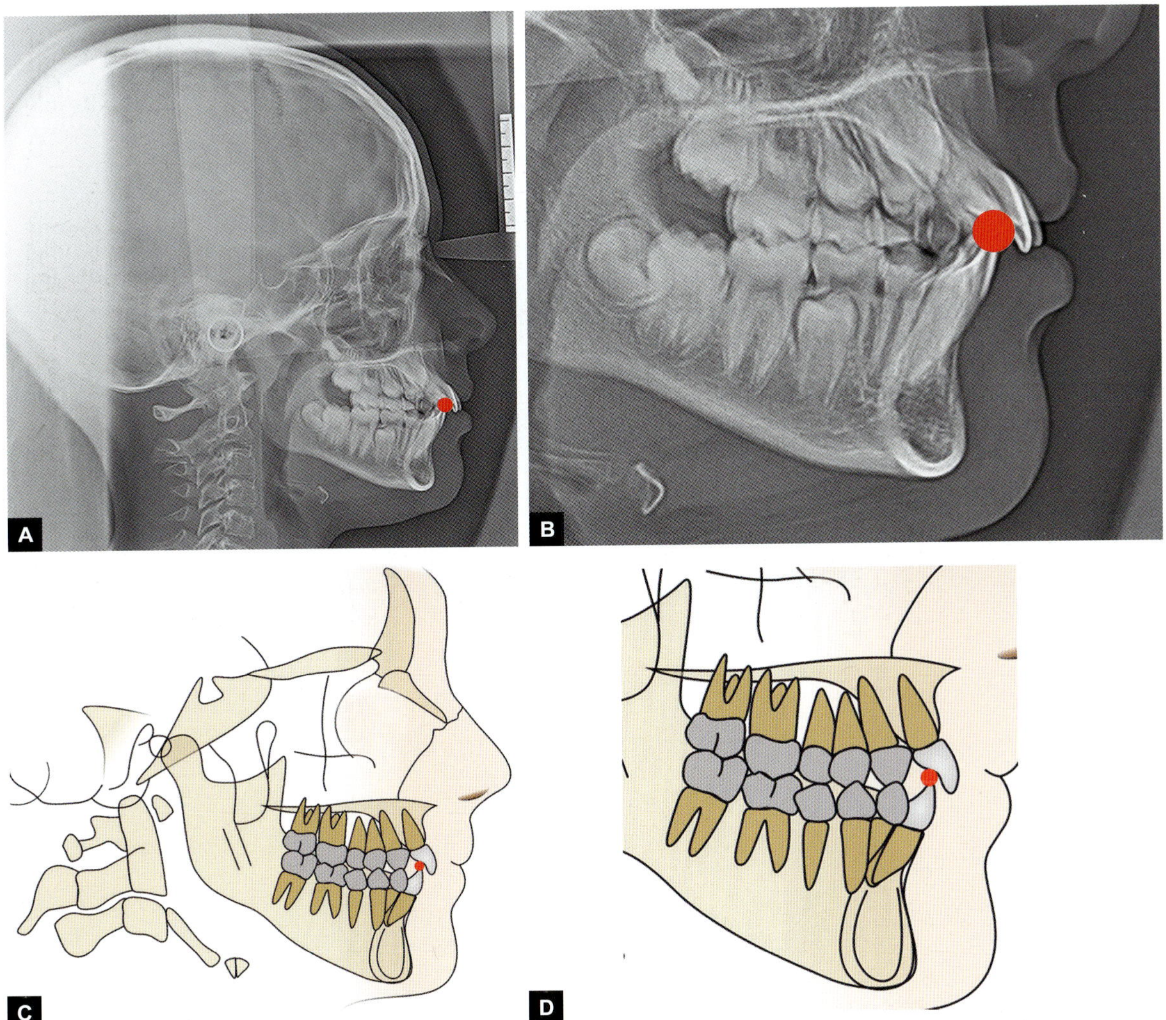

그림 11-5. A, 측모두부방사선계측사진에서의 전방 교합점. B, 측모두부방사선계측사진에서의 전방 교합점을 보여주는 확대된 이미지. C, 그래픽 도해에서의 전방 교합점. D, 그래픽 도해에서의 전방 교합점을 보여주는 확대된 이미지.

- 성장 양상은 교합평면과 하악평면 사이의 각도를 사용하여 평가한다.
- 성장 양상은 교합평면과 프랑크포르트 평면 사이의 각도를 사용하여 평가한다.
- Arnett 두부방사선계측분석에서 상악 전치의 토크는 상악 전치의 장축과 교합평면 사이의 각도를 사용하여 평가한다.
- Arnett 두부방사선계측분석에서 하악 전치의 토크는 하악 전치의 장축과 교합평면 사이의 각도를 사용하여 평가한다.

후방 교합점

약어

PPocc: 후방 교합점(posterior point of occlusion)은 영어 알파벳을 사용하여 축약되며 대문자 P, P 다음 소문자 o, c, c가 뒤따르고 알파벳 사이에 공백 없이 연속적으로 기록한다.

정의

교합평면의 후방 교합점(그림 11-6A~D)-교합 시 최후방구치 사이의 최후방 접촉점(Rakosi)이다.

유형

후방 교합점은 양측성, 해부학적, 경조직 두부방사선계측점이다.

측모두부방사선계측사진에서 후방 교합점의 트레이싱

- 상악 영구 제1대구치 치관의 순설측 윤곽선은 측모두부방사선계측사진에서 방사선 불투과성 선으로 나타난다. 상악 영구 제1대구치 치관의 이 두 윤곽선을 트레이싱한다.

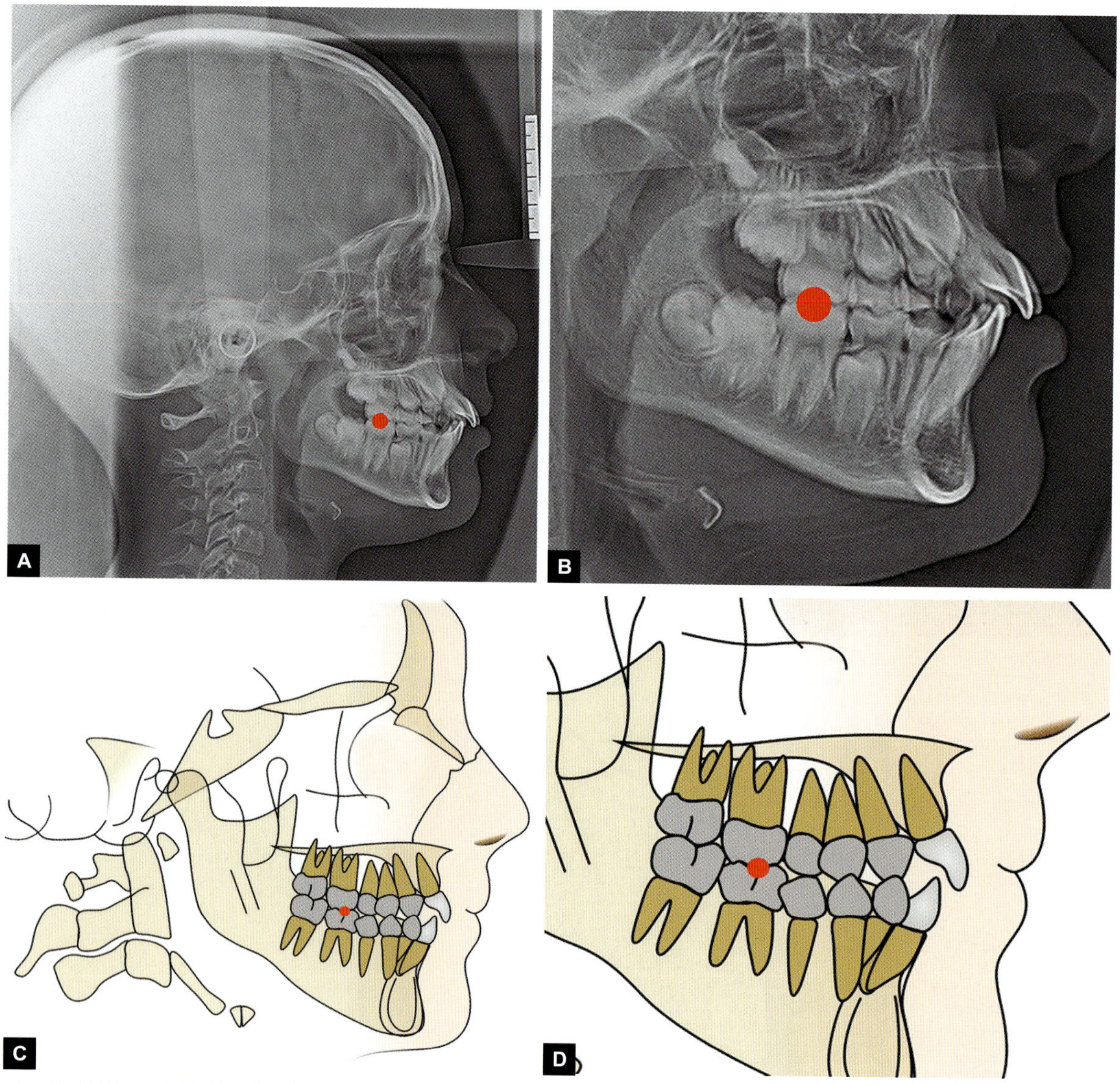

그림 11-6. A, 측모두부방사선계측사진에서의 후방 교합점. B, 측모두부방사선계측사진에서의 후방 교합점을 보여주는 확대된 이미지. C, 그래픽 도해에서의 후방 교합점. D, 그래픽 도해에서의 후방 교합점을 보여주는 확대된 이미지.

- 상악 영구 제1대구치 치근의 순설측 윤곽선은 측모두부방사선계측사진에서 방사선 불투과성 선으로 나타난다. 상악 영구 제1대구치 치근의 이 두 윤곽선을 트레이싱한다.
- 하악 영구 제1대구치 치관의 순설측 윤곽선은 측모두부방사선계측사진에서 방사선 불투과성 선으로 나타난다. 하악 영구 제1대구치 치관의 이 두 윤곽선을 트레이싱한다.
- 하악 영구 제1대구치 치근의 순설측 윤곽선은 측모두부방사선계측사진에서 방사선 불투과성 선으로 나타난다. 하악 영구 제1대구치 치근의 이 두 윤곽선을 트레이싱한다.
- 상악 및 하악 영구 제1대구치가 최대감합이 되는 지점에 후방 교합점을 위치시킨다.

의의(제20장 참조)

후방 교합점은 다음을 평가하기 위해 각도와 평면을 구성하는 기준점 중 하나로 사용된다.

- 성장 양상은 교합평면과 하악평면 사이의 각도를 사용하여 평가한다.
- 성장 양상은 교합평면과 프랑크포르트 평면 사이의 각도를 사용하여 평가한다.
- Arnett 두부방사선계측분석에서 상악 전치의 토크는 상악 전치의 장축과 교합평면 사이의 각도를 사용하여 평가한다.
- Arnett 두부방사선계측분석에서 하악 전치의 토크는 하악 전치의 장축과 교합평면 사이의 각도를 사용하여 평가한다.

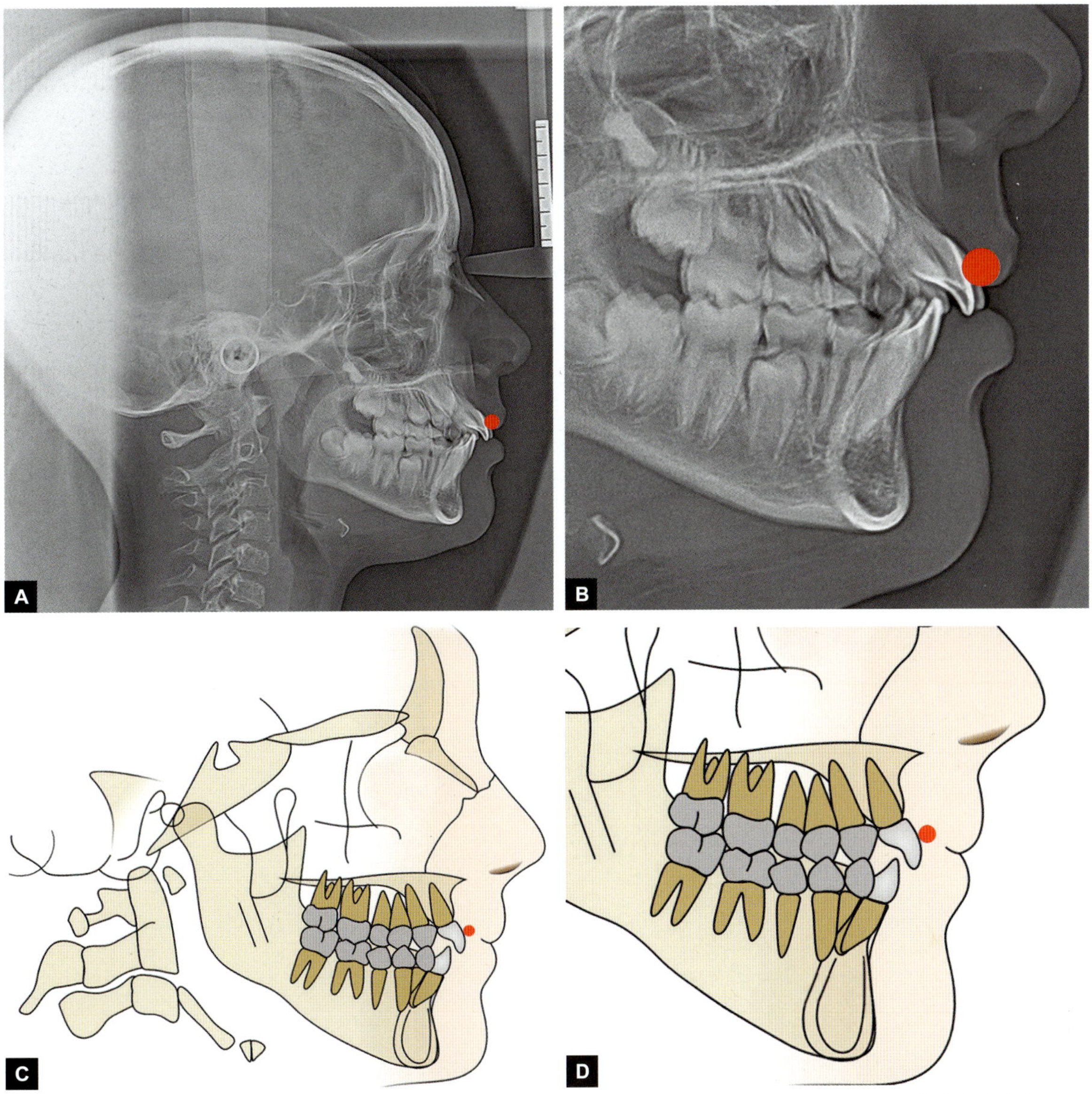

그림 11-7. A, 측모두부방사선계측사진에서의 상악 중절치. B, 측모두부방사선계측사진에서의 상악 중절치를 보여주는 확대된 이미지. C, 그래픽 도해에서의 상악 중절치. D, 그래픽 도해에서의 상악 중절치를 보여주는 확대된 이미지.

상악 중절치

약어

U1: 상악 중절치(maxillary central incisor)는 영어 알파벳과 숫자를 사용하여 축약되며 대문자 U 다음 숫자 1이 뒤따르고 그 사이에 공백 없이 연속적으로 기록한다.

정의

상악 중절치(그림 11-7A~D)는 상악 중절치 치관의 가장 순측 지점이다.

유형

상악 중절치는 편측성, 해부학적, 경조직 두부방사선계측점이다.

측모두부방사선계측사진에서 상악 중절치의 트레이싱

상악 영구 중절치 치관의 순설측 윤곽선은 측모두부방사선계측사진에서 방사선 불투과성 선으로 나타난다. 상악 영구 중절치 치관의 이 두 윤곽선을 트레이싱한다. 상악 중절치 치관의 가장 순측 지점이 상악 중절치 계측점이다.

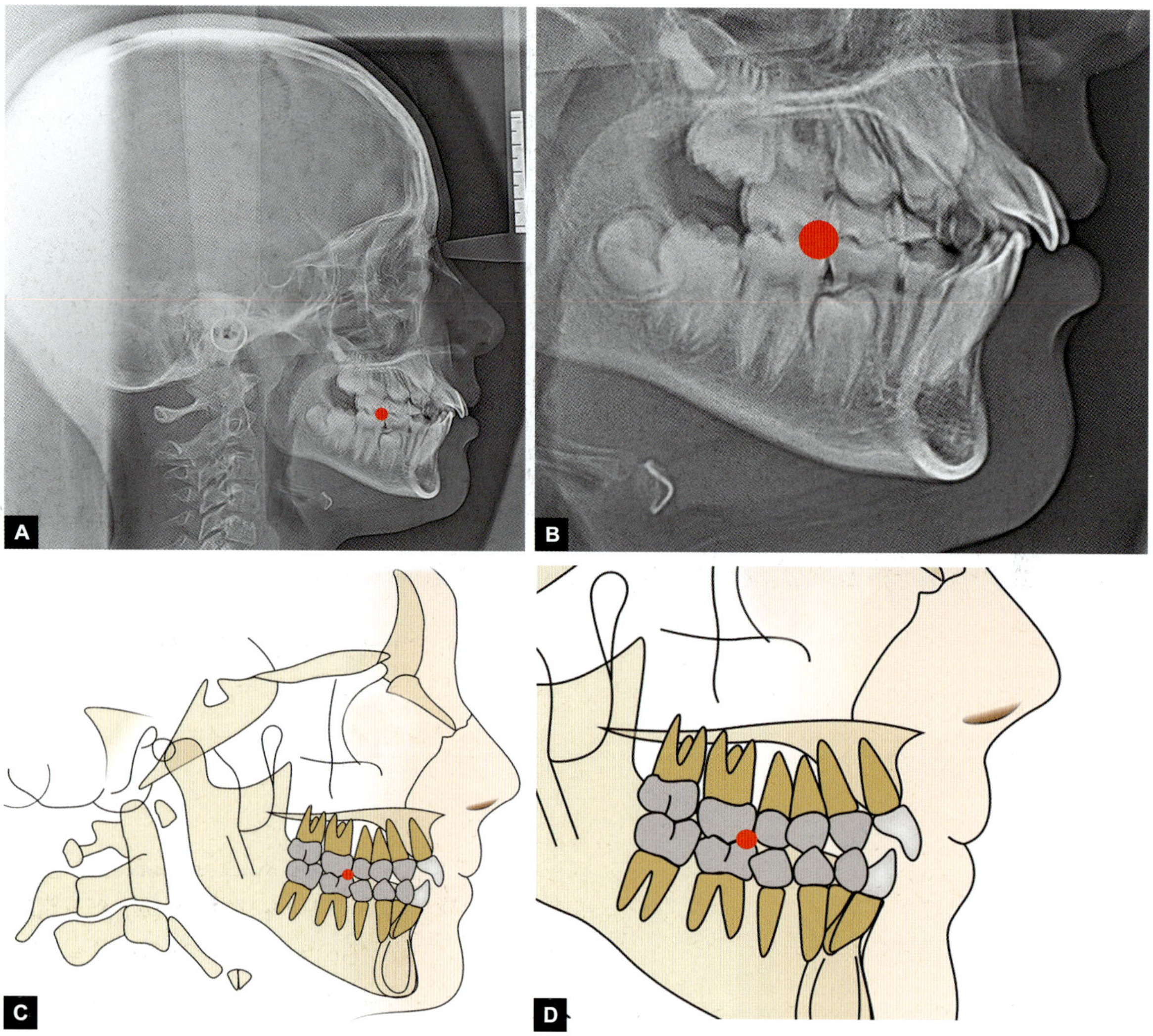

그림 11-8. A, 측모두부방사선계측사진에서의 상악 제1대구치. B, 측모두부방사선계측사진에서의 상악 제1대구치를 보여주는 확대된 이미지. C, 그래픽 도해에서의 상악 제1대구치. D, 그래픽 도해에서의 상악 제1대구치를 보여주는 확대된 이미지.

상악 제1대구치

약어

U6: 상악 제1대구치(maxillary first molar)는 영어 알파벳과 숫자를 사용하여 축약되며 대문자 U 다음 숫자 6이 뒤따르고 그 사이에 공백 없이 연속적으로 기록한다.

정의

상악 제1대구치(그림 11-8A~D)는 상악 제1대구치의 근심협측 교두정이다.

유형

상악 제1대구치는 양측성, 해부학적, 경조직 두부방사선계측점이다.

측모두부방사선계측사진에서 상악 제1대구치의 트레이싱

상악 영구 제1대구치 치관의 근원심 및 교두 윤곽선은 측모두부방사선계측사진에서 방사선 불투과성 선으로 나타난다. 상악 영구 제1대구치 치관의 이 윤곽선들을 트레이싱하며, 상악 영구 대구치의 근심협측 교두정이 상악 제1대구치 계측점이다.

하악 중절치

약어

L1: 하악 중절치(mandibular central incisor)는 영어 알파벳과 숫자를 사용하여 축약되며 대문자 L 다음 숫자 1이 뒤따르고 그 사이에 공백 없이 연속적으로 기록한다.

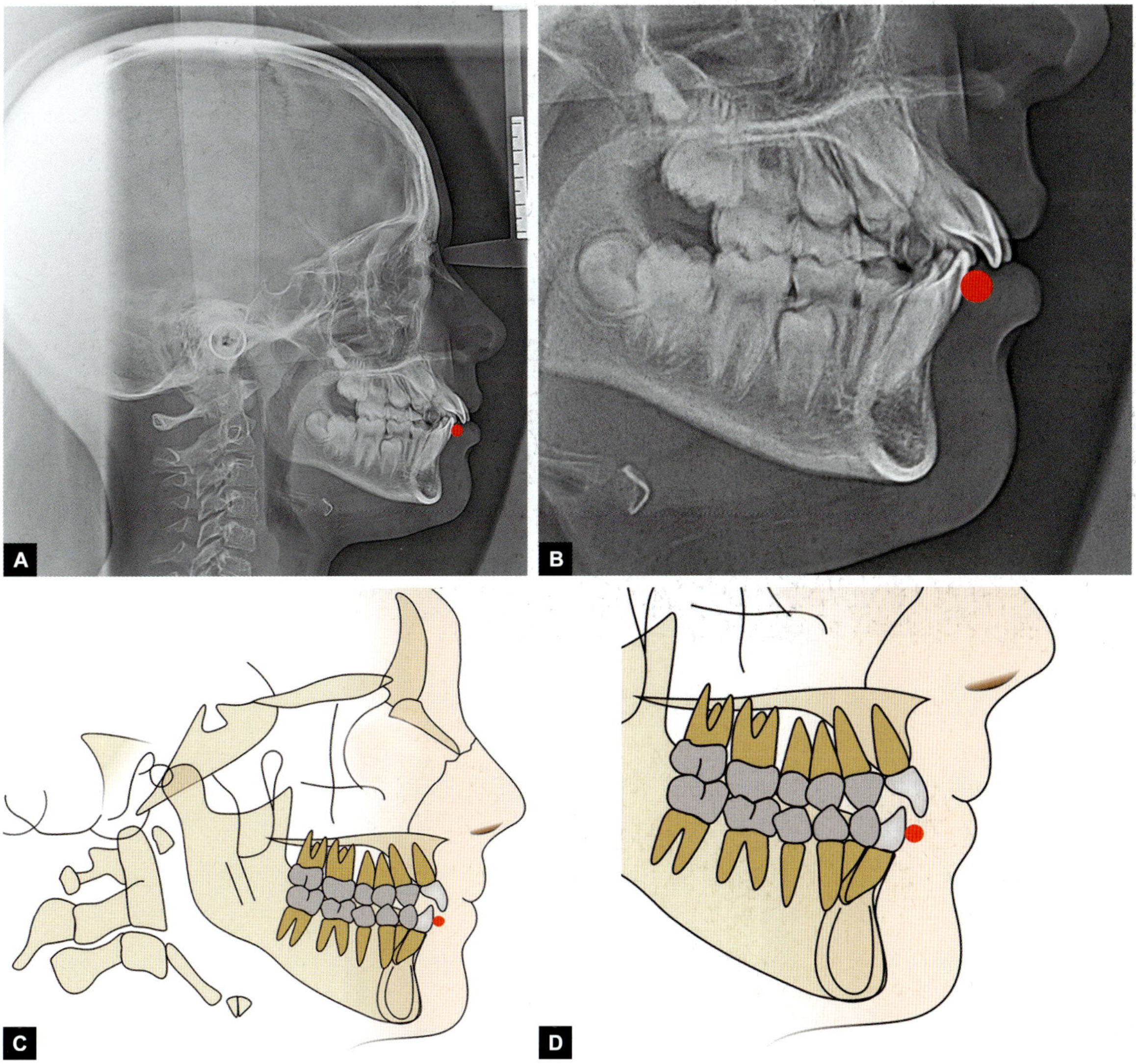

그림 11-9. A, 측모두부방사선계측사진에서의 하악 중절치. B, 측모두부방사선계측사진에서의 하악 중절치를 보여주는 확대된 이미지. C, 그래픽 도해에서의 하악 중절치. D, 그래픽 도해에서의 하악 중절치를 보여주는 확대된 이미지.

정의

하악 중절치(그림 11-9A~D)는 하악 중절치 치관의 가장 순측 지점이다.

유형

하악 중절치는 편측성, 해부학적, 경조직 두부방사선계측점이다.

측모두부방사선계측사진에서 하악 중절치의 트레이싱

하악 영구 중절치 치관의 순설측 윤곽선은 측모두부방사선계측사진에서 방사선 불투과성 선으로 나타난다. 하악 영구 중절치 치관의 이 두 윤곽선을 트레이싱한다. 하악 중절치 치관의 가장 순측 지점이 하악 중절치 계측점이다.

하악 제1대구치

약어

L6: 하악 제1대구치(mandibular first molar)는 영어 알파벳과 숫자를 사용하여 축약되며 대문자 L 다음 숫자 6이 뒤따르고 그 사이에 공백 없이 연속적으로 기록한다.

정의

하악 제1대구치(그림 11-10A~D)는 하악 제1대구치의 근심협측 교두정이다.

유형

하악 제1대구치는 양측성, 해부학적, 경조직 두부방사선계측

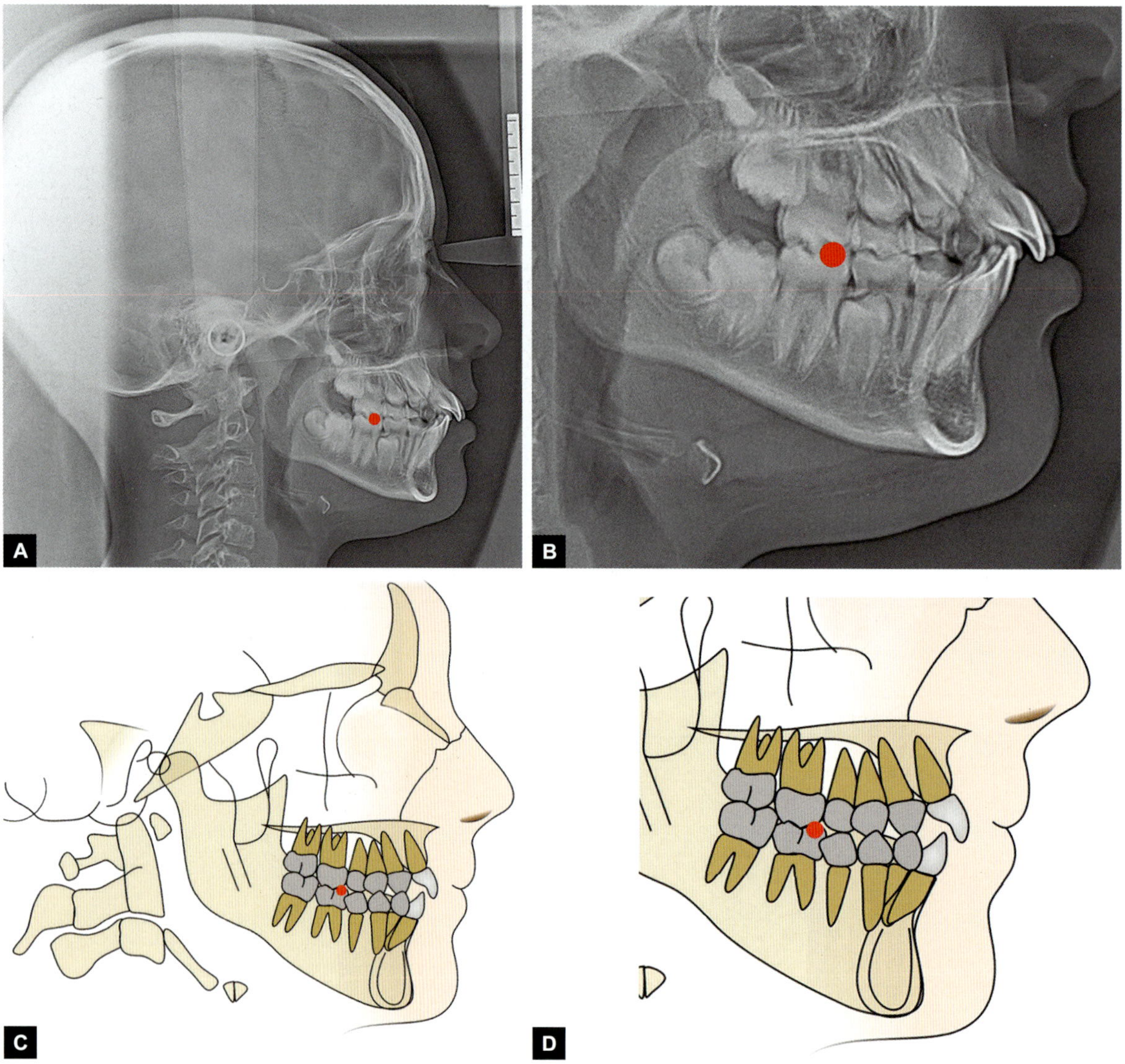

그림 11-10. A, 측모두부방사선계측사진에서의 하악 제1대구치. B, 측모두부방사선계측사진에서의 하악 제1대구치를 보여주는 확대된 이미지. C, 그래픽 도해에서의 하악 제1대구치. D, 그래픽 도해에서의 하악 제1대구치를 보여주는 확대된 이미지.

점이다.

측모두부방사선계측사진에서 하악 제1대구치의 트레이싱

하악 영구 제1대구치 치관의 근원심 및 교두 윤곽선은 측모두부방사선계측사진에서 방사선 불투과성 선으로 나타난다. 하악 영구 제1대구치 치관의 이 윤곽선들을 트레이싱하며, 하악 영구 대구치의 근심협측 교두정이 하악 제1대구치 계측점이다.

mi

약어

mi: mi는 영어 알파벳을 사용하여 축약되며 소문자 m, i로 표시하고 알파벳 사이에 공백 없이 연속적으로 기록한다.

정의

mi(그림 11-11A~D)는 교합평면에 수직으로 투영된 하악 대구치의 근심 접촉점이다.

유형

mi는 양측성, 경조직 두부방사선계측점이다.

측모두부방사선계측사진에서 mi의 트레이싱

하악 영구 제1대구치 치관의 근원심 및 교두 윤곽선은 측모두부방사선계측사진에서 방사선 불투과성 선으로 나타난다. 하악 영

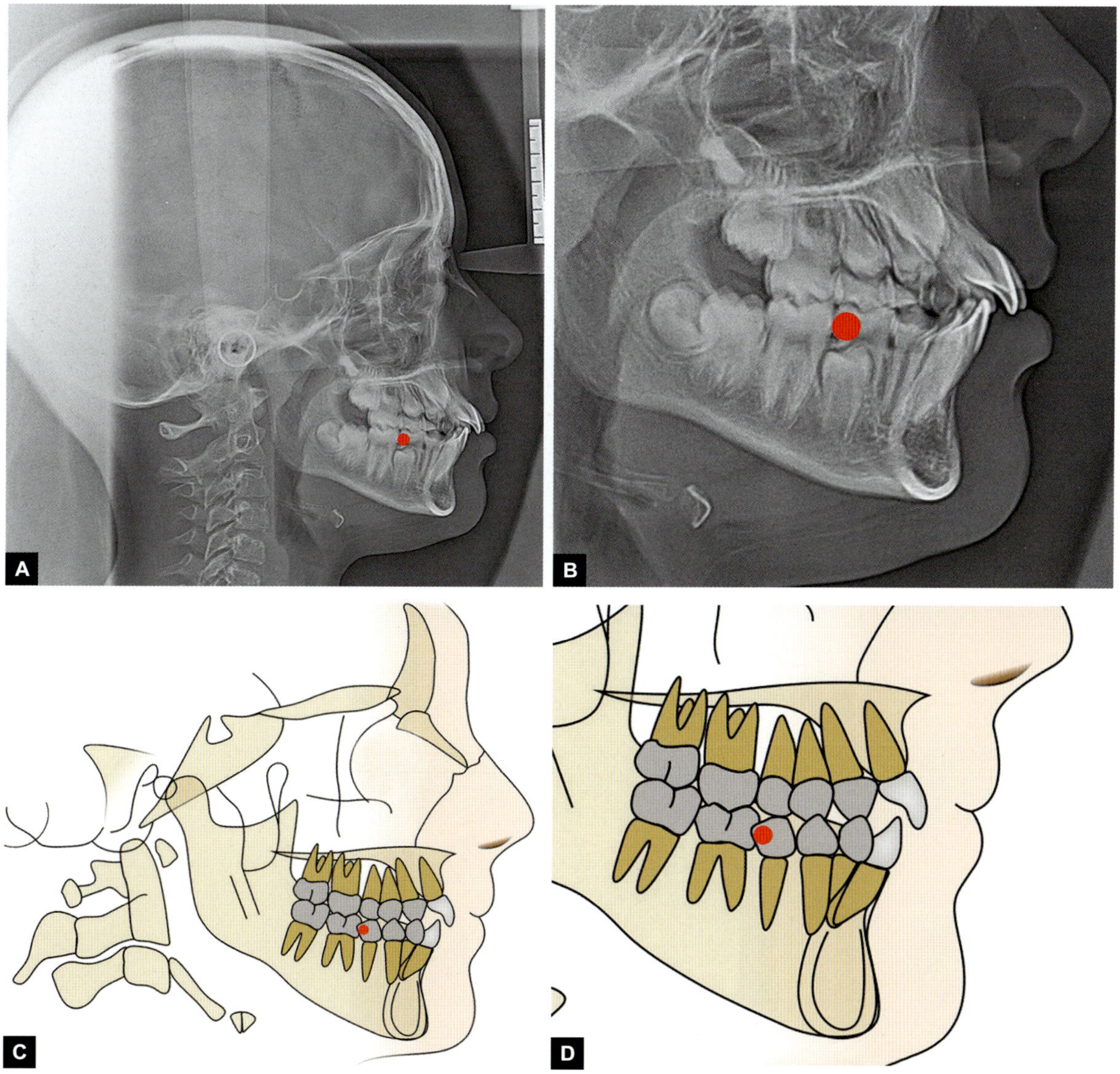

그림 11-11. A, 측모두부방사선계측사진에서의 mi. B, 측모두부방사선계측사진에서의 mi를 보여주는 확대된 이미지. C, 그래픽 도해에서의 mi. D, 그래픽 도해에서의 mi를 보여주는 확대된 이미지.

구 제1대구치 치관의 이 윤곽선들을 트레이싱하며, 하악 영구 대구치의 근심협측 교두정이 하악 제1대구치 계측점이다. mi는 교합평면에 수직으로 투영된 하악 대구치의 근심 접촉점이다.

의의(제20장 참조)

mi는 Bjork 두부방사선계측분석에서 각도와 평면을 구성하는 기준점 중 하나로 사용된다.

ms

약어

ms: ms는 영어 알파벳을 사용하여 축약되며 소문자 m, s로 표시하고 알파벳 사이에 공백 없이 연속적으로 기록한다.

정의

ms(그림 11-12A~D)는 교합평면에 수직으로 투영된 상악 대구치의 근심 접촉점이다.

유형

ms는 양측성, 경조직 두부방사선계측점이다.

측모두부방사선계측사진에서 ms의 트레이싱

상악 영구 제1대구치 치관의 근원심 및 교두 윤곽선은 측모두부방사선계측사진에서 방사선 불투과성 선으로 나타난다. 상

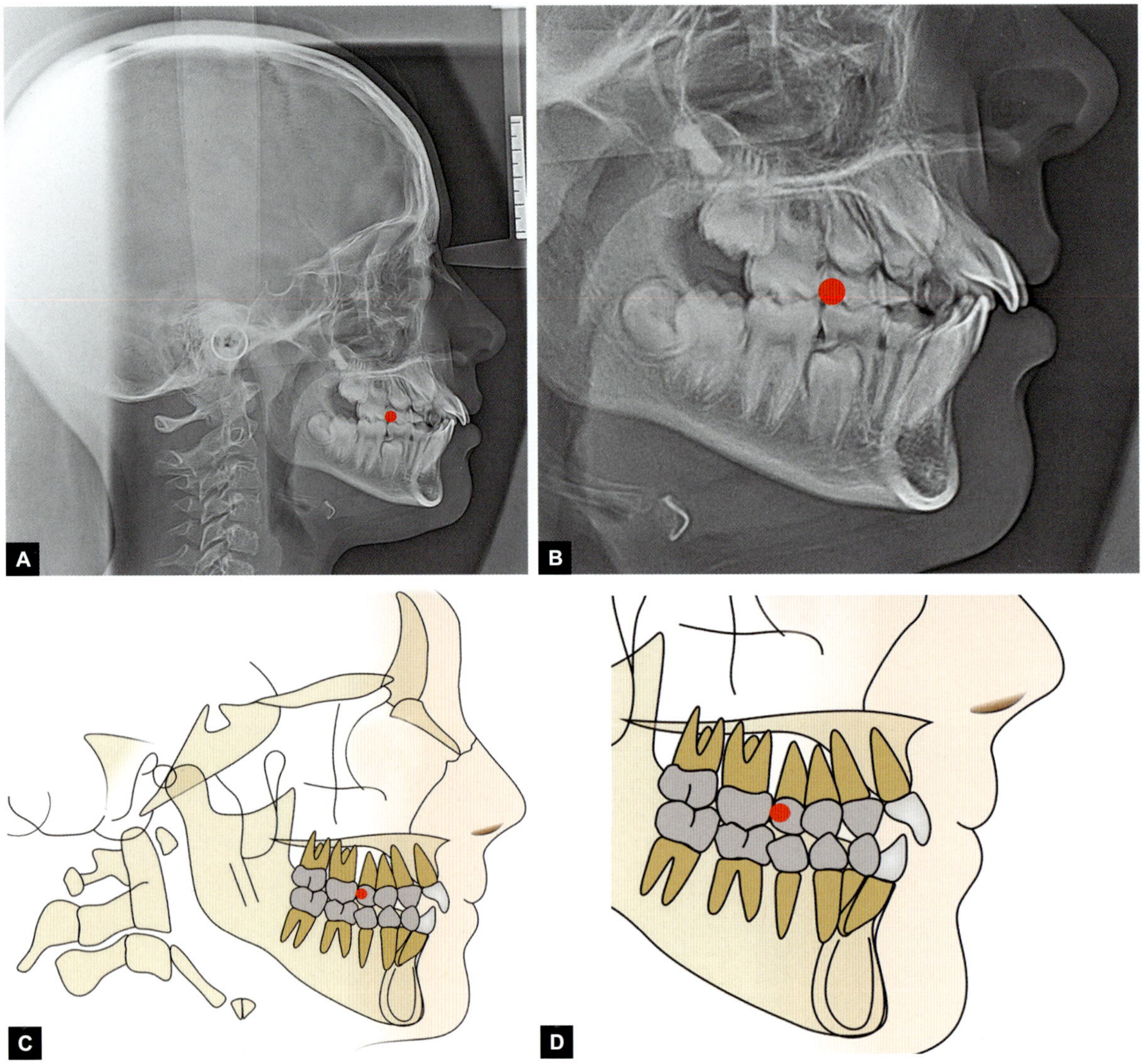

그림 11-12. A, 측모두부방사선계측사진에서의 ms. B, 측모두부방사선계측사진에서의 ms를 보여주는 확대된 이미지. C, 그래픽 도해에서의 ms. D, 그래픽 도해에서의 ms를 보여주는 확대된 이미지.

악 영구 제1대구치 치관의 이 윤곽선들을 트레이싱하며, 상악 영구 대구치의 근심협측 교두정이 maxillary first molar 계측점이다. ms는 교합평면에 수직으로 투영된 상악 대구치의 근심 접촉점이다.

의의(제20장 참조)

ms는 Bjork 두부방사선계측분석에서 각도와 평면을 구성하는 기준점 중 하나로 사용된다.

참고문헌

1. Arne Bjork. The face in profiles-Sven. Tandlak Tidskr. 1947;40:32-3.
2. Robert M Moyers. Handbook of Orthodontics-Year Book Medical Publishers, Inc. 1988;251-9.
3. Michael L Riolo. An atlas of craniofacial growth: Cephalometric standards from the university school growth study, the University of Michigan. Center for human growth and development. The University of Michigan. 1974;12-21.
4. Bhatia SN, Leighton BC. A manual of facial growth. Oxford University Press. 1993;10-5.

CHAPTER 12 아래턱뼈와 관련된 두부방사선계측점

(Cephalometric Landmarks Related to Mandible)

아래턱뼈(하악골, mandible, inferior maxillary bone)(그림 12-1)(라틴어로 *mandibula*; 턱뼈, jawbone)는 아래턱을 형성하며 하악 치아들을 제자리에 고정한다.

아래턱뼈의 두부방사선계측점(지표)

아래턱뼈에서 관찰되는 두부방사선계측점은 다음과 같다(표 12-1).

표 12-1. 아래턱뼈와 관련된 두부방사선계측점

두부방사선계측점	약어	유형	유래
Infradentale	Id	편측성	해부학적
B point	B	편측성	해부학적
Pogonion	Pog	편측성	해부학적
Gnathion	Gn	편측성	파생된
dd	dd	편측성	해부학적
Menton	Me	편측성	해부학적
Gonion	Go	양측성	해부학적
Articulare	Ar	양측성	해부학적
kk	kk	양측성	해부학적
Condylion	Cd	양측성	해부학적

아래턱뼈의 구성

아래턱뼈의 구성은 아래와 같다.

- 턱뼈몸통(하악체, body of mandible): 곡선 형태의 수평부분
- 턱뼈가지(하악지, ramus of mandible): 턱뼈몸통의 끝에서 거의 직각을 이루며 합쳐지는 두 수직부분
- 이틀돌기(치조돌기, alveolar process): 아래턱 치아를 포함하는 부분
- 관절돌기(하악 과두, condyle): 턱뼈가지에서 후상방으로 뻗으며 관자뼈와 측두하악관절을 이루는 부분
- 근육돌기(근돌기, coronoid process): 턱뼈가지에서 전상방으로 뻗으며 관자근(측두근, temporalis)이 부착하는 부분
- 턱뼈구멍(하악공, mandibular foramen): 아래턱뼈의 내측으로 턱뼈가지의 중앙부위에서 턱뼈각(하악각, mandibular angle)의 상방에 쌍으로 존재하는 구멍
- 턱끝구멍(이공, mental foramen): 턱뼈몸통에서 턱끝융기(이융기, mental protuberance)의 측면에 쌍으로 존재하는 구멍

아래턱뼈의 신경분포

삼차신경(trigeminal nerve)의 아래턱가지인 아래이틀신경(하치조신경, inferior alveolar nerve)이 턱뼈구멍으로 진입하여 턱뼈관(하악관, mandibular canal)을 따라 전방으로 주행하며 치아의 감각을 전달한다. 이 신경은 턱끝구멍에서 앞니신경(절치신경, incisive nerve)과 턱끝신경(이신경, mental nerve)의 두 말

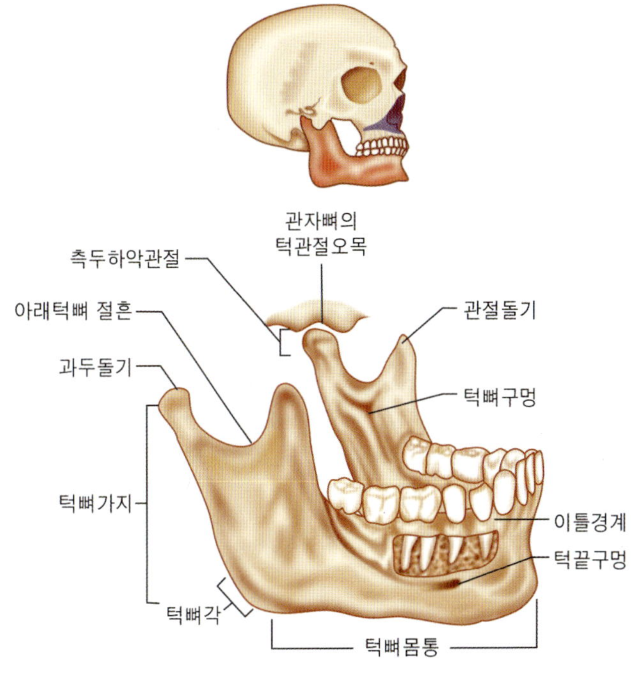

그림 12-1. 아래턱뼈.

단가지로 나뉜다. 앞니신경은 아래턱뼈의 전방부위에 다다라 전치부 치아의 감각을 전달한다. 턱끝신경은 턱끝구멍으로 나와 아래 입술의 감각을 전달한다.

관절

아래턱뼈는 2개의 관자뼈와 측두하악관절에서 관절을 이룬다.

Infradentale

약어

Id: Infradentale는 영어 알파벳을 사용하여 축약되며 대문자 I 다음 소문자 d가 뒤따르고 알파벳 사이에 공백 없이 연속적으로 기록한다.

정의

Arne Bjork에 따르면

Infradentale(그림 12-2A~D)는 가장 돌출된 하악 중절치의 치관과 이틀뼈 돌출부 사이의 전환점이다.

Robert M Moyers에 따르면

Infradentale는 아래턱뼈 이틀돌기의 최전상방점으로, 일반적으로 하악 전치의 백악법랑질경계(cementoenamel junction) 근처에서 발견된다.

SN Bhatia and BC Leighton에 따르면

Infradentale는 아래턱뼈 이틀돌기의 순측 능선의 최전상방점이다.

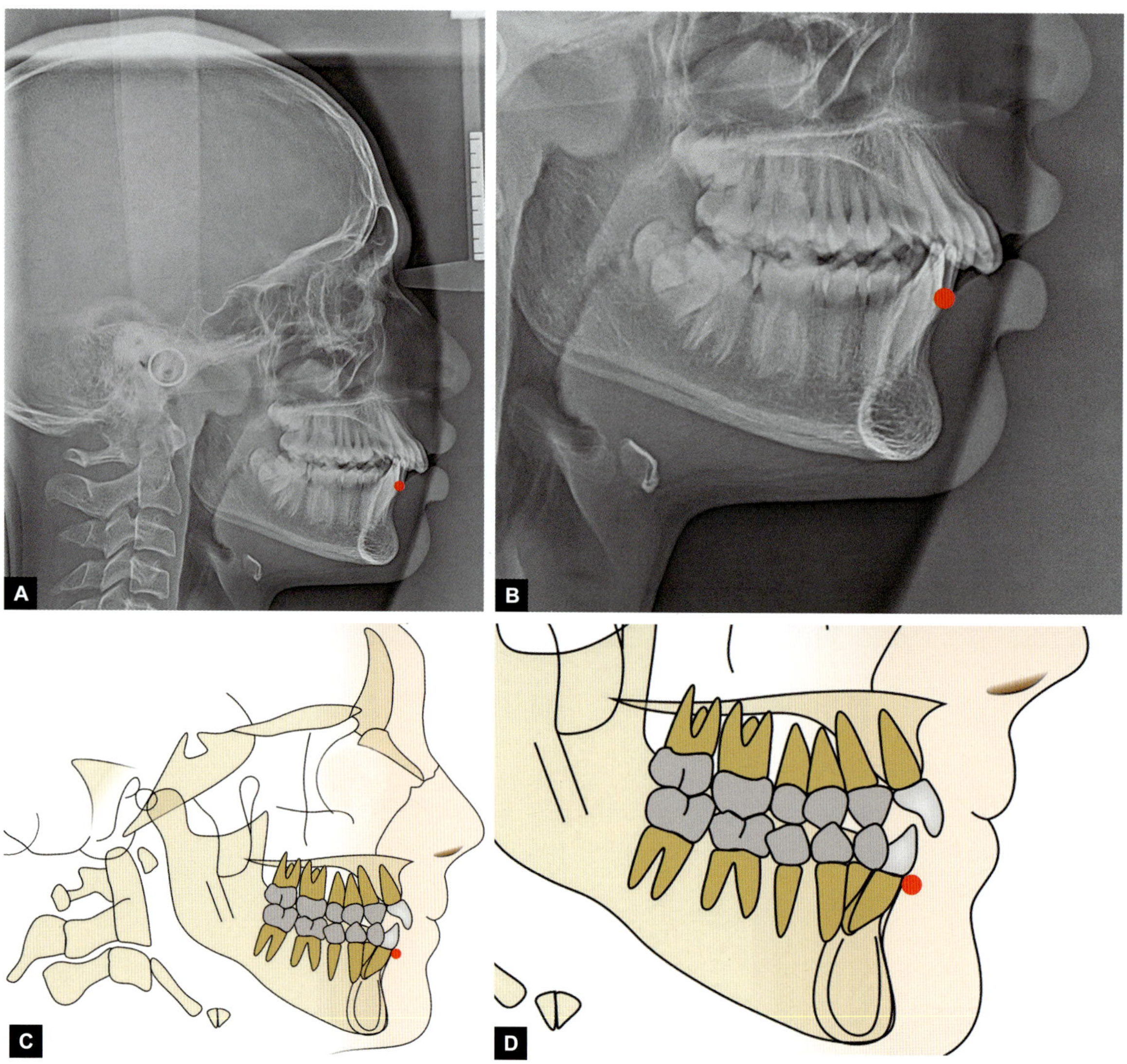

그림 12-2. A, 측모두부방사선계측사진에서의 infradentale. B, 측모두부방사선계측사진에서의 infradentale를 보여주는 확대된 이미지. C, 그래픽 도해에서의 infradentale. D, 그래픽 도해에서의 infradentale를 보여주는 확대된 이미지.

유형

Infradentale는 편측성, 해부학적, 경조직 두부방사선계측점이다.

측모두부방사선계측사진에서 infradentale의 트레이싱

측모두부방사선계측사진에서 두 개의 하악 영구 중절치 사이 정중선상의 치조능선은 방사선 불투과성 선으로 나타난다. 이 방사선 불투과성 선을 트레이싱한다. 두 개의 하악 영구 중절치 사이 치조능선 부위에서 방사선 불투과성 선으로 나타나는 치간 피질골판의 교차점이 infradentale 계측점이다.

의의(제20장 참조)

Infradentale는 전방부위에서 아래턱뼈의 돌출을 평가하기 위해 사용하는 S-N-Id 각도 및 평면을 구성하는 기준점 중 하나로 사용된다.

B point

약어

B: B point는 영어 알파벳을 사용하여 축약되며 대문자 B로 기록한다.

정의

William B Downs에 따르면

B point(그림 12-3A~D)는 아래턱뼈의 infradentale와 pogon-

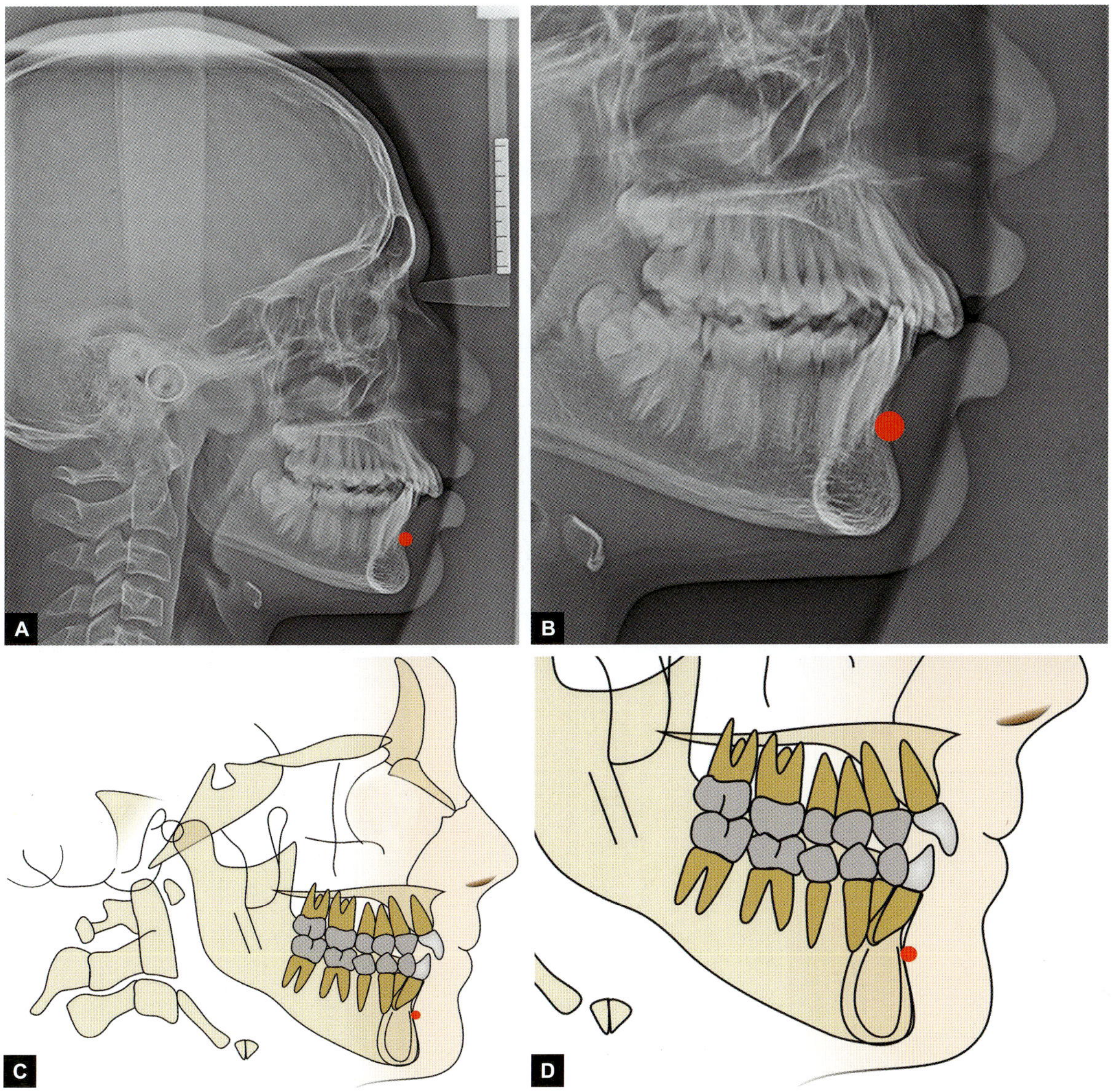

그림 12-3. A, 측모두부방사선계측사진에서의 B point. B, 측모두부방사선계측사진에서의 B point를 보여주는 확대된 이미지. C, 그래픽 도해에서의 B point. D, 그래픽 도해에서의 B point를 보여주는 확대된 이미지.

ion 사이에서 정중선상의 최심점이다.

TM Graber에 따르면

B point는 아래턱뼈의 인체측정학적 계측점인 pogonion에서부터 이틀돌기의 능선으로 이어지는 전방 외곽 곡선상의 임의적인 계측점이다. 일반적으로 이 최후방점은 하악 전치 치근단의 바로 전방에 위치한다.

Alex Jacobson과 W Caufield에 따르면

B point는 프랑크포르트 평면에 수직인 선에 대해 턱끝과 아래턱 이틀돌기 사이의 오목한 곳의 최후방점이다.

Robert E Moyers에 따르면

B point는 infradentale 하방 및 pogonion 상방에서 아래턱뼈 만곡상의 최후방점이다. 일반적으로 B point는 하악 전치 치근의 치근 1/3 부위에 위치하고, 이 치아들이 맹출하는 도중에는 그 위치가 모호할 수 있으며 턱끝의 윤곽이 오목하지 않을 경우 B point는 확정할 수 없다.

유형

B point는 편측성, 해부학적, 경조직 두부방사선계측점이다.

측모두부방사선계측사진에서 B point의 트레이싱

아래턱뼈 전방 결합부위의 순측 피질골판은 수직선 형태의 방사선 불투과성 선으로 나타난다. Infradentale부터 pogonion 계측점까지 이 선을 트레이싱한다.

측모두부방사선계측사진에서 정확하게 B point의 위치를 결정하는 것은 쉽지 않다. 먼저 infradentale와 pogonion의 위치를 결정한 뒤 그 사이의 최심점을 B point로 설정하는 방법이 용이할 것이다.

의의

B point는 앞머리뼈바닥에 대한 아래턱뼈의 전후방적 관계를 평가하기 위해 사용하는 S-N-B 각도 및 평면을 구성하는 기준점 중 하나로 사용된다.

Pogonion

약어

Pog: Pogonion은 영어 알파벳을 이용해 축약되며 대문자 P 다음 소문자 o와 g가 뒤따르고 알파벳 사이에 공백 없이 연속적으로 기록한다.

정의

KKK Lew에 따르면

아래턱뼈 결합부위의 최전방점이다.

William B Downs에 따르면

Pogonion(그림 12-4A~D)은 아래턱뼈에서 정중선상의 최전방점이다.

TM Graber에 따르면

아래턱뼈 결합부위의 최전방점이다.

Robert M Ricketts에 따르면

턱끝융기의 최전방점이다.

B Holly Broadbent에 따르면

머리를 프랑크포르트 관계에서 관찰할 때 아래턱뼈 결합부위에서 정중면상의 최전방점이다.

Leslie G Farkas에 따르면

Pogonion은 하악골의 동일한 골성 계측점 전방의 피부 표면에 위치한 턱끝부위의 최전방 중앙점이다.

Robert E Moyers에 따르면

턱끝 윤곽의 최전방점인 pogonion은 일반적으로 하악평면에 수직인 접선 혹은 nasion에서 턱끝으로 내린 접선을 사용하여 설정한다.

Alex Jacobson과 W Caufield에 따르면

프랑크포르트 평면에 대한 수직선을 앞뒤로 이동시켜 턱끝과 처음 접하는 점을 pogonion으로 설정한다.

유형

Pogonion은 편측성, 해부학적, 경조직 두부방사선계측점이다.

측모두부방사선계측사진에서 pogonion의 트레이싱

아래턱뼈 전방 결합부위의 순측 피질골판은 수직선 형태의 방사선 불투과성 선으로 나타난다. 두 개의 하악 영구 중절치 사이 정중선상의 치조능선에서부터 아래턱뼈의 최전하방점까지 순측 피질골판을 트레이싱한다. B point 하방의 아래턱뼈 순측 피질골

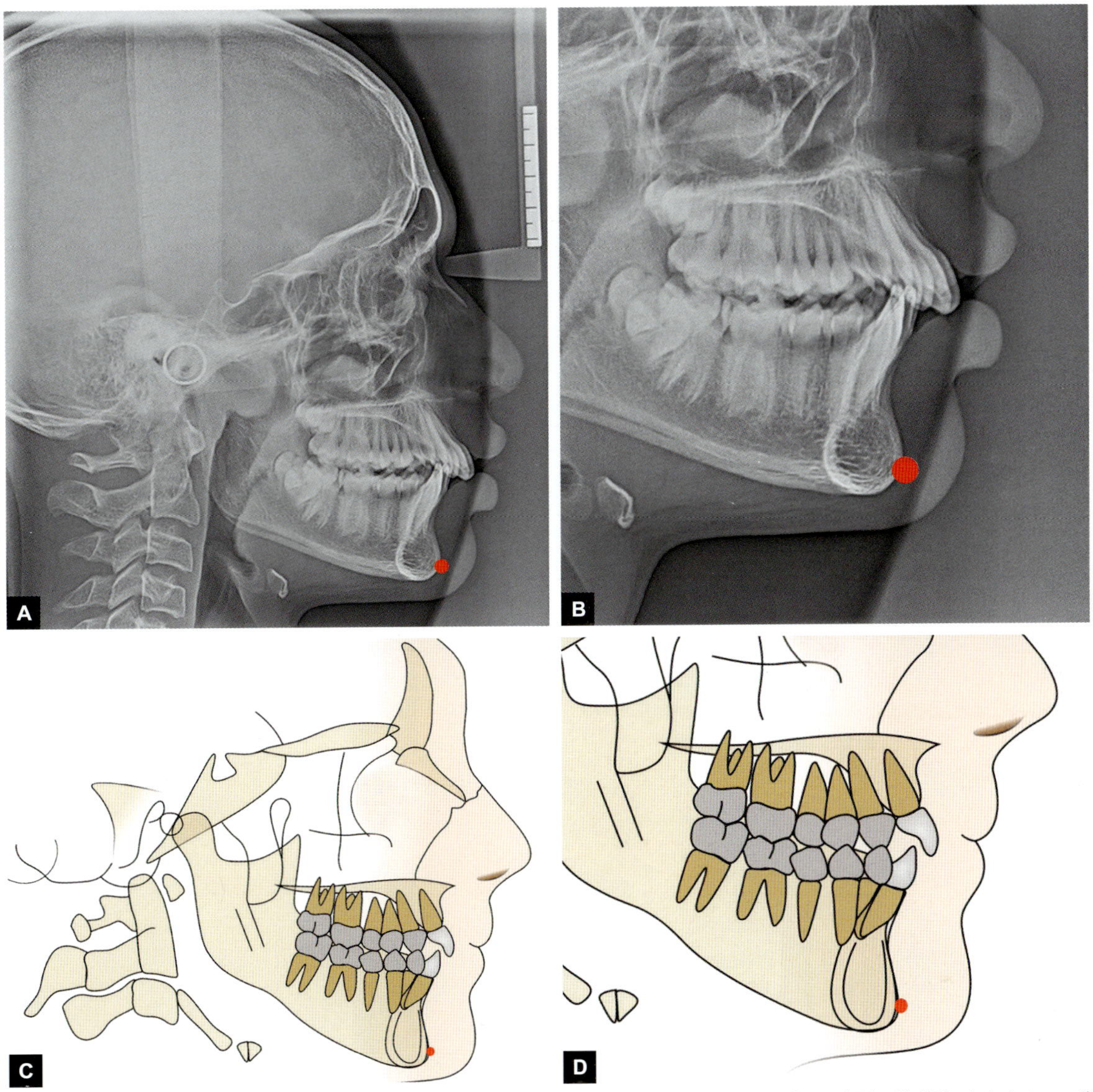

그림 12-4. A, 측모두부방사선계측사진에서의 pogonion. B, 측모두부방사선계측사진에서의 pogonion을 보여주는 확대된 이미지. C, 그래픽 도해에서의 pogonion. D, 그래픽 도해에서의 pogonion을 보여주는 확대된 이미지.

판에서 볼록한 외형의 최전방점이 pogonion 계측점이다.

의의

Pogonion은 앞머리뼈바닥에 대한 아래턱뼈의 전후방적 관계를 평가하기 위해 사용하는 S-N-Pog(facial angle) 각도 및 평면을 구성하는 기준점 중 하나로 사용된다.

Gnathion

약어

Gn: Gnathion은 영어 알파벳으로 축약되며 대문자 G 다음 소문자 n이 뒤따르고 알파벳 사이에 공백 없이 연속적으로 기록한다.

정의

Gnathion(그림 12-5A~D)은 얼굴평면(facial plane)과 하악평면이 이루는 각도를 이등분하는 턱끝에 위치한 계측점이다.

TM Graber에 따르면

Gnathion은 아래턱뼈 결합부위의 만곡부 윤곽에서 가장 바깥쪽으로 외번된 지점이다.

Robert E Moyers에 따르면

측면에서 보았을 때 턱끝부위의 최전하방점. Gnathion은 일반적으로 턱끝부위의 외형에서 pogonion과 menton 사이의 중간점으로 설정한다.

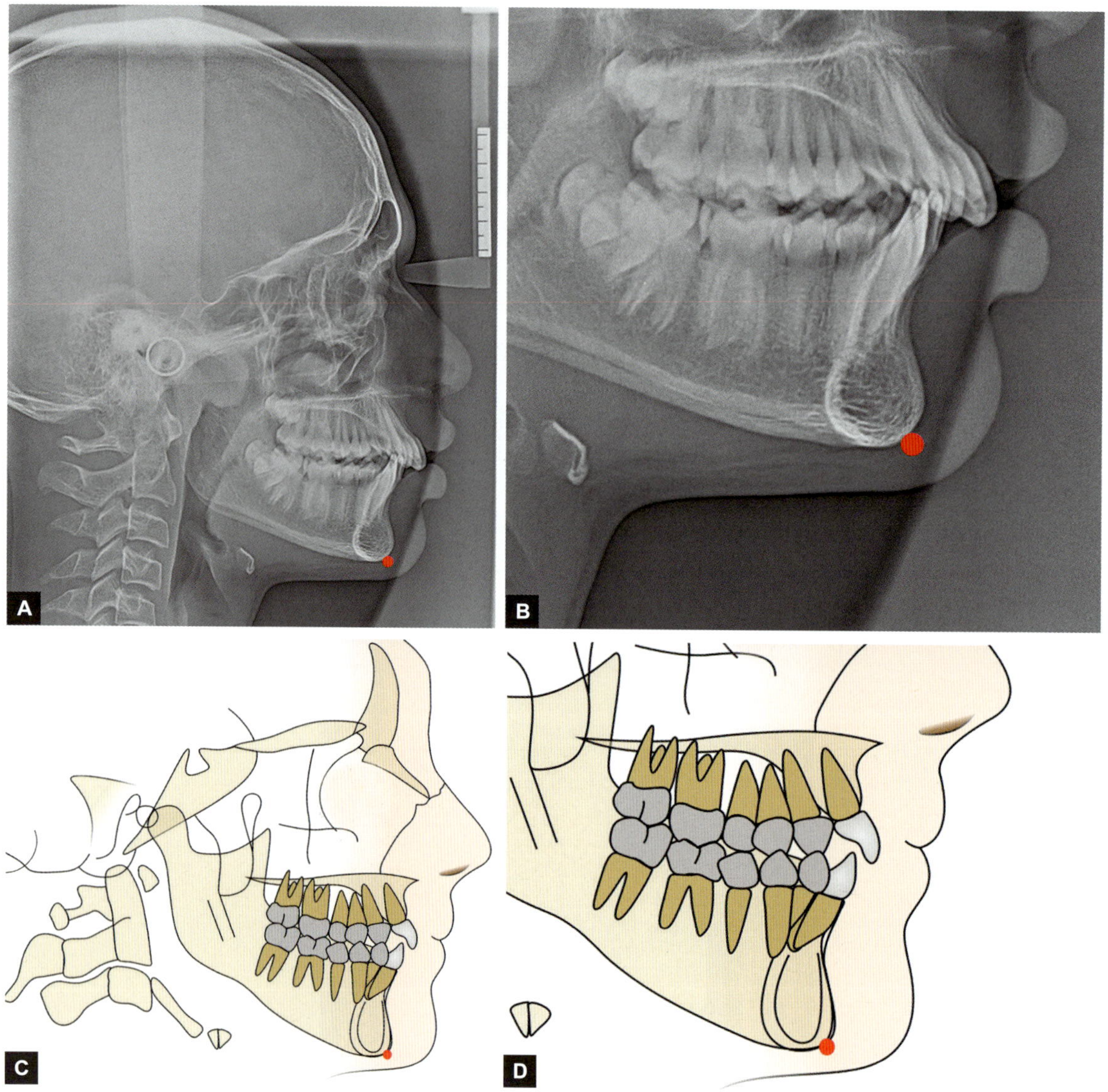

그림 12-5. A, 측모두부방사선계측사진에서의 gnathion. B, 측모두부방사선계측사진에서의 gnathion을 보여주는 확대된 이미지. C, 그래픽 도해에서의 gnathion. D, 그래픽 도해에서의 gnathion을 보여주는 확대된 이미지.

Viken Sassouni에 따르면

Pogonion과 menton 사이의 중간점이 facial line(Na–Pog)과 하악평면(아래 경계)의 교차점상에 위치될 수 있다.

Alex Jacobson과 W Caufield에 따르면

골성 턱끝부위에서 전방의 pogonion과 하방의 menton 계측점 사이에 위치하는 계측점이다.

Arne Bjork에 따르면

아래턱뼈 결합부위의 최하방점이다.

유형

Gnathion은 편측성, 파생된, 경조직 두부방사선계측점이다.

측모두부방사선계측사진에서 gnathion의 트레이싱

아래턱뼈 전방 결합부위의 순측 피질골판은 수직선 형태의 방사선 불투과성 선으로 나타난다. 두 개의 하악 영구 중절치 사이 정중선상의 치조능선에서부터 아래턱뼈의 최전하방점까지 순측 피질골판을 트레이싱한다. B point 하방의 아래턱뼈 순측 피질골판에서 볼록한 외형의 최전방점이 pogonion 계측점이다. 정중선상에서 아래턱뼈 아래 경계의 전하방점은 menton 계측점이다. Gnathion은 파생된 경조직 두부방사선계측점이다. Pogonion과 menton을 잇는 선을 그렸을 때, 중간점이 gnathion 계측점이다.

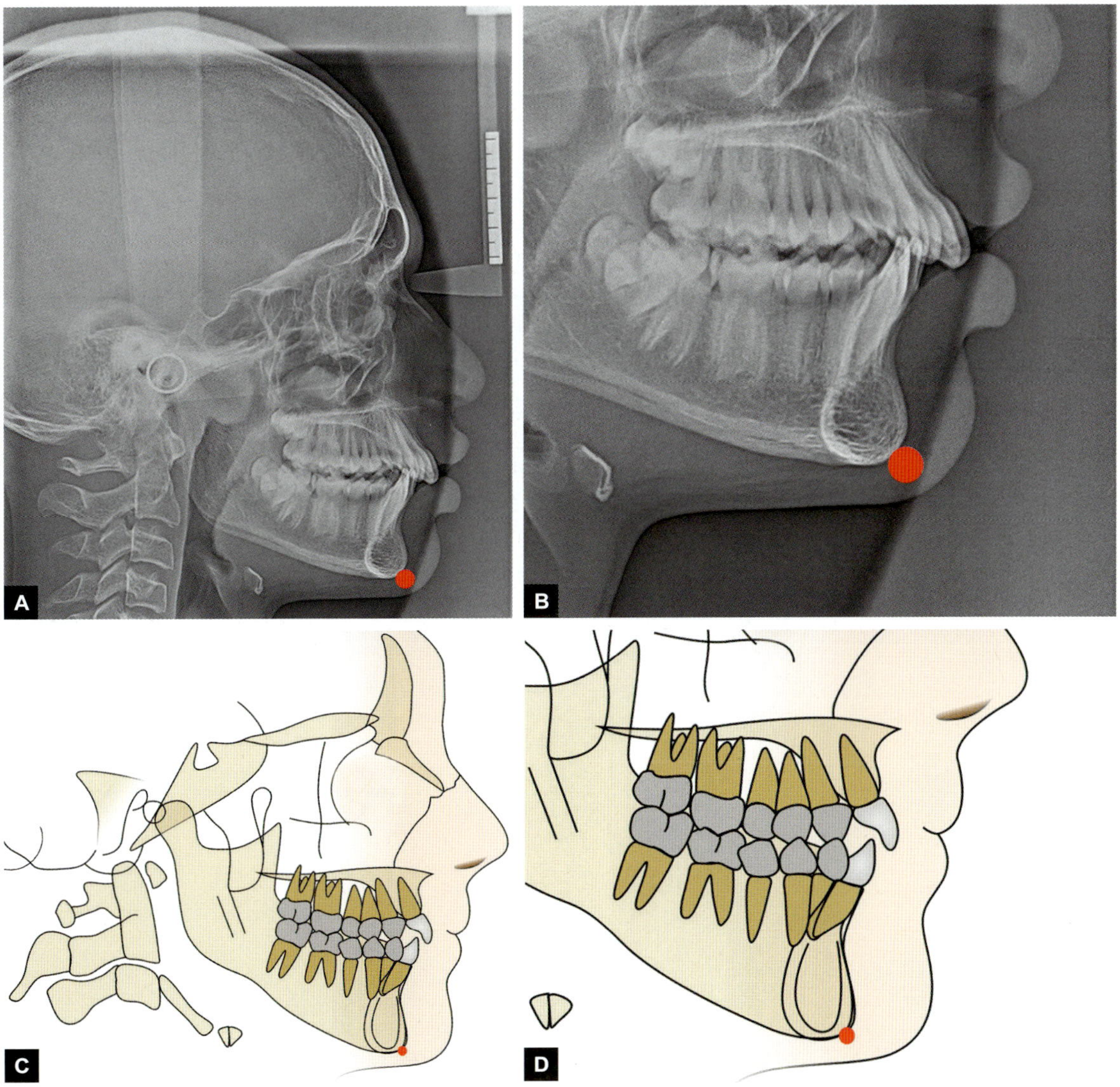

그림 12-6. A, 측모두부방사선계측사진에서의 dd. B, 측모두부방사선계측사진에서의 dd를 보여주는 확대된 이미지. C, 그래픽 도해에서의 dd. D, 그래픽 도해에서의 dd를 보여주는 확대된 이미지.

의의

Gnathion은 성장 양상을 평가하기 위해 사용하는 N-S-Gn 각도 및 평면을 구성하는 기준점 중 하나로 사용된다.

Rickett's 두부방사선계측분석에서 턱끝의 위치는 Ba-N 평면과 원형구멍(정원공, foramen rotundum, PT)-Gn 평면 사이의 각도에 의해 결정된다. 이 각도의 정상 수치는 90°이다. 이 각도가 클수록 아래턱이 돌출되거나 전방 성장 양상이 큰 것을, 각도가 작아질수록 아래턱이 후방에 위치한다는 것을 의미한다.

dd

약어

dd: dd는 영어 알파벳을 이용해 축약되며 소문자 d, d로 표시하고 알파벳 사이에 공백 없이 연속적으로 기록한다.

정의

dd(그림 12-6A~D)는 턱끝부위에서 측정 방향으로 가장 돌출된 지점이다.

유형

dd는 편측성, 해부학적, 경조직 두부방사선계측점이다.

측모두부방사선계측사진에서 dd의 트레이싱

아래턱뼈 전방 결합부위의 순측 피질골판은 수직선 형태의 방사선 불투과성 선으로 나타난다. 두 개의 하악 영구 중절치 사이 정중선상의 치조능선에서부터 아래턱뼈의 최전하방점까지 순측 피질골판을 트레이싱한다. B point 하방의 아래턱뼈 순측 피질골판에서 볼록한 외형의 최전방점이 pogonion 계측점이다. 정중선상에서 아래턱뼈 아래 경계의 전하방점은 menton 계측점이다. Gnathion은 파생된 경조직 두부방사선계측점이다. Pogonion과 menton을 잇는 선을 그렸을 때, 중간점이 gnathion 계측점이다. dd는 턱끝부위에서 측정 방향으로 가장 돌출된 지점이다.

의의

dd는 Bjork 두부방사선계측분석에서 각도와 평면을 구성하는 기준점 중 하나로 사용된다.

Menton

약어

Me: Menton은 영어 알파벳을 사용하여 축약되며 대문자 M 다음 소문자 e가 뒤따르고 알파벳 사이에 공백 없이 연속적으로 기록한다.

정의

Viken Sassouni에 따르면

턱끝 윤곽의 최하방점이다.

Carl F Gugino에 따르면

Menton(그림 12-7A~D)은 턱끝융기와 턱삼각(trigonum men-

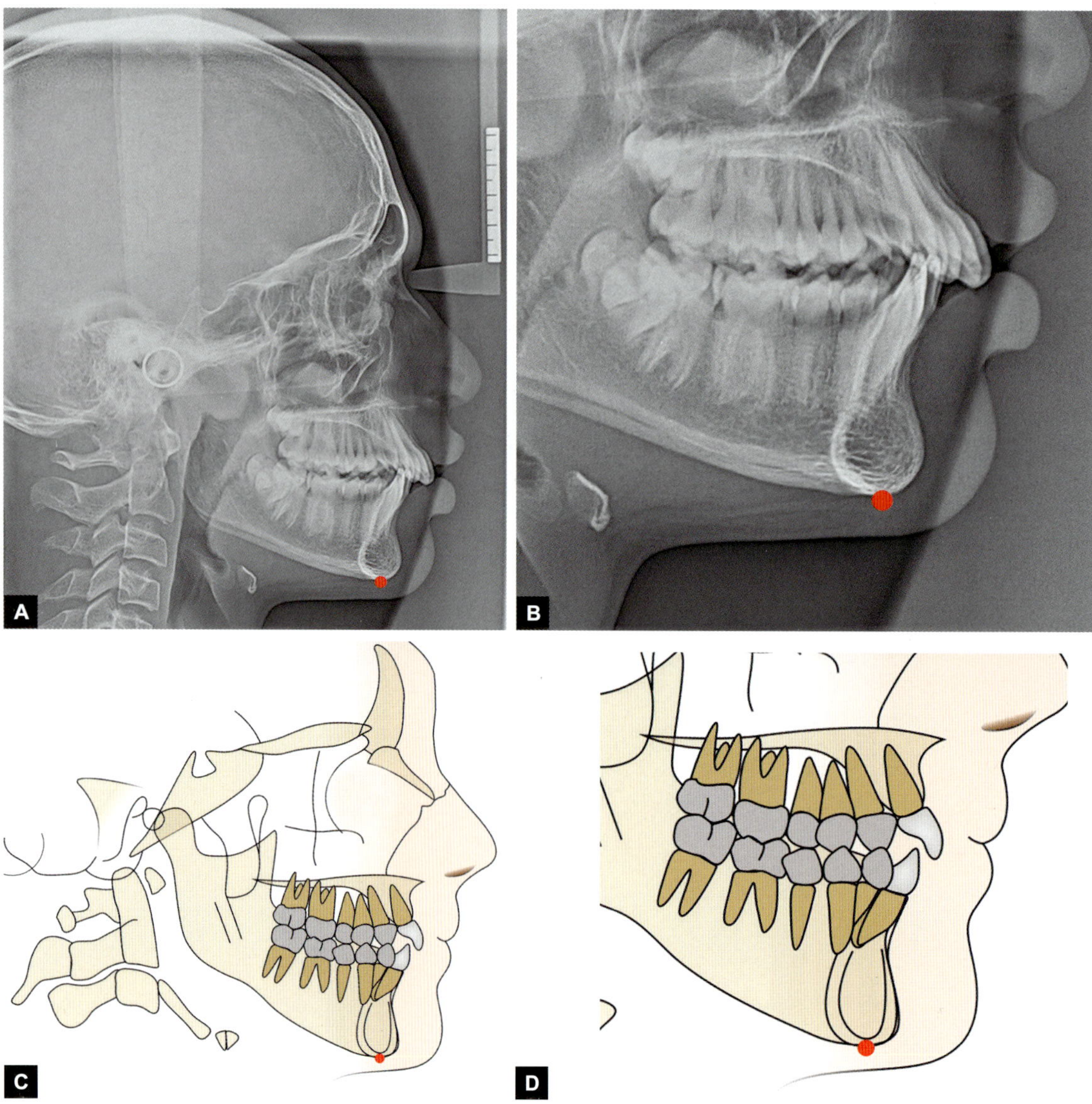

그림 12-7. A, 측모두부방사선계측사진에서의 menton. B, 측모두부방사선계측사진에서의 menton을 보여주는 확대된 이미지. C, 그래픽 도해에서의 menton. D, 그래픽 도해에서의 menton을 보여주는 확대된 이미지.

tale) 중심의 직하방에 위치하는 아래턱뼈 결합부위 아래 경계의 최하방점이다.

유형

Menton(그림 12-7A~D)은 편측성, 해부학적, 경조직 두부방사선계측점이다.

측모두부방사선계측사진에서 menton의 트레이싱

아래턱뼈 전방 결합부위의 순측 피질골판은 수직선 형태의 방사선 불투과성 선으로 나타난다. 두 개의 하악 영구 중절치 사이 정중선상의 치조능선에서부터 아래턱뼈의 최전하방점까지 순측 피질골판을 트레이싱한다. B point 하방의 아래턱뼈 순측 피질골판에서 볼록한 외형의 최전방점이 pogonion 계측점이다. 정중선상에서 아래턱뼈 아래 경계의 전하방점은 menton 계측점이다.

의의

Menton은 다음을 평가하기 위해 각도와 평면을 구성하는 기준점 중 하나로 사용된다.

- 하악평면은 menton과 gonion을 잇는 선으로 구성된다.
- 성장 양상은 S-N 평면과 하악평면 사이의 각도를 사용하여 평가한다.
- 성장 양상은 프랑크포르트 평면과 하악평면 사이의 각도를 사용하여 평가한다.
- 교합평면의 기울기(cant of occlusal plane)는 교합평면(APocc-PPocc)과 하악평면(Me-Go) 사이의 각도를 사용하여 평가한다.
- 성장 양상은 Go_1 및 Go_2 각도를 사용하여 평가한다.

Gonion

약어

Go: Gonion은 영어 알파벳을 사용하여 축약되며 대문자 G 다음 소문자 o가 뒤따르고 알파벳 사이에 공백 없이 연속적으로 기록한다.

정의

Clifton T Forsberg에 따르면

각 gonial angle 후방 경계의 내외측 중점이다.

KKK Lew에 따르면

각 gonial angle 최후방 경계의 내외측 중점. Gonion은 양측성 구조물이다.

유형

Gonion(그림 12-8A~D)은 양측성, 해부학적, 경조직 두부방사선계측점이다.

측모두부방사선계측사진에서 gonion의 트레이싱

측모두부방사선계측사진에서 아래턱뼈의 아래 및 후방 경계는 방사선 불투과성 선으로 나타난다. 이 두 방사선 불투과성 선을 트레이싱하고 아래턱의 아래 및 후방/턱뼈가지 경계에 대한 접선을 그렸을 때 이 두 선의 교차점이 gonion 계측점이다.

방사선사진 촬영 중 환자의 머리가 부적절하게 위치된 경우 오른쪽과 왼쪽 아래턱뼈 아래 경계의 중첩이 발생할 수 있다. 이때 오른쪽과 왼쪽 아래턱뼈 아래 경계는 두 개의 방사선 불투과성 선으로 나타난다. 이 경우 두 개의 방사선 불투과성 선을 따라 트레이싱하며 오른쪽과 왼쪽 아래턱뼈 아래 경계 사이의 중간 지점에 위치하는 가상의 선을 그린다. Gonion 계측점의 위치를 결정하기 위해 가상의 선과 후방/턱뼈가지 경계에 대한 접선을 그렸을 때 두 선의 교차점이 gonion 계측점이다.

의의

Gonion은 다음을 평가하기 위해 각도와 평면을 구성하는 기준점 중 하나로 사용된다.

- 하악평면은 menton과 gonion을 잇는 선으로 구성된다.
- 성장 양상은 S-N 평면과 하악평면 사이의 각도를 사용하여 평가한다.
- 성장 양상은 프랑크포르트 평면과 하악평면 사이의 각도를 사용하여 평가한다.
- 교합평면의 기울기는 교합평면(APocc-PPocc)과 하악평면(AvMe-Go) 사이의 각도를 사용하여 평가한다.
- 성장 양상은 Go_1 및 Go_2 각도를 사용하여 평가한다.
- 아래턱뼈의 회전은 S-Ar-Go 각도를 사용하여 평가한다.
- 아래턱뼈의 길이는 condylion부터 gonion까지의 거리를 측정하여 평가한다.

Articulare

약어

Ar: Articulare는 영어 알파벳을 이용해 축약되며 대문자 A 다음 소문자 r이 뒤따르고 알파벳 사이에 공백 없이 연속적으로 기록한다.

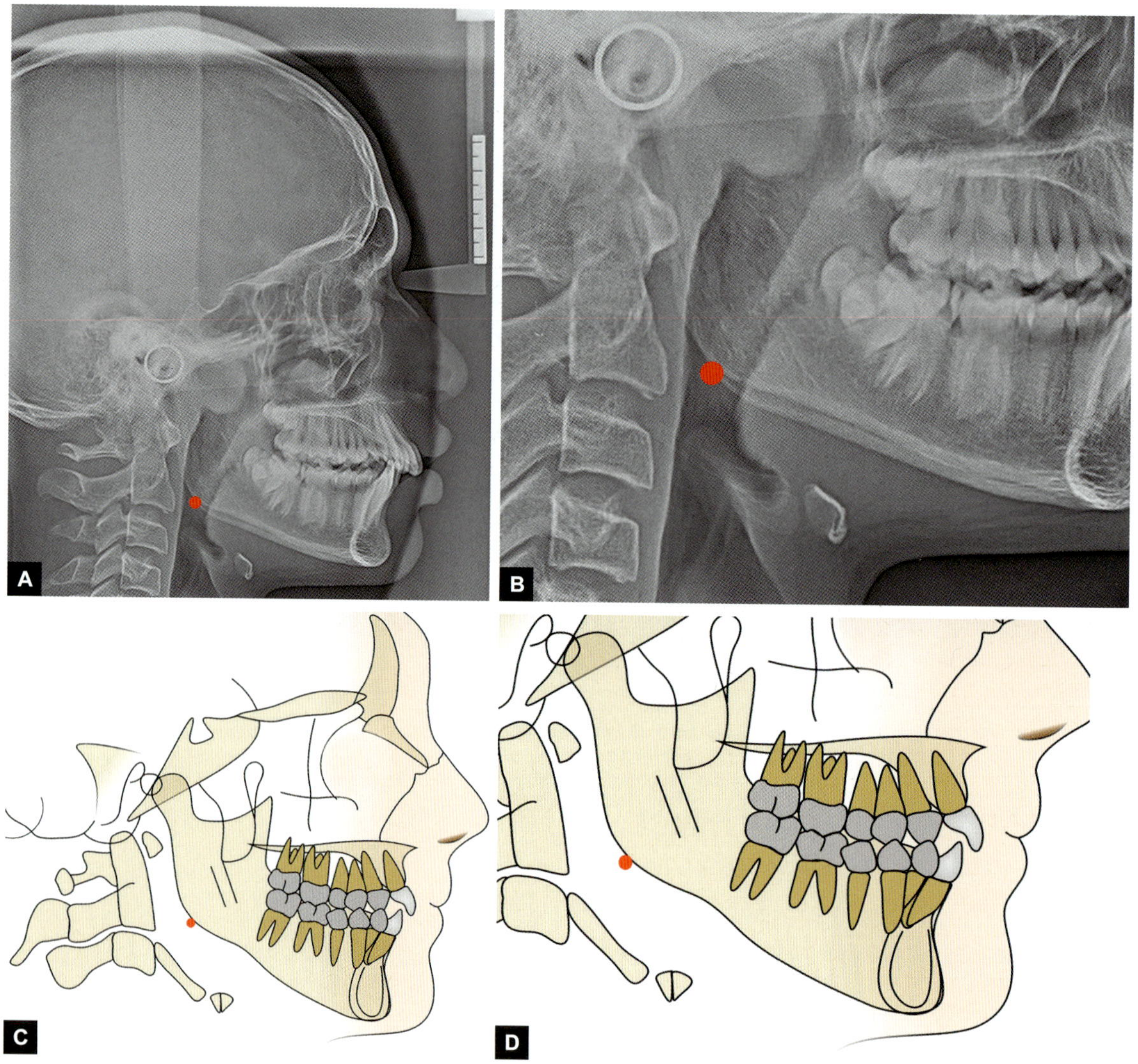

그림 12-8. A, 측모두부방사선계측사진에서의 gonion. B, 측모두부방사선계측사진에서의 gonion을 보여주는 확대된 이미지. C, 그래픽 도해에서의 gonion. D, 그래픽 도해에서의 gonion을 보여주는 확대된 이미지.

정의

Articulare(그림 12-9A~D)는 아래턱뼈의 관절돌기와 관자뼈의 등쪽 외형의 교차점이다. 이중으로 투영되어 a_1과 a_2가 생길 경우 중앙점을 a로 한다.

유형

Articulare는 양측성, 해부학적, 경조직 두부방사선계측점이다.

측모두부방사선계측사진에서 articulare의 트레이싱

측모두부방사선계측사진에서 아래턱뼈의 후방 혹은 턱뼈가지 경계는 방사선 불투과성 선으로 나타난다. 아래턱뼈의 턱뼈가지 경계를 트레이싱한다. 아래턱뼈의 턱뼈가지 경계에서 목 부위에 계측점이 위치한다.

의의

Articulare는 다음을 평가하기 위해 각도와 평면을 구성하는 기준점 중 하나로 사용된다.

- 아래턱뼈의 후방/턱뼈가지 경계는 articulare와 gonion을 잇는 선으로 구성된다.
- 성장 양상은 Go_1 및 Go_2 각도를 사용하여 평가한다.
- 아래턱뼈의 회전은 S-Ar-Go 각도를 사용하여 평가한다.

kk

약어

kk: kk는 영어 알파벳을 이용해 축약되며 소문자 k, k로 표시하고 알파벳 사이에 공백 없이 연속적으로 기록한다.

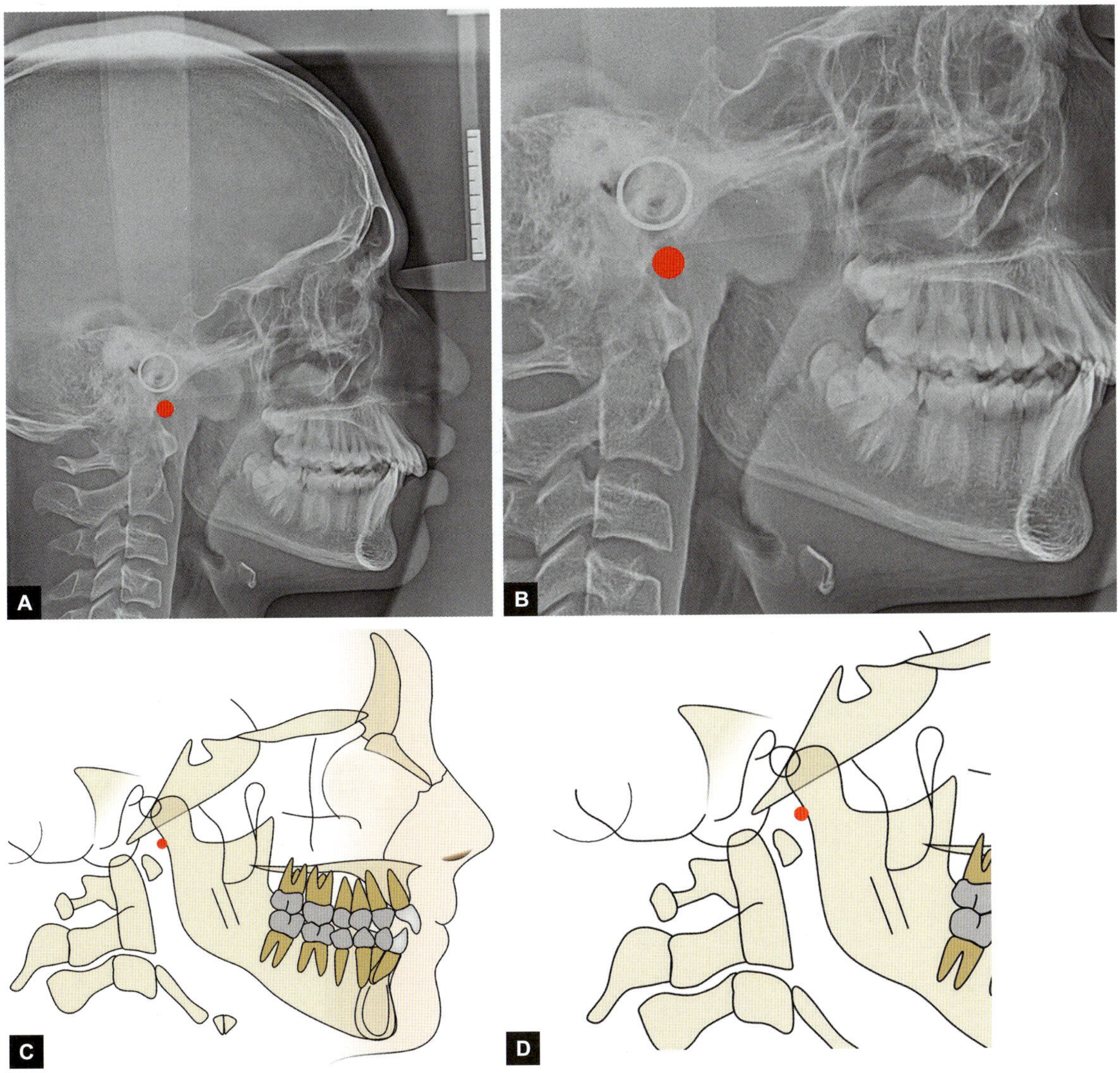

그림 12-9. A, 측모두부방사선계측사진에서의 articulare. B, 측모두부방사선계측사진에서의 articulare를 보여주는 확대된 이미지. C, 그래픽 도해에서의 articulare. D, 그래픽 도해에서의 articulare를 보여주는 확대된 이미지.

정의

kk는 아래턱뼈의 아래 경계와 턱뼈가지에 접하는 선의 교차점이다. 이중으로 투영될 경우 중앙점을 사용한다.

유형

kk(그림 12-10A~D)는 양측성, 경조직 방사선 두부방사선계측점이다.

측모두부방사선계측사진에서 kk의 트레이싱

측모두부방사선계측사진에서 아래턱뼈의 아래 및 후방 경계는 방사선 불투과성 선으로 나타난다. 이 두 방사선 불투과성 선을 트레이싱하고 아래턱의 아래 및 후방/턱뼈가지 경계에 대한 접선을 그렸을 때 이 두 선의 교차점이 gonion 계측점이다. kk는 아래턱뼈의 아래 경계와 턱뼈가지에 접하는 선의 교차점이다. 이중으로 투영될 경우 중앙점을 사용한다.

의의

kk는 Bjork 두부방사선계측분석에서 각도와 평면을 구성하는 기준점 중 하나로 사용된다.

Condylion

약어

Cd: Condylion은 영어 알파벳을 이용해 축약되며 대문자 C 다음 소문자 d가 뒤따르고 알파벳 사이에 공백 없이 연속적으로 기록한다.

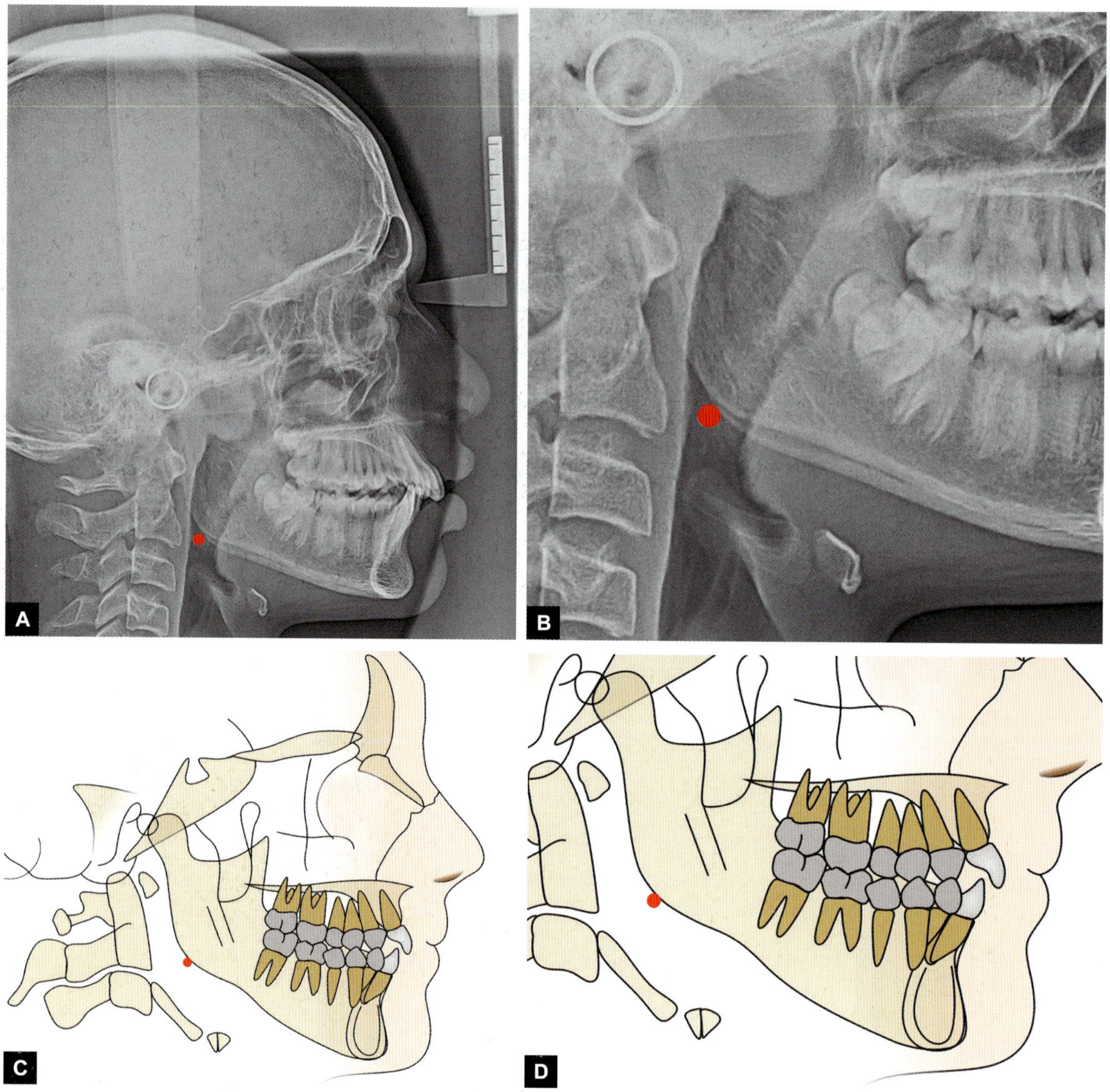

그림 12-10. A, 측모두부방사선계측사진에서의 kk. B, 측모두부방사선계측사진에서의 kk를 보여주는 확대된 이미지. C, 그래픽 도해에서의 kk. D, 그래픽 도해에서의 kk를 보여주는 확대된 이미지.

정의

Clifton T Forsberg에 따르면

Condylion medialis(그림 12-11A~D)는 아래턱뼈 몸통 선에 평행한 선에 대해 각 관절돌기의 내측 경계가 접하는 점이다.

KKK Lew에 따르면

Condylion medialis는 관절돌기의 최내방점으로 양측성 구조물이다.

Clifton T Forsberg에 따르면

Condylion lateralis는 아래턱뼈 몸통 선에 평행한 선에 대해 각 관절돌기의 경계가 접하는 점이다.

KKK Lew에 따르면

Condylion lateralis는 관절돌기의 최외방점으로 양측성 구조물이다.

Clifton T Forsberg에 따르면

Condylion anterioris는 관자뼈의 턱관절오목(하악와, mandibular fossa)을 나타내기 위해 선택된 각 관절돌기 전방의 계측점이다.

Clifton T Forsberg에 따르면

Condylion posterialis는 아래턱뼈 몸통 선과 각 관절돌기 후방 경계의 교차점이다.

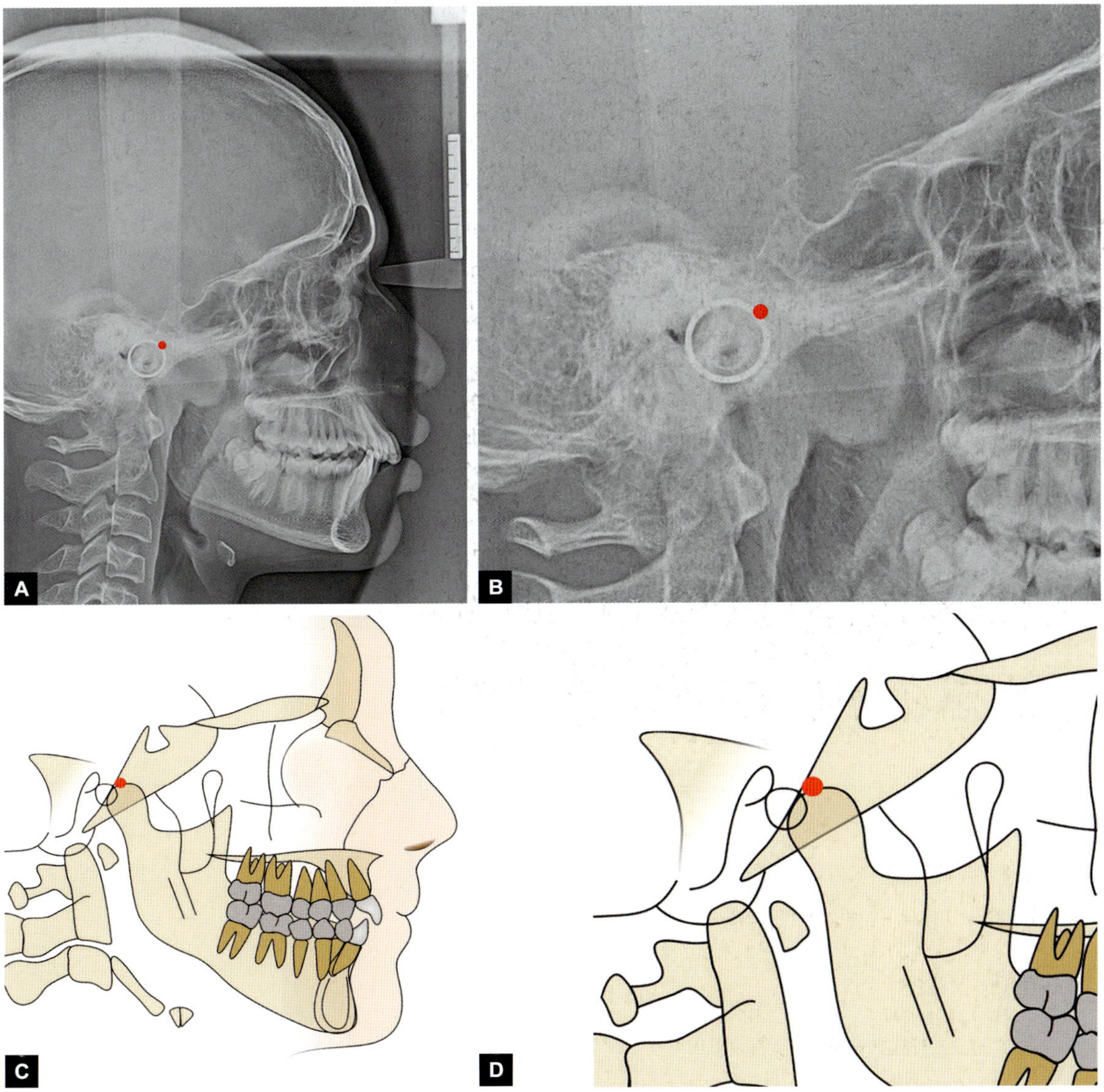

그림 12-11. A, 측모두부방사선계측사진에서의 condylion. B, 측모두부방사선계측사진에서의 condylion을 보여주는 확대된 이미지. C, 그래픽 도해에서의 condylion. D, 그래픽 도해에서의 condylion을 보여주는 확대된 이미지.

유형

Condylion은 양측성, 해부학적, 경조직 두부방사선계측점이다.

측모두부방사선계측사진에서 condylion의 트레이싱

측모두부방사선계측사진에서 아래턱뼈의 후방 혹은 턱뼈가지 경계는 방사선 불투과성 선으로 나타난다. 측모두부방사선계측사진에서 아래턱뼈의 관절돌기는 원형의 방사선 불투과성 선으로 나타난다. 아래턱뼈 관절돌기의 상방 곡선에서의 최상방점이 condylion 계측점이다.

의의

Condylion은 다음을 평가하기 위해 각도와 평면을 구성하는 기준점 중 하나로 사용된다.

- 아래턱뼈의 후방/턱뼈가지 경계는 articulare와 gonion을 잇는 선으로 구성된다.
- 성장 양상은 Go_1 및 Go_2 각도를 사용하여 평가한다.
- 아래턱뼈의 회전은 S-Ar-Go 각도를 사용하여 평가한다.
- McNamara 두부방사선계측분석에서 중안면의 길이는 condylion부터 A point까지의 거리를 측정하여 평가한다.
- 아래턱뼈의 길이는 condylion부터 gonion까지의 거리를 측정하여 평가한다.

Section 5

경추골과 관련된 두부방사선계측점

(Cephalometric Landmarks Related to Cervical Bones)

Chapter 13. 목뿔뼈와 관련된 두부방사선계측점
Chapter 14. 척추뼈와 관련된 두부방사선계측점

CHAPTER

13 목뿔뼈와 관련된 두부방사선계측점

(Cephalometric Landmarks Related to Hyoid Bone)

아래턱뼈(하악골, mandible)와 마찬가지로, 목뿔뼈(그림 13-1A, B) 또한 목에 매달린 말발굽 형태의 뼈이다.

목뿔뼈의 구성

목뿔뼈의 구성은 아래와 같다.

- 몸통
- 작은뿔(소각, lesser cornu/horn)
- 큰뿔(대각, greater cornu/horn)

작은뿔은 목뿔뼈 몸통의 상방으로 결합하는 반면, 큰뿔은 하방으로 결합한다.

목뿔뼈의 방사선 해부학

- 목뿔뼈는 측모두부방사선계측사진에서 잘 관찰된다.
- 측모두부방사선계측사진에서 목뿔뼈는 아래턱뼈 턱뼈몸통 하방에서 부메랑 모양의 방사선 불투과성 영역으로 나타난다.
- 측모두부방사선계측사진에서 목뿔뼈의 큰뿔과 작은뿔은 방사선 불투과성 영역으로 나타난다.
- 측모두부방사선계측사진에서 목뿔뼈의 몸통은 방사선 불투과성 영역으로 나타난다.
- 소아의 경우 큰뿔이 목뿔뼈의 몸통과 결합하지 않고 분리되어 있는 것처럼 보이지만, 성인에서는 큰뿔과 작은뿔 모두 몸통에 결합하고 있다.

목뿔뼈의 두부방사선계측점(지표)

목뿔뼈의 두부방사선계측점은 해부학적 기원이며 다음과 같다(표 13-1).

표 13-1. 이마뼈에 관련된 두부방사선계측점(지표)

두부방사선계측점	약어	유형	유래
Hyoid	Hy 또는 H	편측성	해부학적

Hyoid

약어

Hy: Hyoid는 영어 알파벳을 이용해 축약되며 대문자 H 다음 소문자 y가 뒤따르고 알파벳 사이에 공백 없이 연속적으로 기록한다.

H: Hyoid는 영어 알파벳을 이용해 축약되며 대문자 H로 기록한다.

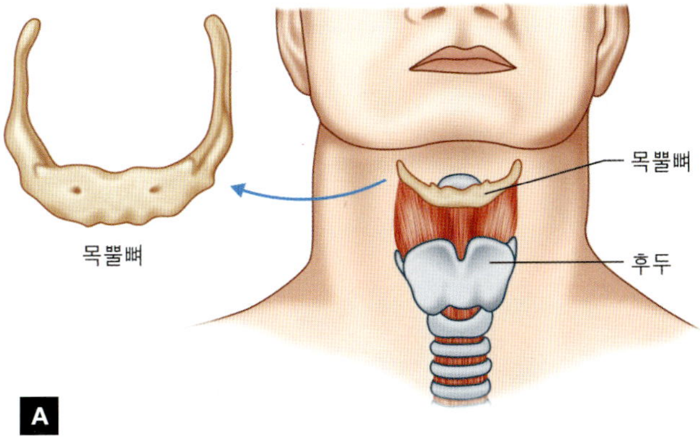

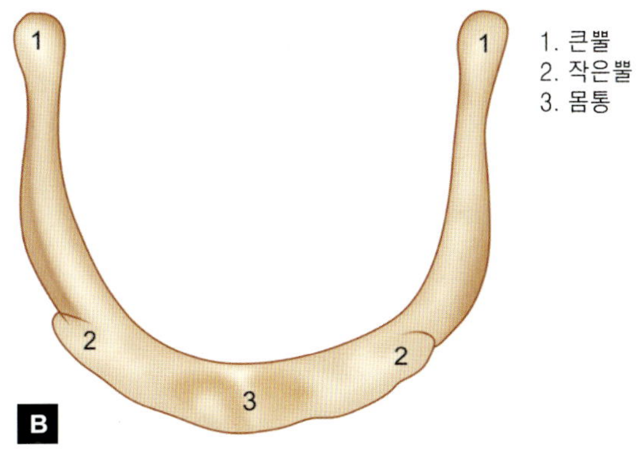

그림 13-1. 목뿔뼈.

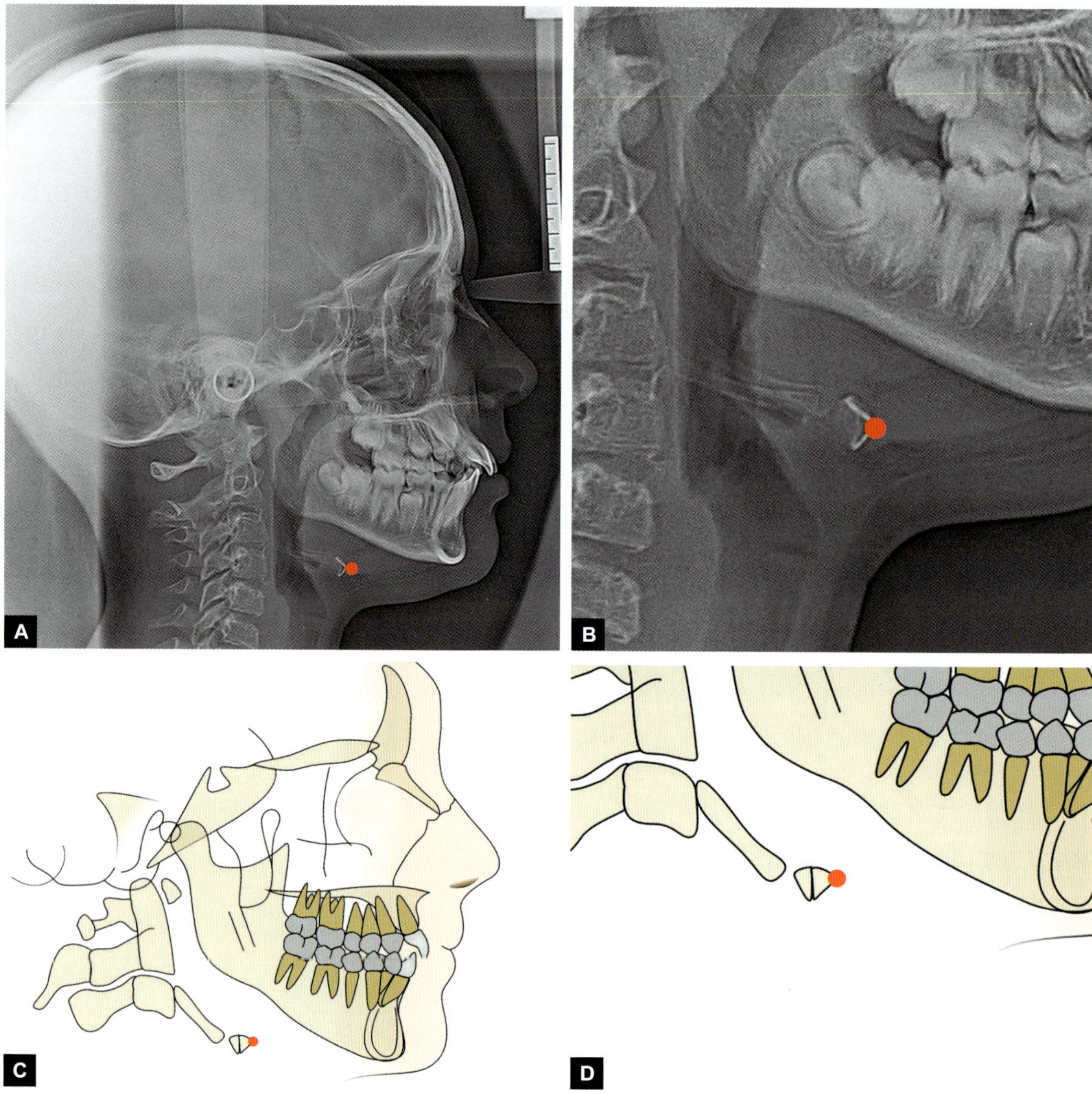

그림 13-2. A, 측모두부방사선계측사진에서의 hyoid. B, 측모두부방사선계측사진에서의 hyoid를 보여주는 확대된 이미지. C, 그래픽 도해에서의 hyoid. D, 그래픽 도해에서의 hyoid를 보여주는 확대된 이미지.

참고: Hyoid의 가장 널리 일반적으로 사용되는 약어는 Hy이다.

정의

Hyoid(그림 13-2A~D)는 목뿔뼈 몸통의 최전상방점이다.

Robert M Ricketts에 따르면

Hyoid는 목뿔뼈 몸통의 전상방 경계에 위치한 계측점이다.[1]

유형

Hyoid는 편측성, 해부학적, 경조직 두부방사선계측점이다.

측모두부방사선계측사진에서 Hyoid의 트레이싱

측모두부방사선계측사진에서 목뿔뼈의 몸통, 큰뿔 및 작은뿔은 부메랑 모양의 방사선 불투과성 영역으로 나타난다. Hyoid 계측점은 목뿔뼈 몸통의 최전상방점이다. 이는 편측성, 해부학적, 경조직 두부방사선계측점이다.

참고문헌

1. Ricketts RR. Provocations and perceptions in cranio-facial orthopedics-dental science and facial art. Rocky Mountain Inc. 1989;797-803.

CHAPTER 14

척추뼈와 관련된 두부방사선계측점

(Cephalometric Landmarks Related to Vertebrae)

경추골(cervical vertebrae)의 방사선 해부학(그림 14-1)

뒤통수뼈관절융기(후두관절융기, occipital condyle)의 전하방에서 곡선의 방사선 불투과성 선으로 나타나는 첫째 경추골(고리뼈, 환추, atlas)의 전방 아치는 작은 삼각형 형태의 방사선 불투과성 영역으로 나타난다. 삼각형의 꼭지점은 턱뼈가지의 후방 경계와, 밑변은 둘째 경추골(중쇠뼈, 축추, axis)의 치아돌기(치상돌기, odontoid process)와 마주한다. 첫째 경추골의 중앙부는 치아돌기의 방사선 불투과성 그림자와 중첩되어 방사선 불투과성 영역으로 나타난다. 아래관절면(하관절면, inferior articular facet)의 후상방으로는 방사선 불투과성 영역으로 나타나는 위관절면(상관절면, superior articular facet)이 위치한다. 이 구조물의 상방 경계는 오목한 형태로 뒤통수뼈관절융기의 윤곽과 일치한다. 위관절면 옆에는 후방 아치(posterior arch)와 함께 뒤결절(후결절, posterior tubercle)이 위치한다. 후방 아치의 상방 경계에는 척추동맥(추골동맥, vertebral artery)과 첫째 목신경(경추신경, cervical nerve)이 지나는 홈이 있다.

치아돌기와 둘째 경추골의 몸통은 삼각형의 방사선 불투과성 영역으로 나타난다. 치아돌기는 뒤통수뼈관절융기를 향하는 삼각형의 꼭지점을 의미한다. 둘째 경추골의 가시돌기(극돌기, spinous process)는 상방으로 뻗은 방사선 불투과성의 돌기로 나타난다.

방사선사진에서 관찰되는 셋째 경추골(C3)부터 일곱째 경추골(C7)까지의 외형은 유사하다. 각 경추골의 몸통은 인두 공간의 후방에 위치한 쐐기 형태의 방사선 불투과성 영역으로 나타난다. 몸통의 후방부위는 가시돌기이다. 가로돌기(횡돌기, transverse process), 위관절돌기(상관절돌기, superior articular process) 및 아래관절돌기(하관절돌기, inferior articular process)는 몸통과 가시돌기의 그림자와 중첩되어 방사선 불투과성 영역으로 나타난다. 각 경추골의 몸통은 방사선 투과성 띠로 나타나는 척추원반(추간판, intervertebral disc)에 의해 인접한 경추골의 몸통으로부터 분리된다. 셋째와 넷째 경추골 사이의 중간 지점에서는 목뿔뼈가 전방으로 따로 떨어져 위치한다.

경추골의 두부방사선계측점

경추골의 두부방사선계측점은 해부학적 기원이며 다음과 같다(표 14-1).

표 14-1. 경추골과 관련된 두부방사선계측점(지표)

두부방사선계측점	약어	유형	유래
cv2ap	cv2ap	편측성	해부학적
cv2ip	cv2ip	편측성	해부학적
cv2ia	cv2ia	편측성	해부학적
cv3sp	cv3sp	편측성	해부학적
cv3ip	cv3ip	편측성	해부학적
cv3sa	cv3sa	편측성	해부학적
cv3ia	cv3ia	편측성	해부학적
cv4sp	cv4sp	편측성	해부학적
cv4ip	cv4ip	편측성	해부학적
cv4sa	cv4sa	편측성	해부학적
cv4ia	cv4ia	편측성	해부학적
cv5sp	cv5sp	편측성	해부학적
cv5ip	cv5ip	편측성	해부학적
cv5sa	cv5sa	편측성	해부학적
cv5ia	cv5ia	편측성	해부학적
cv6sp	cv6sp	편측성	해부학적
cv6ip	cv6ip	편측성	해부학적
cv6sa	cv6sa	편측성	해부학적
cv6ia	cv6ia	편측성	해부학적

경추골과 관련된 두부방사선계측점(지표)

- *cv2ap*: 둘째 경추골 치아돌기의 꼭지점
- *cv2ip:* 둘째 경추골 몸통의 최후하방점
- *cv2ia:* 둘째 경추골 몸통의 최전하방점
- *cv3sp:* 셋째 경추골 몸통의 최후상방점

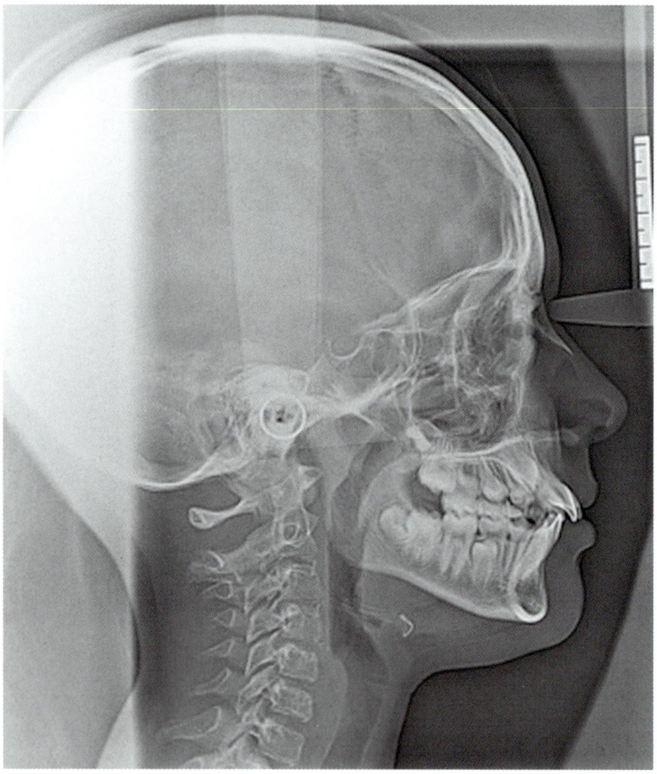

그림 14-1. 경추골의 방사선 해부학.

- *cv3ip:* 셋째 경추골 몸통의 최후하방점
- *cv3sa:* 셋째 경추골 몸통의 최전상방점
- *cv3ia:* 셋째 경추골 몸통의 최전하방점
- *cv4sp:* 넷째 경추골 몸통의 최후상방점
- *cv4ip:* 넷째 경추골 몸통의 최후하방점
- *cv4sa:* 넷째 경추골 몸통의 최전상방점
- *cv4ia:* 넷째 경추골 몸통의 최전하방점
- *cv5sp:* 다섯째 경추골 몸통의 최후상방점
- *cv5ip:* 다섯째 경추골 몸통의 최후하방점
- *cv5sa:* 다섯째 경추골 몸통의 최전상방점
- *cv5ia:* 다섯째 경추골 몸통의 최전하방점
- *cv6sp:* 여섯째 경추골 몸통의 최후상방점
- *cv6ip:* 여섯째 경추골 몸통의 최후하방점
- *cv6sa:* 여섯째 경추골 몸통의 최전상방점
- *cv6ia:* 여섯째 경추골 몸통의 최전하방점

cv2ip

약어

cv2ip: cv2ip는 영어 알파벳과 숫자를 사용하여 축약되며 소문자 c, v 다음 숫자 2, 그 뒤에 소문자 i, p로 표시하고 알파벳 사이에 공백 없이 연속적으로 기록한다.

정의

둘째 경추골 몸통의 최후하방점이다.

유형

cv2ip(그림 14-2A, B)는 편측성, 해부학적, 경조직 두부방사선계측점이다.

의의

이 두부방사선계측점/지표는 경추골 성숙도 평가(cervical vertebrae maturity indicator; CVMI) 방법의 기준점 중 하나로 사용된다.

cv2ap

약어

cv2ap: cv2ap는 영어 알파벳과 숫자를 이용해 축약되며 소문자 c, v 다음 숫자 2, 그 뒤에 소문자 a, p로 표시하고 알파벳 사이에 공백 없이 연속적으로 기록한다.

정의

둘째 경추골 치아돌기의 꼭지점이다.

유형

cv2ap(그림 14-3A, B)은 편측성, 해부학적, 경조직 두부방사선계측점이다.

의의

이 두부방사선계측점/지표는 경추골 성숙도 평가(cervical vertebrae maturity indicator; CVMI) 방법의 기준점 중 하나로 사용된다.

cv2ia

약어

cv2ia: cv2ia는 영어 알파벳과 숫자를 사용하여 축약되며 소문자 c, v 다음 숫자 2, 그 뒤에 소문자 i, a로 표시하고 알파벳 사이에 공백 없이 연속적으로 기록한다.

정의

둘째 경추골 몸통의 최전하방점이다.

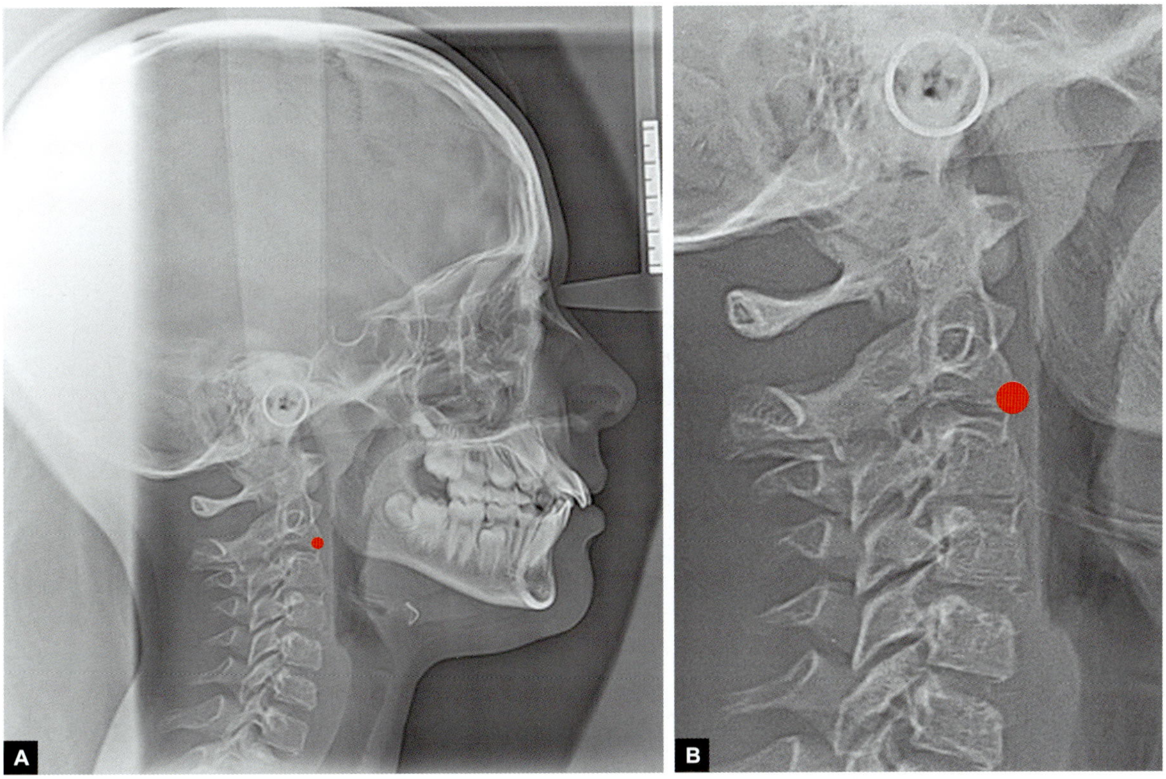

그림 14-2. cv2ip: 둘째 경추골 몸통의 최후하방점.

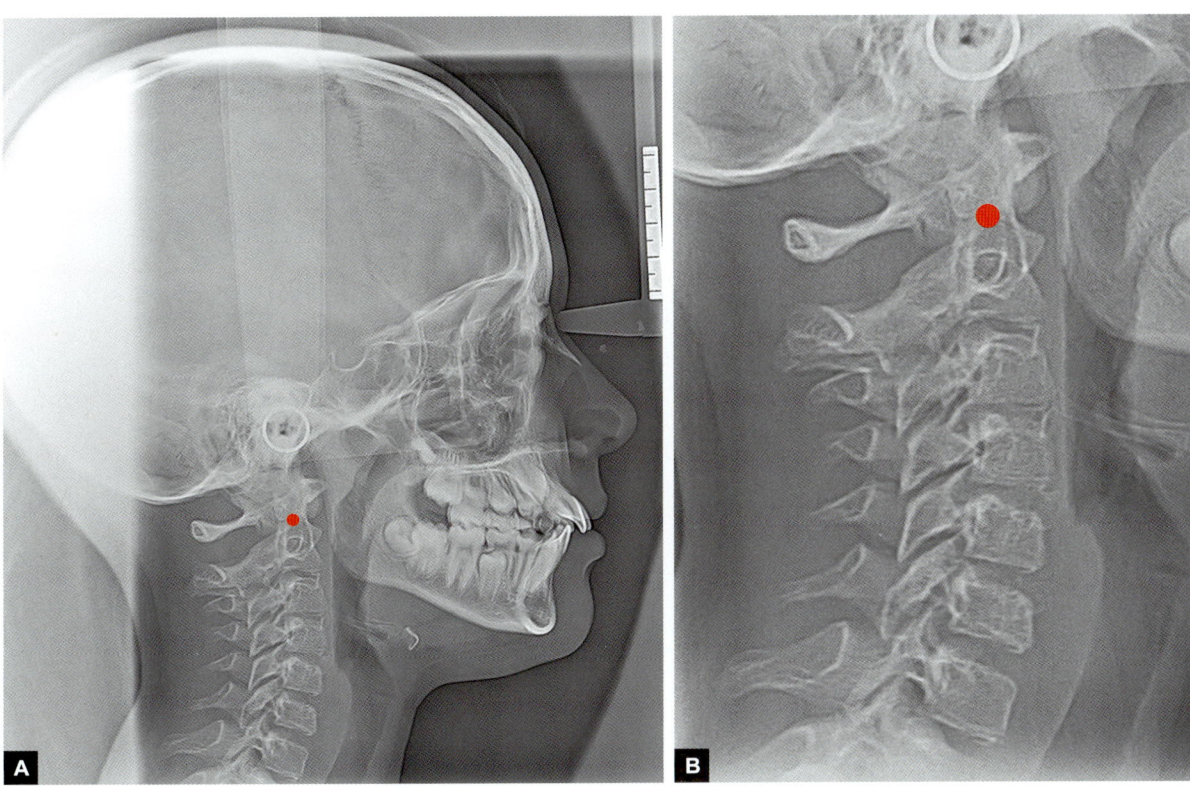

그림 14-3. cv2ap: 둘째 경추골 치아돌기의 꼭지점.

유형

cv2ia(그림 14-4A, B)는 편측성, 해부학적, 경조직 두부방사선 계측점이다.

의의

이 두부방사선계측점/지표는 경추골 성숙도 평가(cervical vertebrae maturity indicator; CVMI) 방법의 기준점 중 하나로 사용된다.

cv3sp

약어

cv3sp: cv3sp는 영어 알파벳과 숫자를 사용하여 축약되며 소문자 c, v 다음 숫자 3, 그 뒤에 소문자 s, p로 표시하고 알파벳 사이에 공백 없이 연속적으로 기록한다.

정의

셋째 경추골 몸통의 최후상방점이다.

유형

cv3sp(그림 14-5A, B)는 편측성, 해부학적, 경조직 두부방사선계측점이다.

의의

이 두부방사선계측점/지표는 경추골 성숙도 평가(cervical vertebrae maturity indicator; CVMI) 방법의 기준점 중 하나로 사용된다.

cv3ip

약어

cv3ip: cv3ip는 영어 알파벳과 숫자를 사용하여 축약되며 소문자 c, v 다음 숫자 3, 그 뒤에 소문자 i, p로 표시하고 알파벳 사이에 공백 없이 연속적으로 기록한다.

정의

셋째 경추골 몸통의 최후하방점이다.

유형

cv3ip(그림 14-6A, B)는 편측성, 해부학적, 경조직 두부방사선계측점이다.

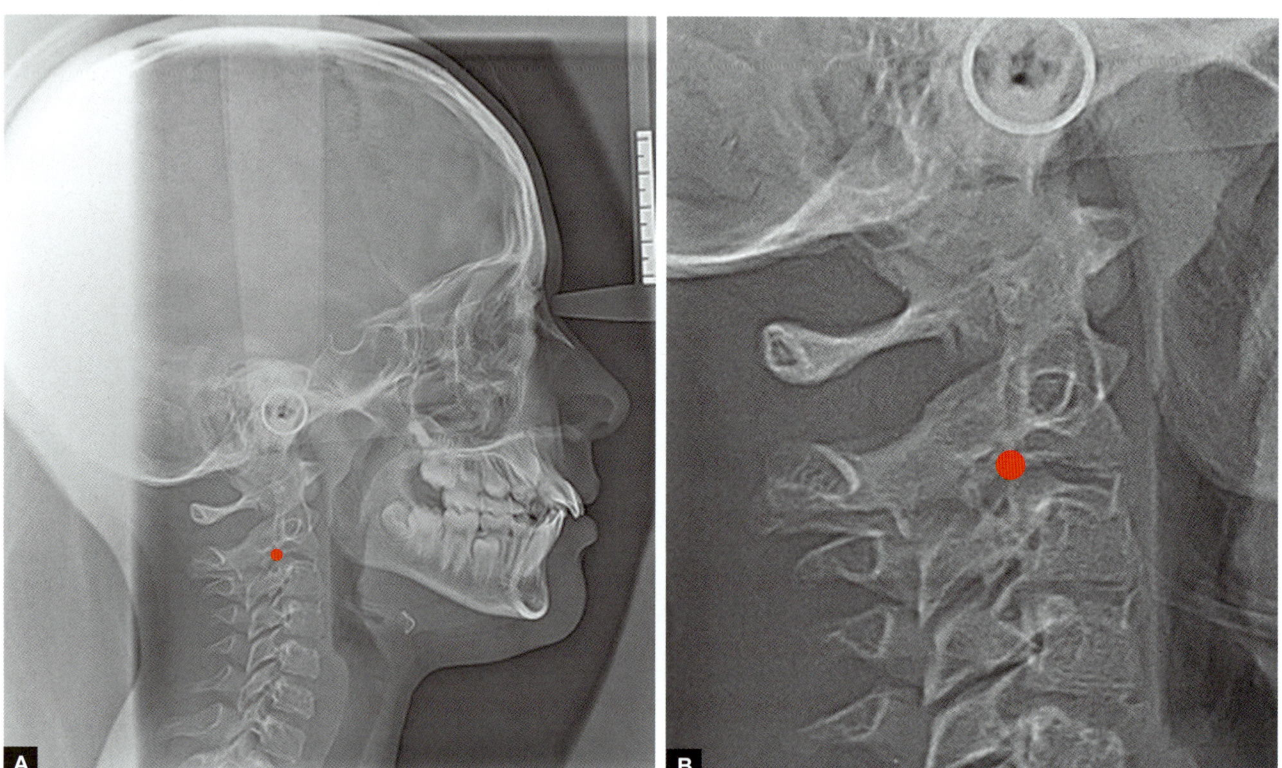

그림 14-4. cv2ia: 둘째 경추골 몸통의 최전하방점.

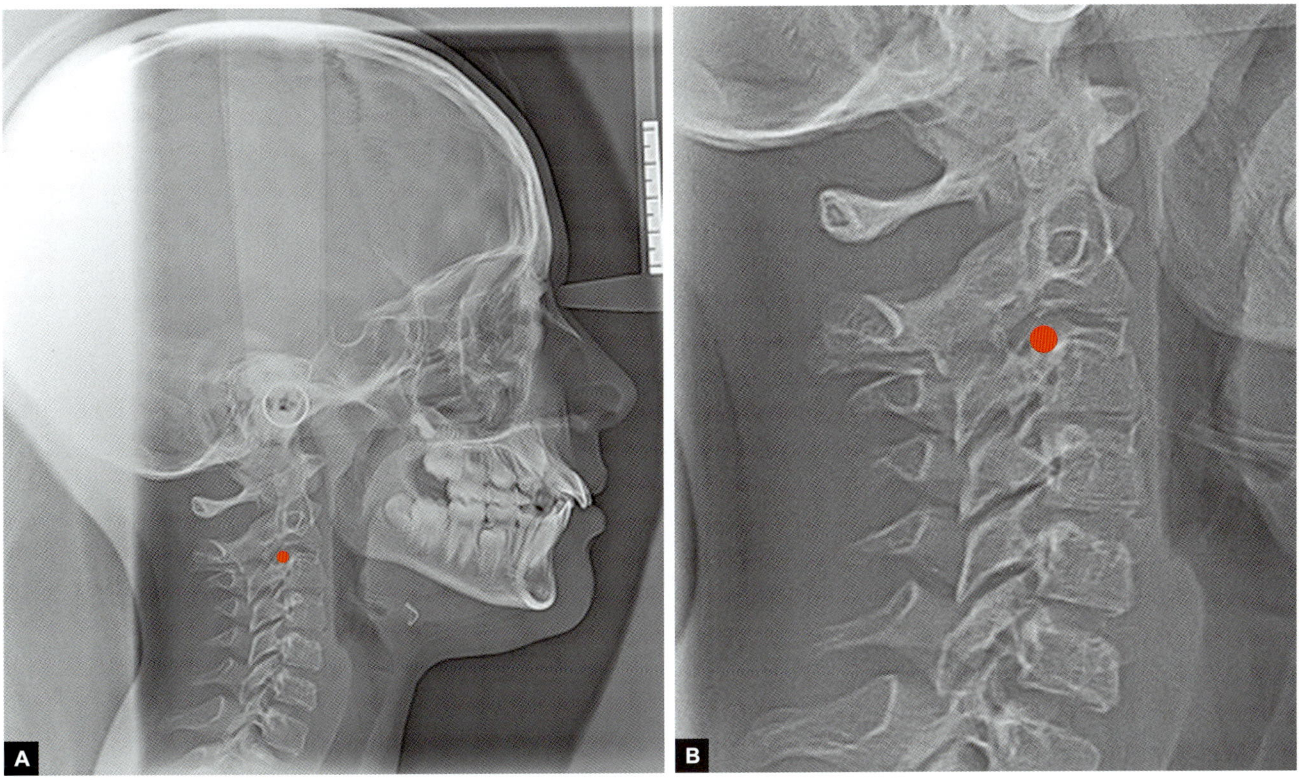

그림 14-5. cv3sp: 셋째 경추골 몸통의 최후상방점.

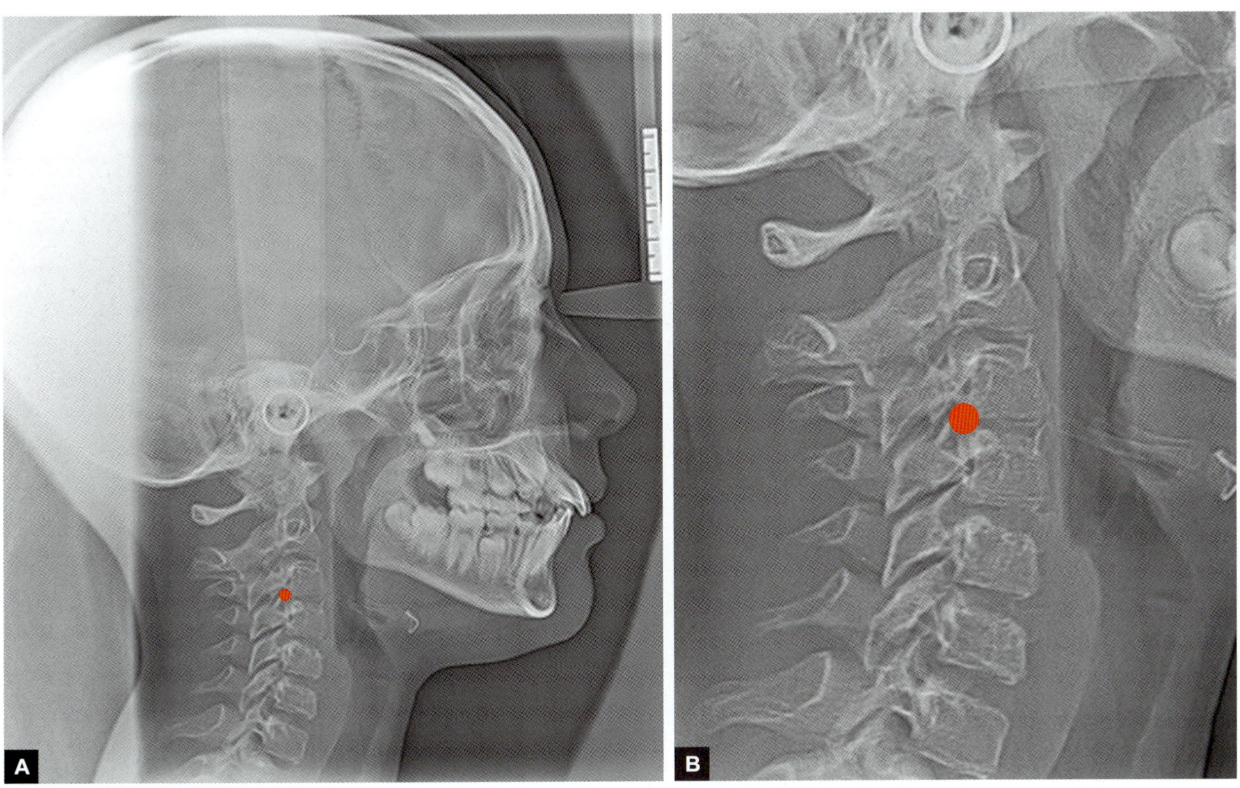

그림 14-6. cv3ip: 셋째 경추골 몸통의 최후하방점.

의의

이 두부방사선계측점/지표는 경추골 성숙도 평가(cervical vertebrae maturity indicator; CVMI) 방법의 기준점 중 하나로 사용된다.

cv3sa

약어

cv3sa: cv3sa는 영어 알파벳과 숫자를 사용하여 축약되며 소문자 c, v 다음 숫자 3, 그 뒤에 소문자 s, a로 표시하고 알파벳 사이에 공백 없이 연속적으로 기록한다.

정의

셋째 경추골 몸통의 최전상방점이다.

유형

cv3sa(그림 14-7A, B)는 편측성, 해부학적, 경조직 두부방사선계측점이다.

의의

이 두부방사선계측점/지표는 경추골 성숙도 평가(cervical vertebrae maturity indicator; CVMI) 방법의 기준점 중 하나로 사용된다.

cv3ia

약어

cv3ia: cv3ia는 영어 알파벳과 숫자를 사용하여 축약되며 소문자 c, v 다음 숫자 3, 그 뒤에 소문자 i, a로 표시하고 알파벳 사이에 공백 없이 연속적으로 기록한다.

정의

셋째 경추골 몸통의 최전하방점이다.

유형

cv3ia(그림 14-8A, B)는 편측성, 해부학적, 경조직 두부방사선계측점이다.

의의

이 두부방사선계측점/지표는 경추골 성숙도 평가(cervical vertebrae maturity indicator; CVMI) 방법의 기준점 중 하나로 사용된다.

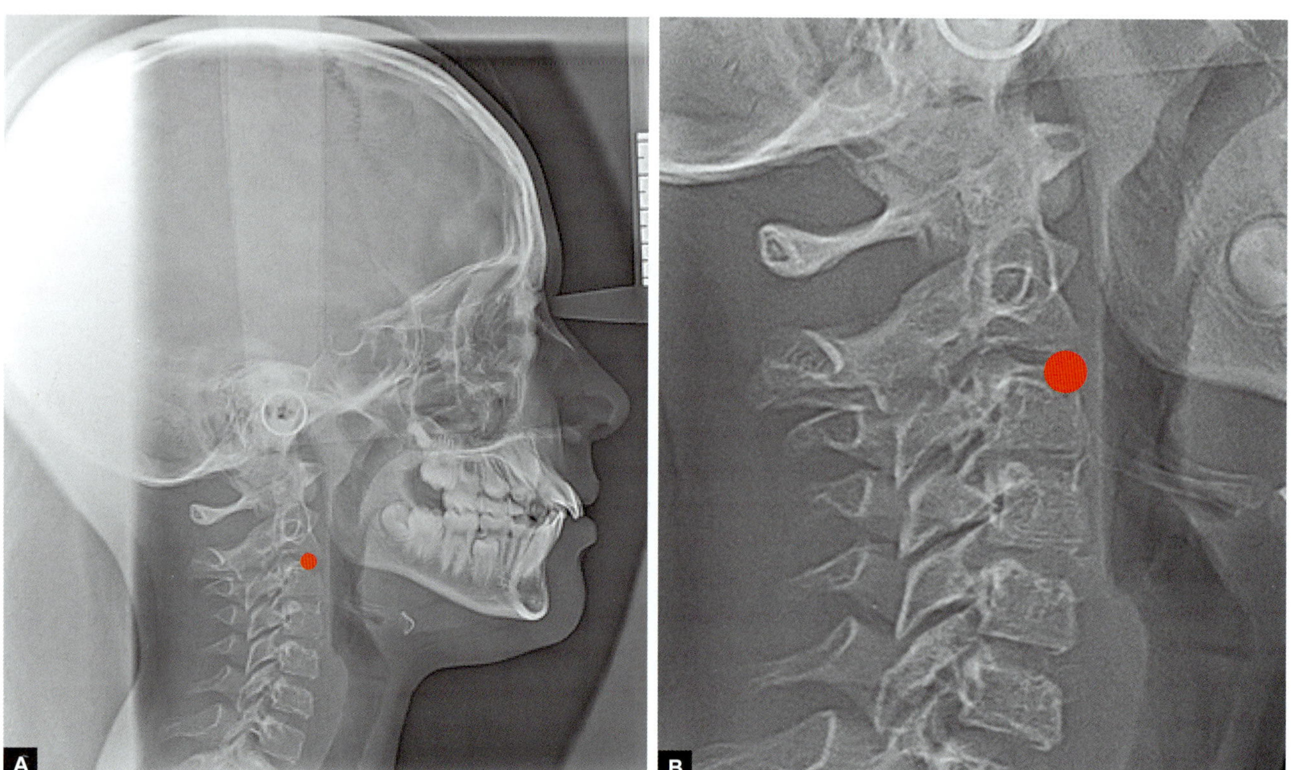

그림 14-7. cv3sa: 셋째 경추골 몸통의 최전상방점.

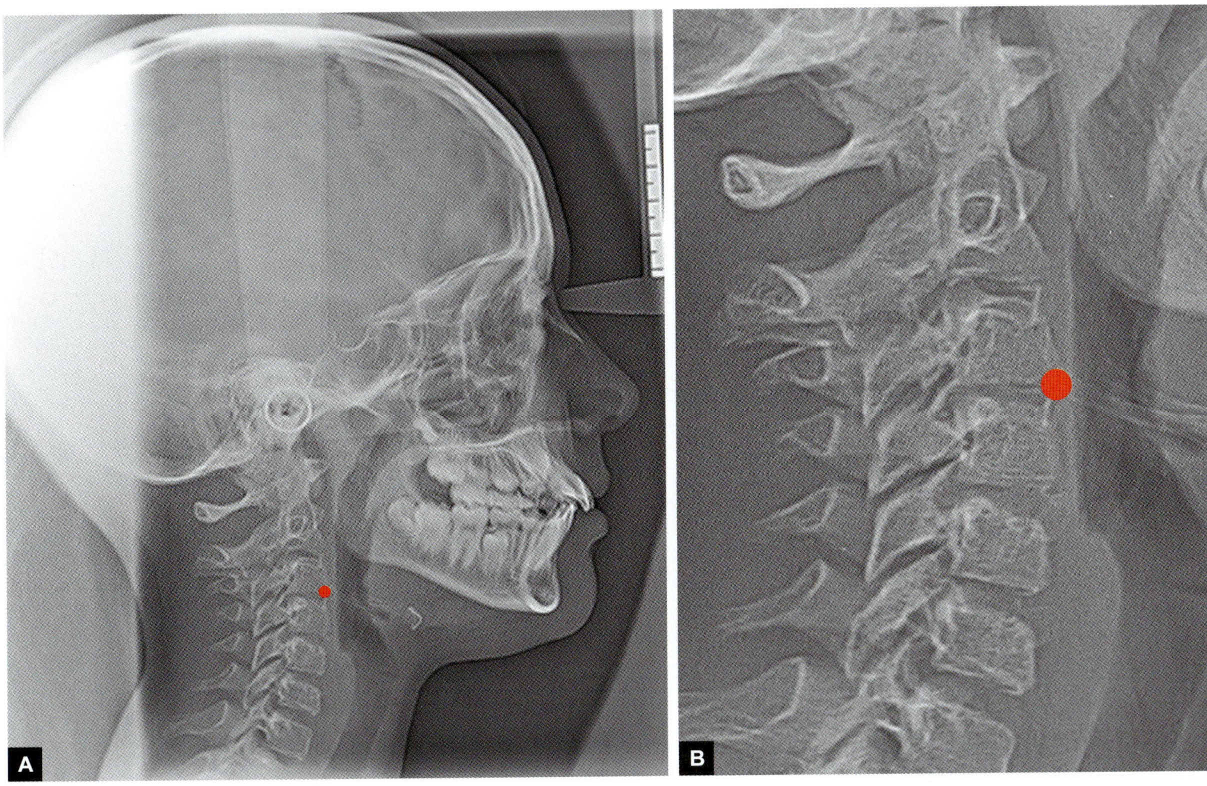

그림 14-8. cv3ia: 셋째 경추골 몸통의 최전하방점.

cv4sp

약어

cv4sp: cv4sp는 영어 알파벳과 숫자를 사용하여 축약되며 소문자 c, v 다음 숫자 4, 그 뒤에 소문자 s, p로 표시하고 알파벳 사이에 공백 없이 연속적으로 기록한다.

정의

넷째 경추골 몸통의 최후상방점이다.

유형

cv4sp(그림 14-9A, B)는 편측성, 해부학적, 경조직 두부방사선계측점이다.

의의

이 두부방사선계측점/지표는 경추골 성숙도 평가(cervical vertebrae maturity indicator; CVMI) 방법의 기준점 중 하나로 사용된다.

cv4ip

약어

cv4ip: cv4ip는 영어 알파벳과 숫자를 사용하여 축약되며 소문자 c, v 다음 숫자 4, 그 뒤에 소문자 i, p로 표시하고 알파벳 사이에 공백 없이 연속적으로 기록한다.

정의

넷째 경추골 몸통의 최후하방점이다.

유형

cv4ip(그림 14-10A, B)는 편측성, 해부학적, 경조직 두부방사선계측점이다.

의의

이 두부방사선계측점/지표는 경추골 성숙도 평가(cervical vertebrae maturity indicator; CVMI) 방법의 기준점 중 하나로 사용된다.

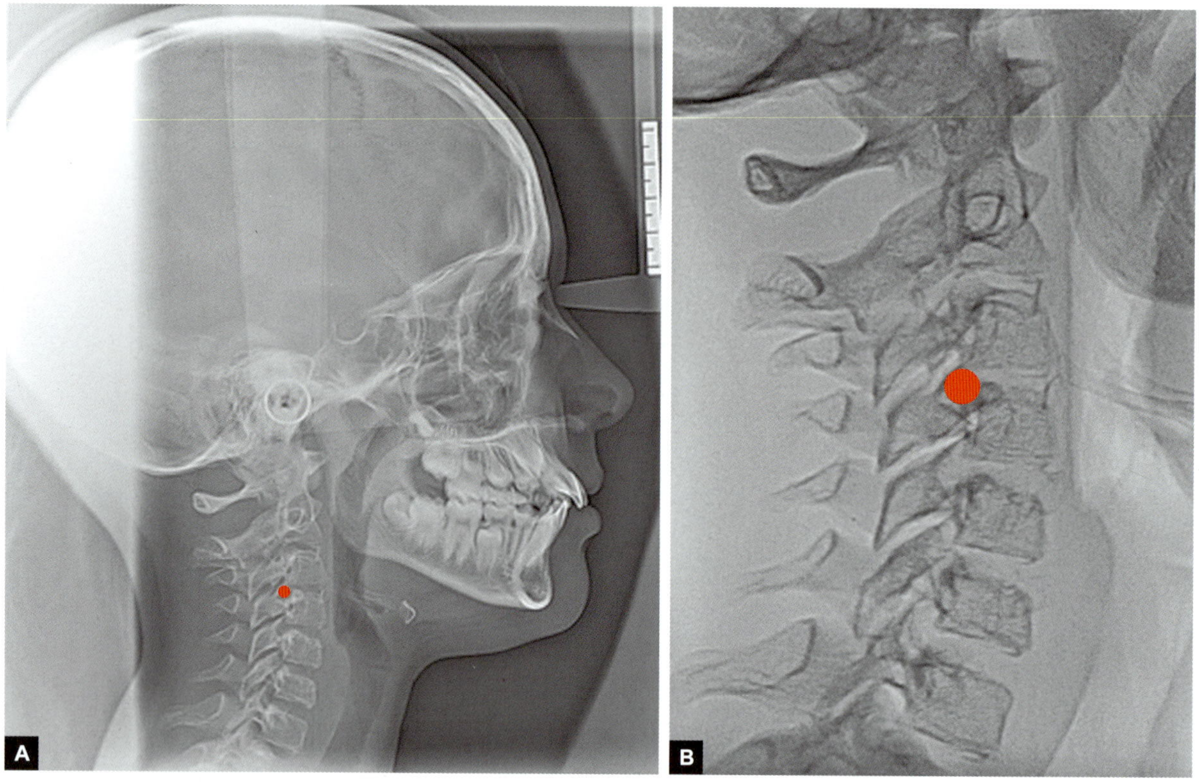

그림 14-9. cv4sp: 넷째 경추골 몸통의 최후상방점.

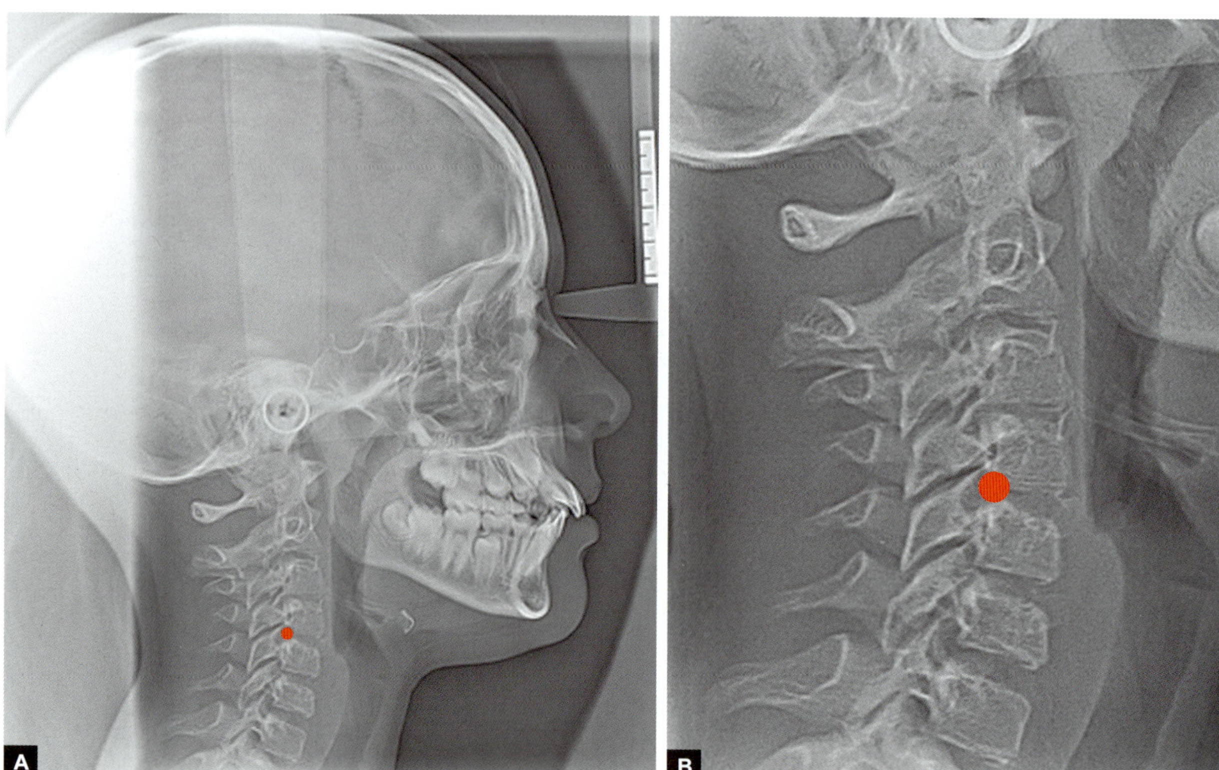

그림 14-10. cv4ip: 넷째 경추골 몸통의 최후하방점.

cv4sa

약어

cv4sa: cv4sa는 영어 알파벳과 숫자를 사용하여 축약되며 소문자 c, v 다음 숫자 4, 그 뒤에 소문자 s, a로 표시하고 알파벳 사이에 공백 없이 연속적으로 기록한다.

정의

넷째 경추골 몸통의 최전상방점이다.

유형

cv4sa(그림 14-11A, B)는 편측성, 해부학적, 경조직 두부방사선계측점이다.

의의

이 두부방사선계측점/지표는 경추골 성숙도 평가(cervical vertebrae maturity indicator; CVMI) 방법의 기준점 중 하나로 사용된다.

cv4ia

약어

cv4ia: cv4ia는 영어 알파벳과 숫자를 사용하여 축약되며 소문자 c, v 다음 숫자 4, 그 뒤에 소문자 i, a로 표시하고 알파벳 사이에 공백 없이 연속적으로 기록한다.

정의

넷째 경추골 몸통의 최전하방점이다.

유형

cv4ia(그림 14-12A, B)는 편측성, 해부학적, 경조직 두부방사선계측점이다.

의의

이 두부방사선계측점/지표는 경추골 성숙도 평가(cervical vertebrae maturity indicator; CVMI) 방법의 기준점 중 하나로 사용된다.

cv5sp

약어

cv5sp: cv5sp는 영어 알파벳과 숫자를 사용하여 축약되며 소문자 c, v 다음 숫자 5, 그 뒤에 소문자 s, p로 표시하고 알파벳 사이에 공백 없이 연속적으로 기록한다.

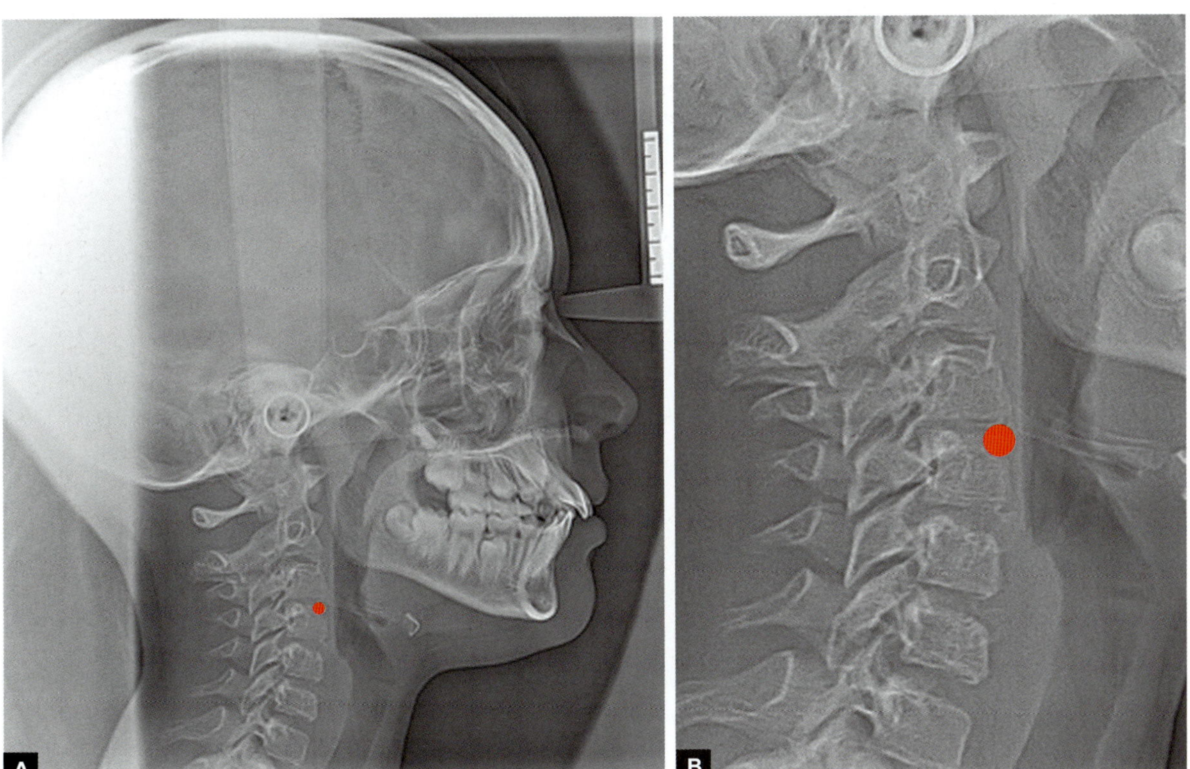

그림 14-11. cv4sa: 넷째 경추골 몸통의 최전상방점.

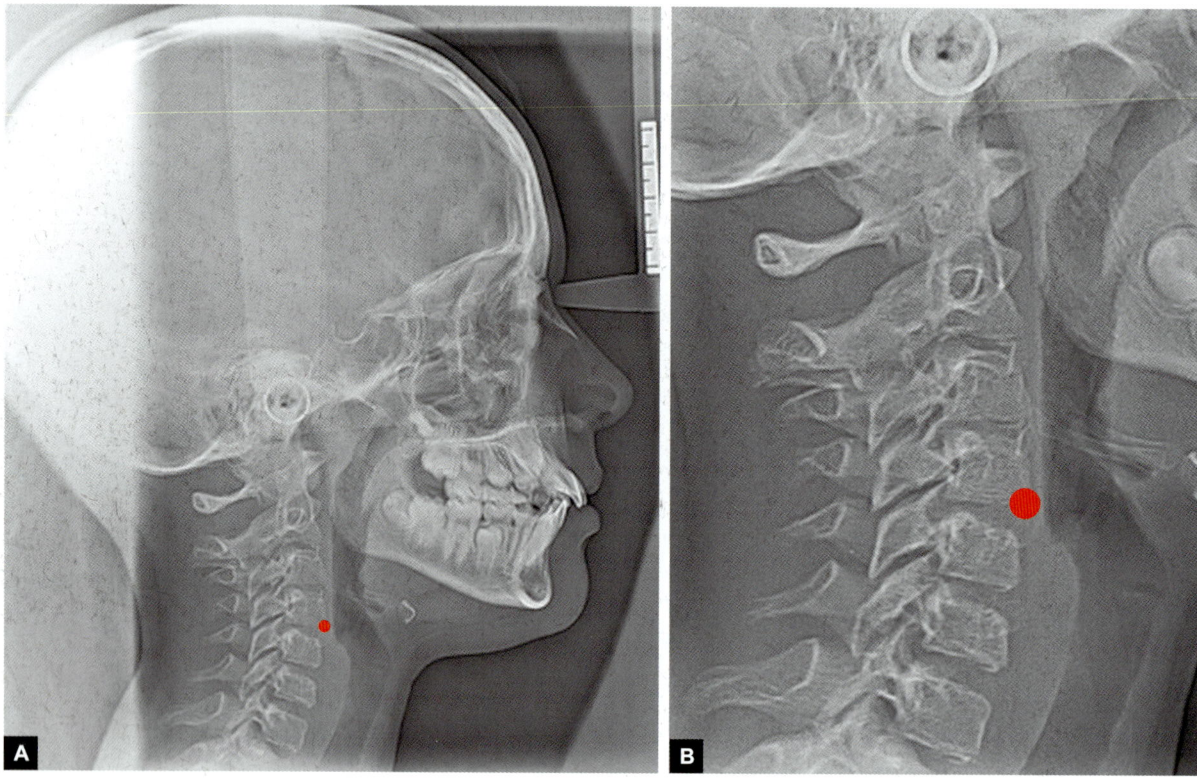

그림 14-12. cv4ia: 넷째 경추골 몸통의 최전하방점.

정의

다섯째 경추골 몸통의 최후상방점.

유형

cv5sp(그림 14-13A, B)는 편측성, 해부학적, 경조직 두부방사선계측점이다.

의의

이 두부방사선계측점/지표는 경추골 성숙도 평가(cervical vertebrae maturity indicator; CVMI) 방법의 기준점 중 하나로 사용된다.

cv5ip

약어

cv5ip: cv5ip는 영어 알파벳과 숫자를 사용하여 축약되며 소문자 c, v 다음 숫자 5, 그 뒤에 소문자 i, p로 표시하고 알파벳 사이에 공백 없이 연속적으로 기록한다.

정의

다섯째 경추골 몸통의 최후하방점이다.

유형

cv5ip(그림 14-14A, B)는 편측성, 해부학적, 경조직 두부방사선계측점이다.

의의

이 두부방사선계측점/지표는 경추골 성숙도 평가(cervical vertebrae maturity indicator; CVMI) 방법의 기준점 중 하나로 사용된다.

cv5sa

약어

cv5sa: cv5sa는 영어 알파벳과 숫자를 사용하여 축약되며 소문자 c, v 다음 숫자 5, 그 뒤에 소문자 s, a로 표시하고 알파벳 사이에 공백 없이 연속적으로 기록한다.

정의

다섯째 경추골 몸통의 최전상방점이다.

유형

cv5sa(그림 14-15A, B)는 편측성, 해부학적, 경조직 두부방사선계측점

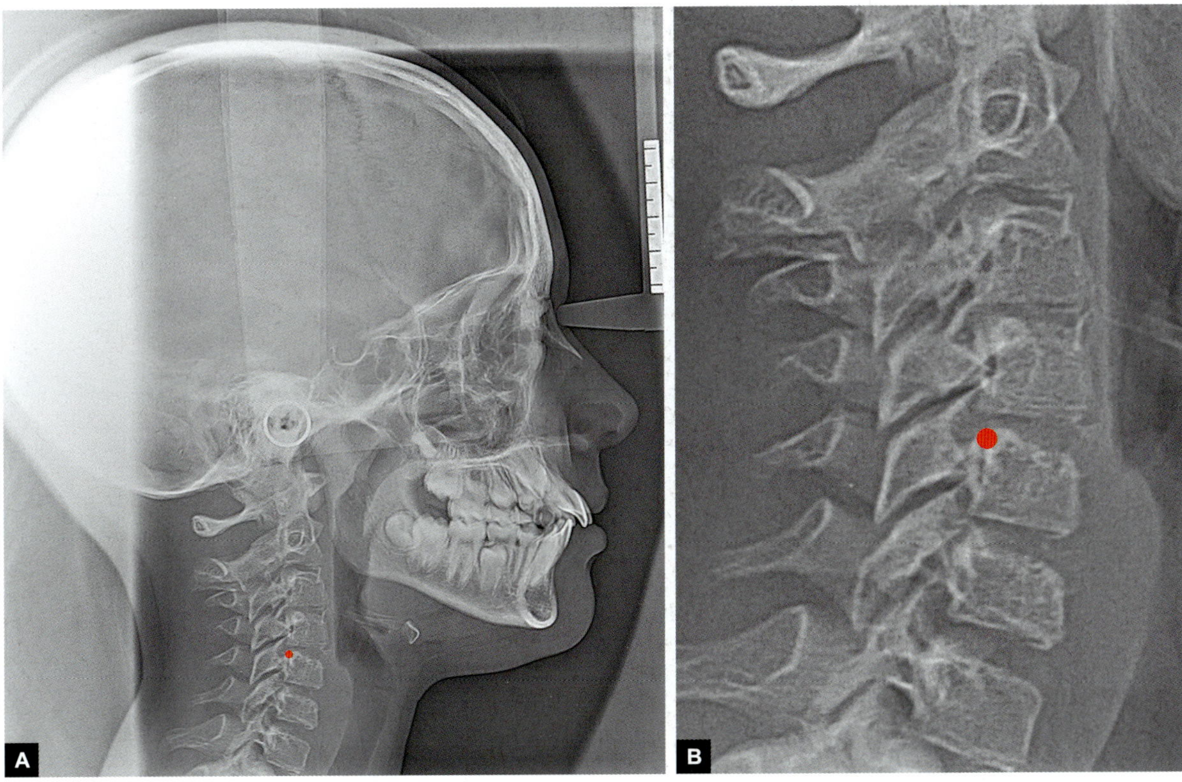

그림 14-13. cv5sp: 다섯째 경추골 몸통의 최후상방점.

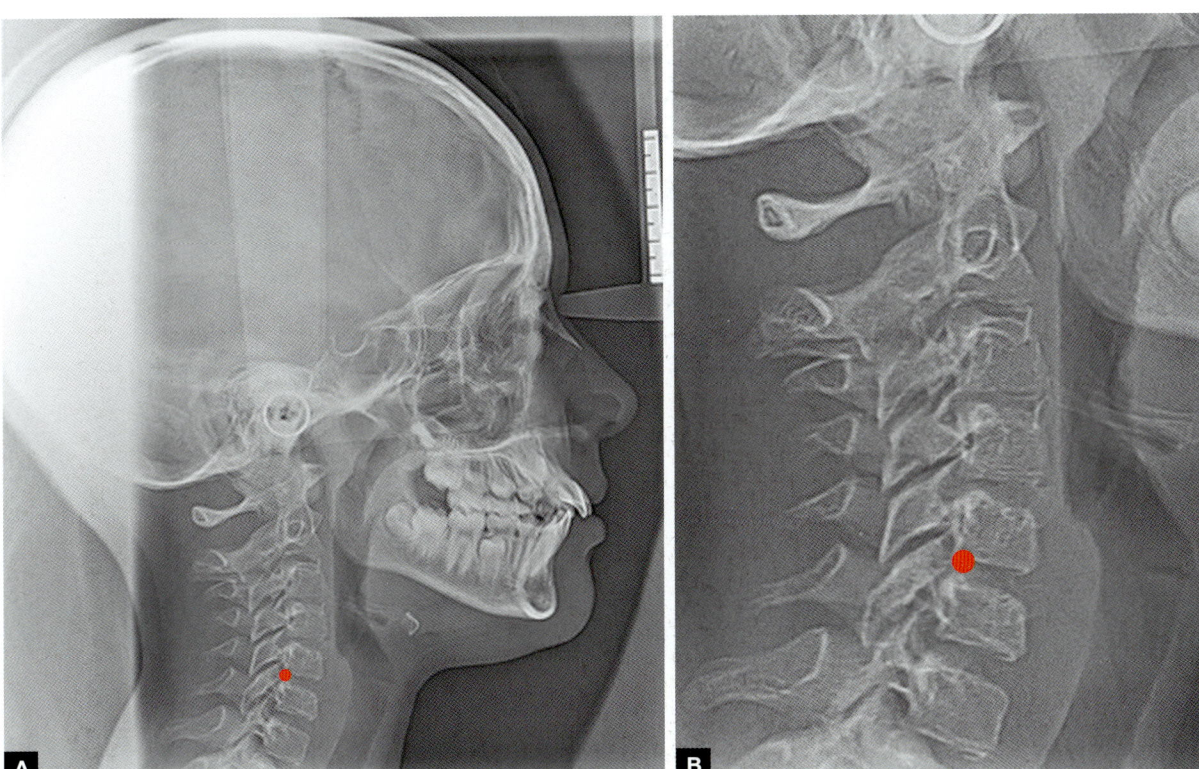

그림 14-14. cv5ip: 다섯째 경추골 몸통의 최후하방점.

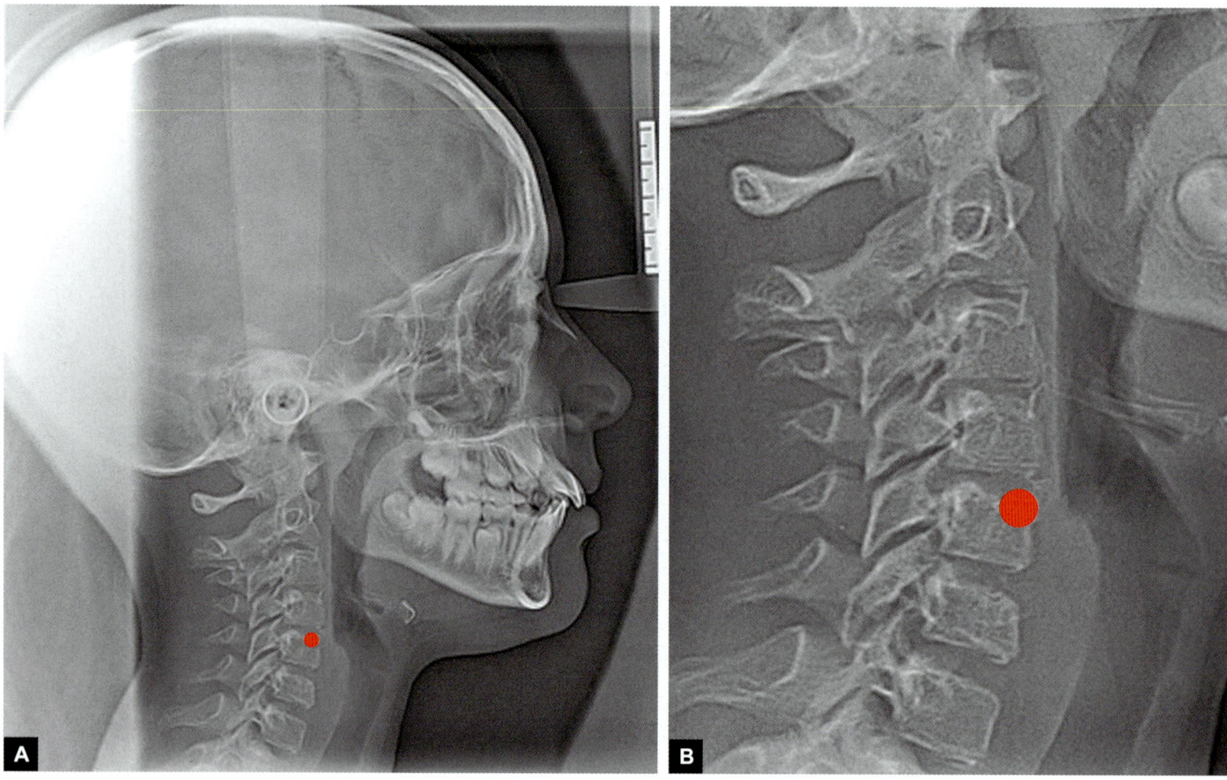

그림 14–15. cv5sa: 다섯째 경추골 몸통의 최전상방점.

선계측점이다.

의의

이 두부방사선계측점/지표는 경추골 성숙도 평가(cervical vertebrae maturity indicator; CVMI) 방법의 기준점 중 하나로 사용된다.

cv5ia

약어

cv5ia: cv5ia는 영어 알파벳과 숫자를 사용하여 축약되며 소문자 c, v 다음 숫자 5, 그 뒤에 소문자 i, a로 표시하고 알파벳 사이에 공백 없이 연속적으로 기록한다.

정의

다섯째 경추골 몸통의 최전하방점이다.

유형

cv5ia(그림 14–16A, B)는 편측성, 해부학적, 경조직 두부방사선계측점이다.

의의

이 두부방사선계측점/지표는 경추골 성숙도 평가(cervical vertebrae maturity indicator; CVMI) 방법의 기준점 중 하나로 사용된다.

cv6sp

약어

cv6sp: cv6sp는 영어 알파벳과 숫자를 사용하여 축약되며 소문자 c, v 다음 숫자 6, 그 뒤에 소문자 s, p로 표시하고 알파벳 사이에 공백 없이 연속적으로 기록한다.

정의

여섯째 경추골 몸통의 최후상방점이다.

유형

cv6sp(그림 14–17A, B)는 편측성, 해부학적, 경조직 두부방사선계측점이다.

의의

이 두부방사선계측점/지표는 경추골 성숙도 평가(cervical ver-

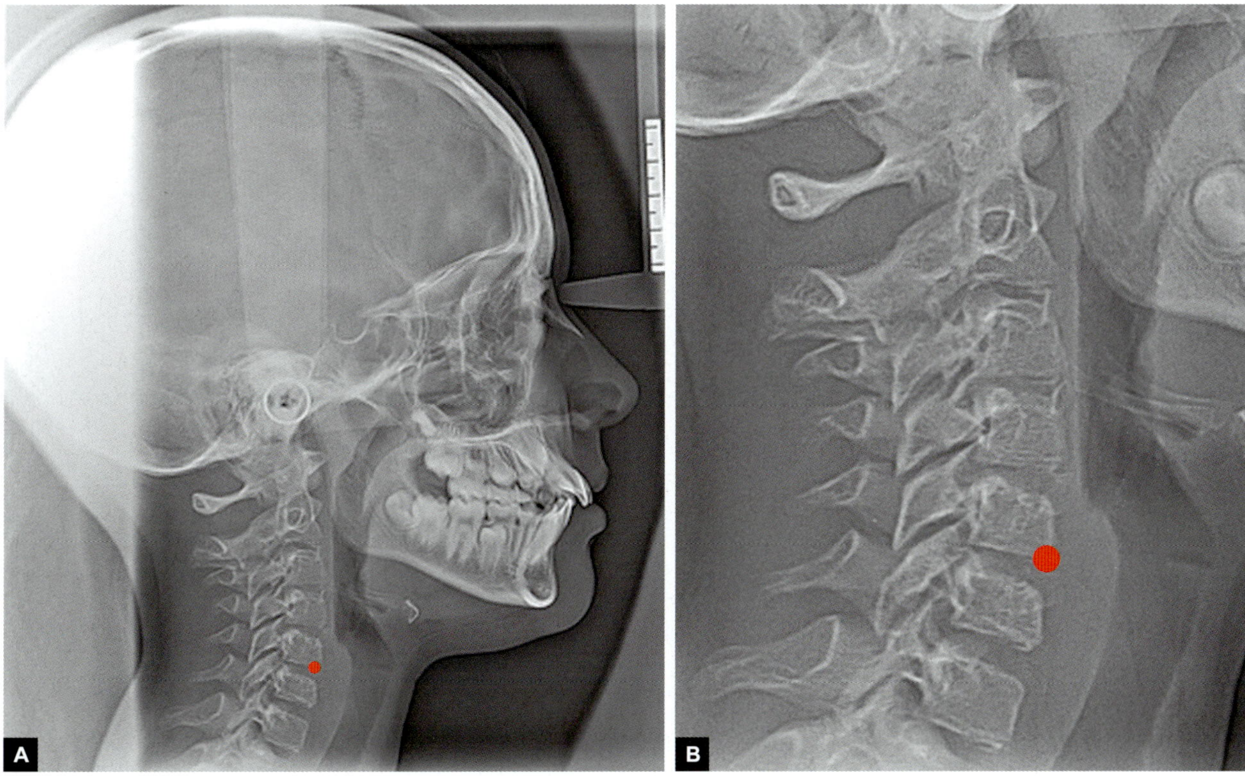

그림 14-16. cv5ia: 다섯째 경추골 몸통의 최전하방점.

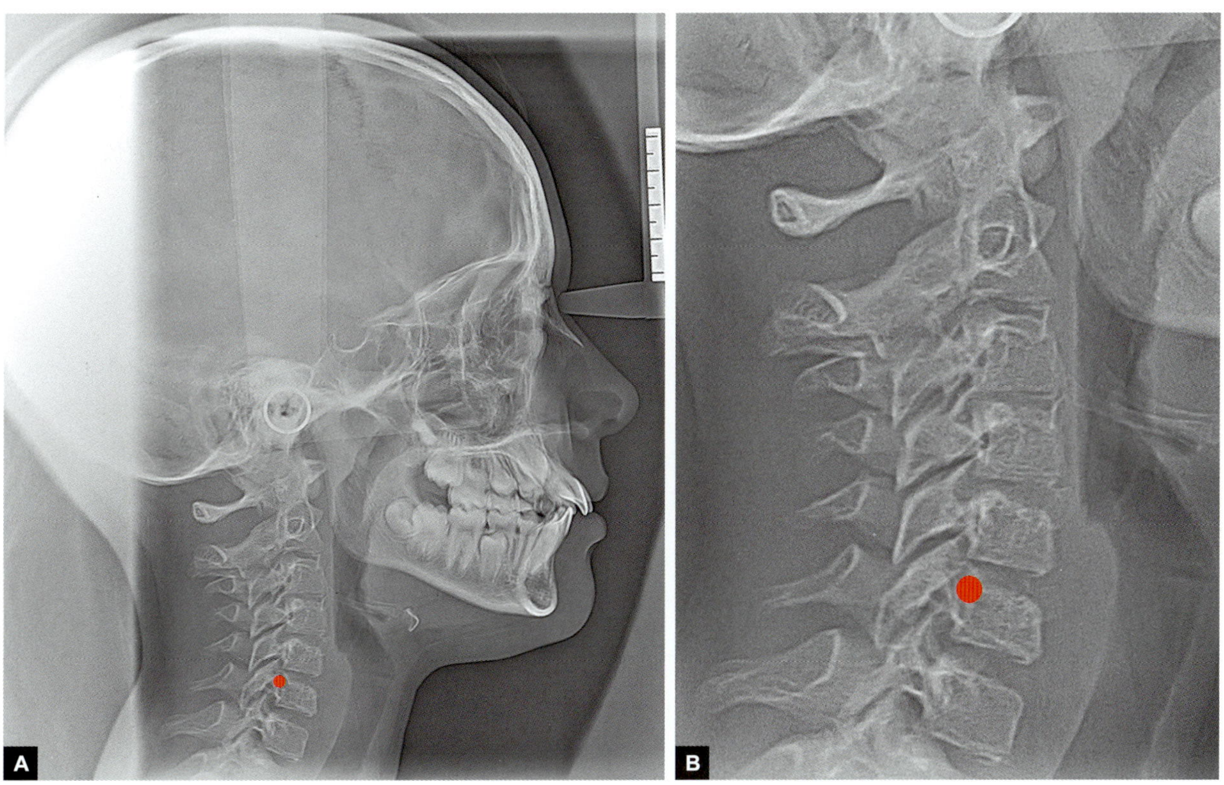

그림 14-17. cv6sp: 여섯째 경추골 몸통의 최후상방점.

tebrae maturity indicator; CVMI) 방법의 기준점 중 하나로 사용된다.

cv6ip

약어

cv6ip: cv6ip는 영어 알파벳과 숫자를 사용하여 축약되며 소문자 c, v 다음 숫자 6, 그 뒤에 소문자 i, p로 표시하고 알파벳 사이에 공백 없이 연속적으로 기록한다.

정의

여섯째 경추골 몸통의 최후하방점이다.

유형

cv6ip(그림 14-18A, B)는 편측성, 해부학적, 경조직 두부방사선계측점이다.

의의

이 두부방사선계측점/지표는 경추골 성숙도 평가(cervical vertebrae maturity indicator; CVMI) 방법의 기준점 중 하나로 사용된다.

cv6sa

약어

cv6sa: cv6sa는 영어 알파벳과 숫자를 사용하여 축약되며 소문자 c, v 다음 숫자 6, 그 뒤에 소문자 s, a로 표시하고 알파벳 사이에 공백 없이 연속적으로 기록한다.

정의

여섯째 경추골 몸통의 최전상방점이다.

유형

cv6sa(그림 14-19A, B)는 편측성, 해부학적, 경조직 두부방사선계측점이다.

의의

이 두부방사선계측점/지표는 경추골 성숙도 평가(cervical vertebrae maturity indicator; CVMI) 방법의 기준점 중 하나로 사용된다.

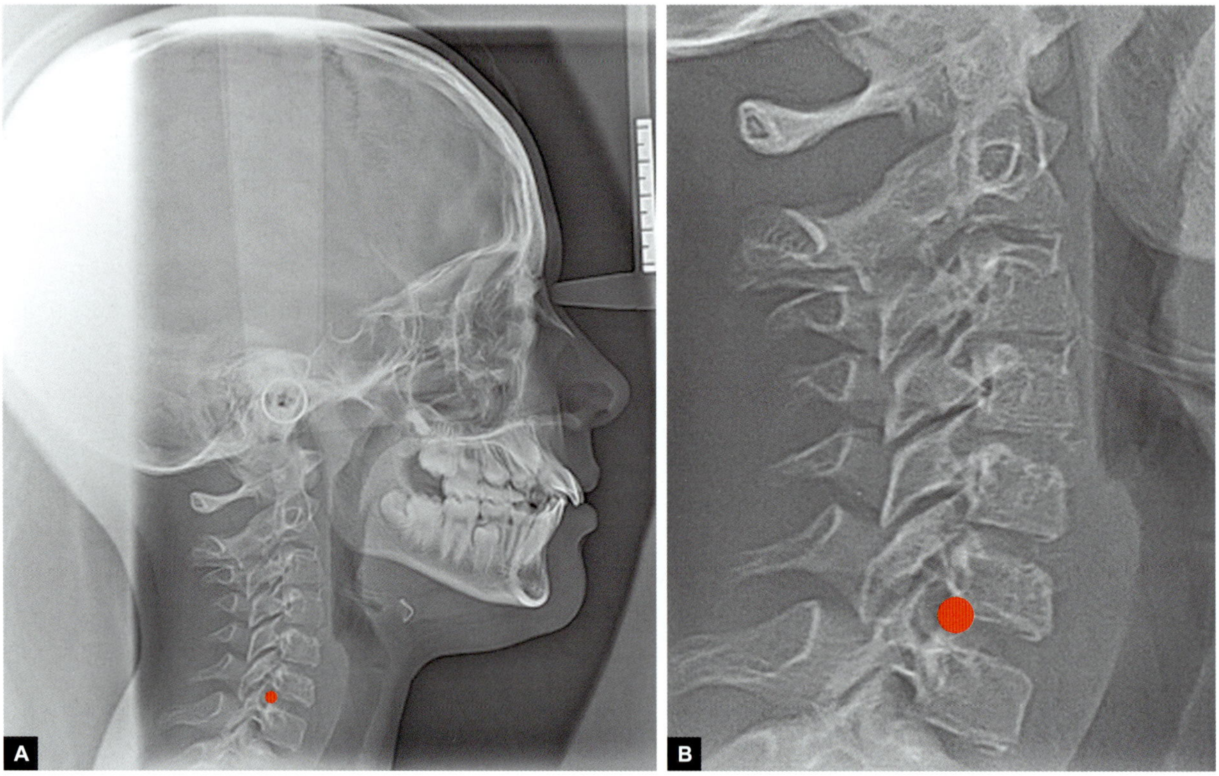

그림 14-18. cv6ip: 여섯째 경추골 몸통의 최후하방점.

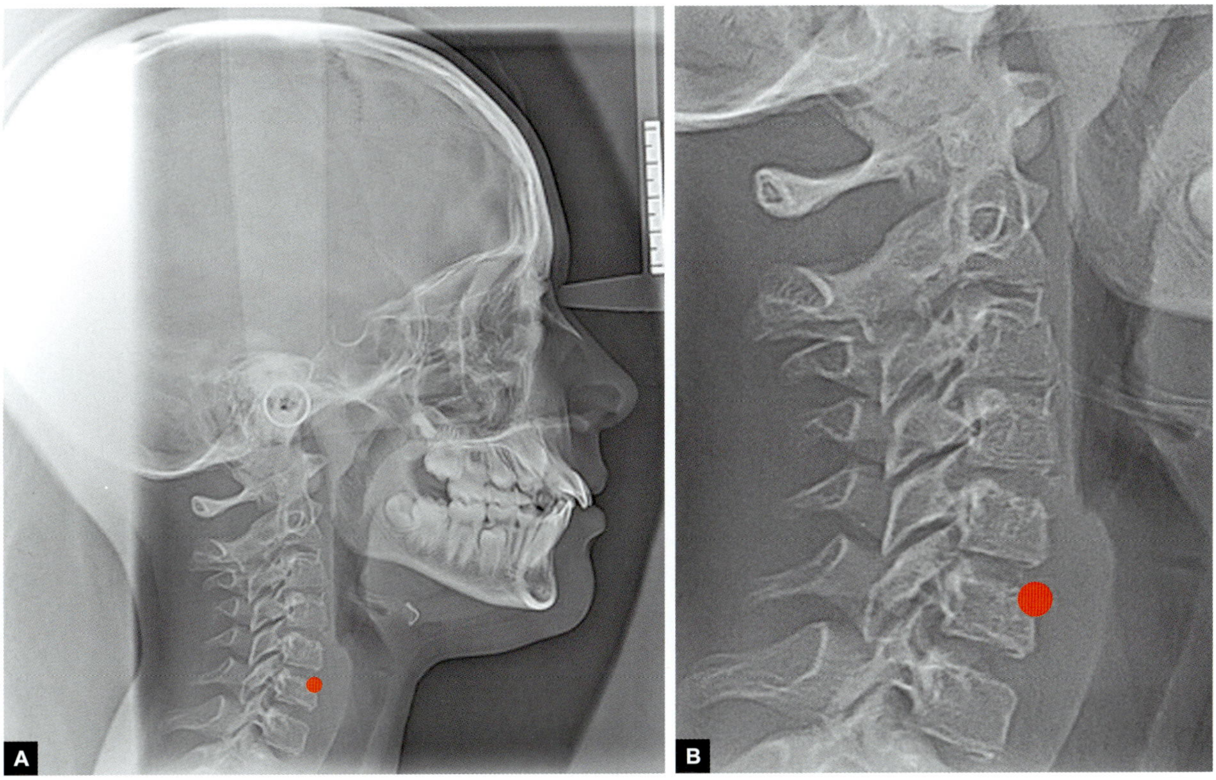

그림 14-19. cv6sa: 여섯째 경추골 몸통의 최전상방점.

cv6ia

약어

cv6ia: cv6ia는 영어 알파벳과 숫자를 사용하여 축약되며 소문자 c, v 다음 숫자 6, 그 뒤에 소문자 i, a로 표시하고 알파벳 사이에 공백 없이 연속적으로 기록한다.

정의

여섯째 경추골 몸통의 최전하방점이다.

유형

cv6ia(그림 14-20A, B)는 편측성, 해부학적, 경조직 두부방사선계측점이다.

의의

이 두부방사선계측점/지표는 경추골 성숙도 평가(cervical vertebrae maturity indicator; CVMI) 방법의 기준점 중 하나로 사용된다.

골 성숙도 지표로서의 경추골

종래 수완부 방사선사진은 골 성숙도를 평가하기 위한 표준 방법으로 사용되어 왔다. 이 방법은 정확도가 높기는 하지만 환자의 추가적인 방사선 노출을 필요로 한다. 또한, 수완부는 교정치료가 이루어지는 턱뼈와는 멀리 떨어져 있다. 최근에는 골 성숙도를 결정하기 위해 경추골 평가를 사용하는 빈도가 증가하고 있다.

경추골을 이용하는 새로운 골 성숙도 평가 방법은 Hassel과 Farman에 의해 처음 개발되었다. 많은 후속 연구들은 경추골에서 나타나는 발달 혹은 성숙 변화가 수완부의 변화에 비해 유의미한 상관관계가 있음을 보여주었다.

최근에는 전통적인 수완부 방사선사진 방법 대신 경추골 성숙도 평가 방법이 점점 더 많이 사용되고 있다. 이 방법의 사용이 증가하는 주요 원인 중 하나는 교정 진단을 위해 정기적으로 사용하는 측모두부방사선계측사진(그림 14-21)에서 경추골을 평가할 수 있어 추가적인 방사선 사진을 촬영할 필요가 없기 때문이다.

1972년 Lamparki는 골령을 평가하는 데 있어 수완부 방사선사진 방법만큼 경추골 성숙도 평가 방법이 통계적으로나 임상적으로 신뢰할 수 있다고 주장하였다. 몇몇 저자들(San-Roman et al., 2002)은 경추골의 성숙과 수완부골의 성숙 사이에 높은 상관관계가 있다고 보고하였다. 경추골은 수완부 방사선사진을 촬영하지 않고도 골 성숙도를 평가하여 환자의 방사선 노출을 줄일 수 있는 대안을 제시할 수 있는 것으로 나타났다.

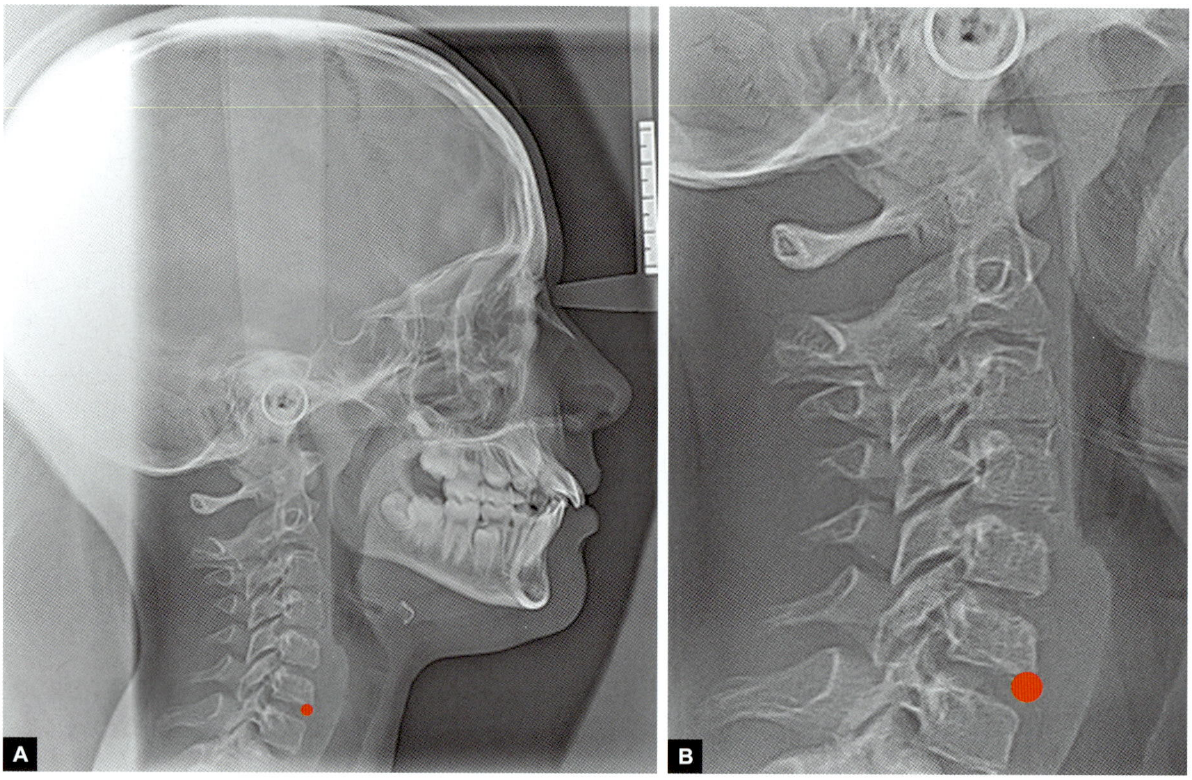

그림 14-20. cv6ia: 여섯째 경추골 몸통의 최전하방점.

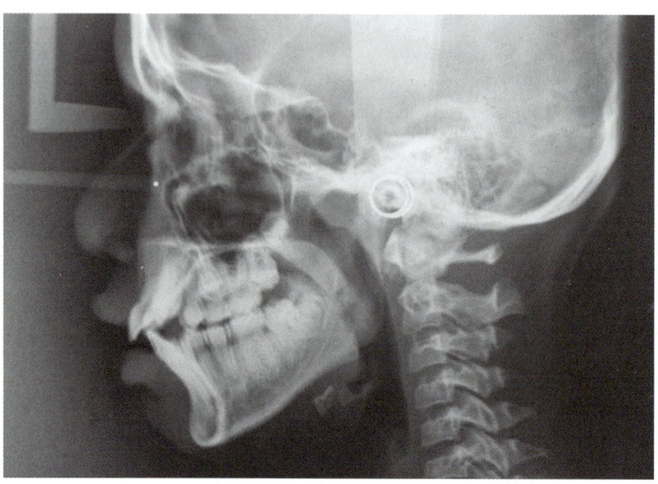

그림 14-21. 경추골 성숙도는 측모두부방사선계측사진에서 평가할 수 있다.

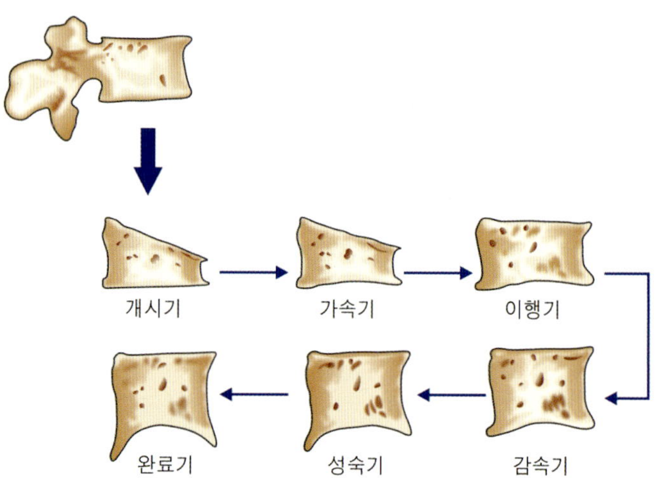

그림 14-22. Hassel과 Farman은 6개의 발달 단계로 구성된 경추골을 이용한 골 성숙도 평가 방법을 개발하였다.

대부분의 경추골 성숙도를 이용하는 방법들은 성장이 진행됨에 따라 경추골 몸통에서 일어나는 형태학적 변화에 기반한다. Hassel과 Farman은 6개의 발달 단계로 구성된 경추골을 이용한 골 성숙도 평가 방법을 개발하였다(그림 14-22). 그들이 고려한 경추골(C2, C3, C4)의 형태학적 특징은 다음과 같다:

- 몸통의 모양
- 몸통의 높이
- 경추골 몸통 아래 경계의 오목함

C3, C4 경추골 몸통의 형태는 골격 발달 수준에 따라 변화한다(그림 14-23).

- 처음에는 쐐기 모양이었다가 이후 직사각형, 그 다음 정사각형 모양으로 변한다.

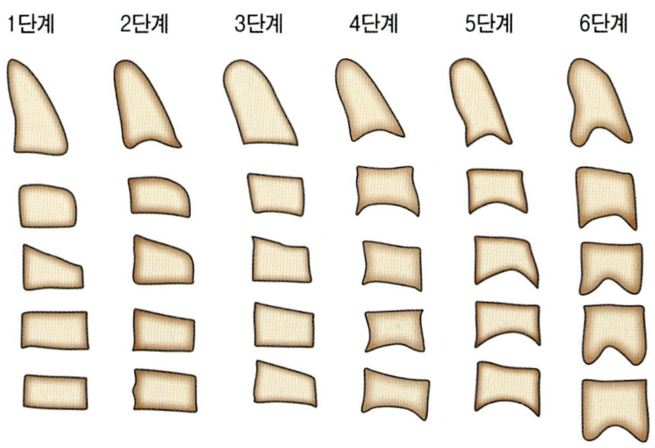

그림 14-23. C3, C4 경추골 몸통의 형태는 골격 발달 수준에 따라 변화한다.

- 골 성숙도가 높아짐에 따라 경추골 몸통의 수직적 길이는 증가한다.
- 초기에 편평했던 경추골 몸통의 아래 경계는 성숙하면서 점점 오목해진다.
- 경추골 아래 경계의 오목함은 골격이 성숙함에 따라 C2에서 C3, C4로 순차적으로 나타난다.

Hassel과 Farman은 C2, C3, C4 경추골에서 관찰되는 이러한 변화들에 기반하여 표 14-2에 기술된 6개의 발달 단계를 제시하였다.

참고문헌

1. Anderson DI, Thompson GW, Popovich F. Interrelationship of dental maturity, skeletal maturity, height and weight from age 4 to 14 years. Growth. 1975;39:453-62.
2. Bowden BD. Epiphyseal changes in the hand/wrist area as an indicator of adolescent. Aust Orthod J. 1976;4:87-104.
3. Fishman LS. Radiographic evaluation of skeletal maturity. Angle Orthodont. 1982;88-112.
4. Grave, Brown. Skeletal ossification and adolescent growth spurt. Am J Orthod. 1976;69-80.
5. Houston WJB, Miller JC, Tanner JM. pRediction of the timing of the adolescent growth spurt from ossification events in hand/wrist films. Brit J Ortho. 1979;6:145-52.
6. Moore, Moyer, Dubois. Skeletal maturation and craniofacial growth. Am J Orthod. 1990;33-40.
7. Revelo, Fishman. Evaluation of ossification of midpalatal suture. Am J Orthod. 1994;288-92.

표 14-2. 경추골을 이용한 골 성숙도 평가

단계	명칭	경추골의 변화	
1단계	개시기	• 사춘기 성장이 시작된다. • 경추골 몸통과 C2, C3, C4에서 위 경계가 전후방적으로 가늘어지는 쐐기 모양을 보인다.	• 그들의 아래 경계는 편평하다. • 사춘기 성장의 80~95%가 남아 있다.
2단계	가속기	• 성장의 가속이 시작된다. • C2, C3의 아래 경계가 오목해지기 시작한다. • C4의 아래 경계는 편평하다.	• C3, C4는 직사각형 모양에 가까워진다. • 사춘기 성장의 65~85%가 남아 있다.
3단계	이행기	• 성장이 가속되어 최대 성장기에 도달한다. • C2, C3 아래 경계의 오목한 형태가 명확해진다. • C4의 아래 경계가 오목해지기 시작한다.	• C3, C4는 직사각형 모양에 더욱 가까워진다. • 사춘기 성장의 25~65%가 남아 있다.
4단계	감속기	• 사춘기 성장 속도가 감소하기 시작한다. • C2, C3, C4의 아래 경계 모두에서 오목한 형태가 명확해진다.	• C3, C4는 거의 정사각형 모양이다. • 사춘기 성장의 10~25%가 남아 있다.
5단계	성숙기	• 경추골이 성숙한다. • C2, C3, C4의 아래 경계에서 오목한 형태가 더욱 두드러진다.	• C3, C4는 더욱 정사각형에 가까운 모양이다. • 사춘기 성장의 5~10%가 남아 있다.
6단계	완료기	• 사춘기 성장이 거의 완료된다. • C2, C3, C4의 아래 경계에서 오목한 형태가 더욱 뚜렷해진다.	• C3, C4는 너비보다 수직적 길이가 긴 정사각형 모양이 된다. • 사춘기 성장이 완료되어 더 이상의 성장 잠재력이 남아있지 않다.

Section 6

인두와 관련된 두부방사선계측점

(Cephalometric Landmarks Related to Pharynx)

Chapter 15. 인두와 관련된 두부방사선계측점

CHAPTER 15

인두와 관련된 두부방사선계측점

(Cephalometric Landmarks Related to Pharynx)

인두(pharynx)는 머리뼈바닥으로부터 연장되어 정중앙에 위치하는 섬유근육성 관이다. 인두는 비강, 구강, 후두로 연결되며 각각 코인두(비인두, nasopharynx), 입인두(구인두, oropharynx), 후두인두(laryngopharynx)로 명명한다.

코인두

코인두는 인두의 윗부분에 해당한다. 구강 뒤의 연구개 위쪽에 위치하며 위쪽 경계는 머리뼈바닥이다. 천정의 뒤쪽 및 뒷벽의 윗부분에는 어린이에서는 두드러지지만 성인에서는 잘 관찰되지 않는 아데노이드(adenoid) 혹은 인두편도(pharyngeal tonsil)와 같이 축적된 림프 조직이 존재한다. 옆벽에는 아래코선반(하비갑개, inferior nasal concha)의 1.5cm 후방으로 귀관(이관, auditory tube)의 개구부가 존재한다. 코인두는 아래쪽으로 연장되어 연구개 아래에서 입인두로 이어진다.

입인두

입인두는 연구개와 후두덮개(후두개, epiglottis)의 위쪽 경계 사이에 위치하며 인두의 중간 부위에 해당한다. 앞쪽으로는 혀의 후방 1/3에 의해 경계지어지며 구강으로 연결된다. 구강이 구인두로 연결되는 부위의 옆쪽 경계에서는 편도오목(tonsillar fossae)에 목구멍편도(구개편도, palatine tonsil)가 위치한다.

후두인두

후두인두는 인두의 아랫부분에 해당한다. 후두덮개의 위쪽 경계에서부터 여섯째 경추골의 아래 경계까지 연장되며 식도와 연결된다. 후두인두의 윗부분은 개방된 입구(patent inlet)를 통해 전방으로 후두와 연결된다.

인두의 두부방사선계측점(지표)

인두의 두부방사선계측점은 해부학적 기원이며 다음과 같다(표 15-1).

표 15-1. 인두와 관련된 두부방사선계측점

두부방사선계측점	약어	유형	유래
Anterior nasal spine	ANS 또는 ans	편측성	해부학적
Posterior nasal spine	PNS 또는 pns	편측성	해부학적
Anterior pharyngeal wall	apw	편측성	해부학적
Posterior pharyngeal wall	ppw	편측성	해부학적
Pterygomaxillary fissure	Ptm	편측성	해부학적
Superior pharyngeal wall	spw	편측성	해부학적
Tip of uvula	U	편측성	해부학적
Point on the oral side of the soft palate	Uo	편측성	해부학적
Point on the pharyngeal side of the soft palate	Up	편측성	해부학적
Upper point of tongue	ut	편측성	해부학적

Anterior nasal spine, posterior nasal spine과 날개위턱틈새

Anterior nasal spine, posterior nasal spine과 날개위턱틈새는 '제10장 위턱뼈와 관련된 두부방사선계측점(지표)'에 자세히 설명되어 있다.

앞인두벽

약어

apw: 앞인두벽(인두전벽, anterior pharyngeal wall)은 영어 알파벳을 사용하여 축약되며 소문자 a, p, w로 표시하고 알파벳 사이에 공백 없이 연속적으로 기록한다.

뒤인두벽

약어

ppw: 뒤인두벽(후인두벽, posterior pharyngeal wall)은 영

어 알파벳을 사용하여 축약되며 소문자 p, p, w로 표시하고 알파벳 사이에 공백 없이 연속적으로 기록한다.

위인두벽

약어

spw: 위인두벽(상인두벽, superior pharyngeal wall)은 영어 알파벳을 사용하여 축약되며 소문자 s, p, w로 표시하고 알파벳 사이에 공백 없이 연속적으로 기록한다.

목젖의 끝점

약어

U: 목젖의 끝점(tip of uvula)는 영어 알파벳을 사용하여 축약되며 대문자 U로 기록한다.

연구개의 구강측 점

약어

Uo: 연구개의 구강측 점(point on the oral side of the soft palate)은 영어 알파벳을 사용하여 축약되며 대문자 U 다음 소문자 o가 뒤따르고 알파벳 사이에 공백 없이 연속적으로 기록한다.

연구개의 인두측 점

약어

Up: 연구개의 인두측 점(point on the pharyngeal side of the soft palate)은 영어 알파벳을 사용하여 축약되며 대문자 U 다음 소문자 p가 뒤따르고 알파벳 사이에 공백 없이 연속적으로 기록한다.

혀의 상방점

약어

ut: 혀의 상방점(upper point of tongue)은 영어 알파벳을 사용하여 축약되며 소문자 u, t로 표시하고 알파벳 사이에 공백 없이 연속적으로 기록한다.

의의

McNamara 두부방사선계측분석에서

위인두

위인두(상인두, upper pharynx)의 너비는 연구개 뒤쪽 경계의 점에서부터 인두 벽의 가장 가까운 점까지의 거리로 측정한다. 이 계측은 연구개 윤곽의 앞쪽 절반에서 이루어진다. 코인두의 평균 너비는 약 15~20mm이며, 2mm 이하인 경우 기도장애를 의미한다.

아래인두

아래인두(하인두, lower pharynx)의 너비는 혀의 뒤쪽 경계와 아래턱뼈 아래 경계의 교차점에서부터 뒤인두벽의 가장 가까운 점까지의 거리로 측정한다. 평균 계측치는 연령과 관계없이 11~14mm이다. 아래 인두의 너비가 평균보다 큰 경우 자세 습관이나 편도 비대에 의해 혀가 전방으로 위치할 가능성이 있다. 아래인두의 너비가 평균보다 작은 경우 혀가 후방으로 위치되어 있음을 의미한다.

Section 7

연조직 두부방사선계측점

(Soft Tissue Cephalometric Landmarks)

Chapter 16. 연조직 두부방사선계측점

CHAPTER 16

연조직 두부방사선계측점

(Soft Tissue Cephalometric Landmarks)

이마와 관련된 연조직 두부방사선계측점(지표)

이마와 관련된 연조직 두부방사선계측점은 다음과 같으며 이 장에 자세히 설명되어 있다.

- Trichion
- Soft tissue glabella

Soft tissue glabella

약어

- *G:* Soft tissue glabella는 영어 알파벳을 사용하여 축약되며 대문자 G로 기록한다.
- *Gs:* 일부 저자에 따르면 soft tissue glabella는 영어 알파벳을 사용하여 축약되며 대문자 G 다음 소문자 s가 뒤따르고 알파벳 사이에 공백 없이 연속적으로 기록한다.
- *SGLB:* 또다른 일부 저자에 따르면 soft tissue glabella는 영어 알파벳을 사용하여 축약되며 대문자 S, G, L, B로 표시하고 알파벳 사이에 공백 없이 연속적으로 기록한다.
- *참고:* Soft tissue glabella는 약어 G, Gs 또는 SGLB로 축약될 수 있지만 G가 가장 널리 사용되는 약어이다.

정의

- Soft tissue glabella(그림 16-1A~D)는 눈확위융기(상안와융기, superior orbital ridge)의 높이에서 이마의 정중시상면상 가장 돌출된 점 또는 최전방점이다.

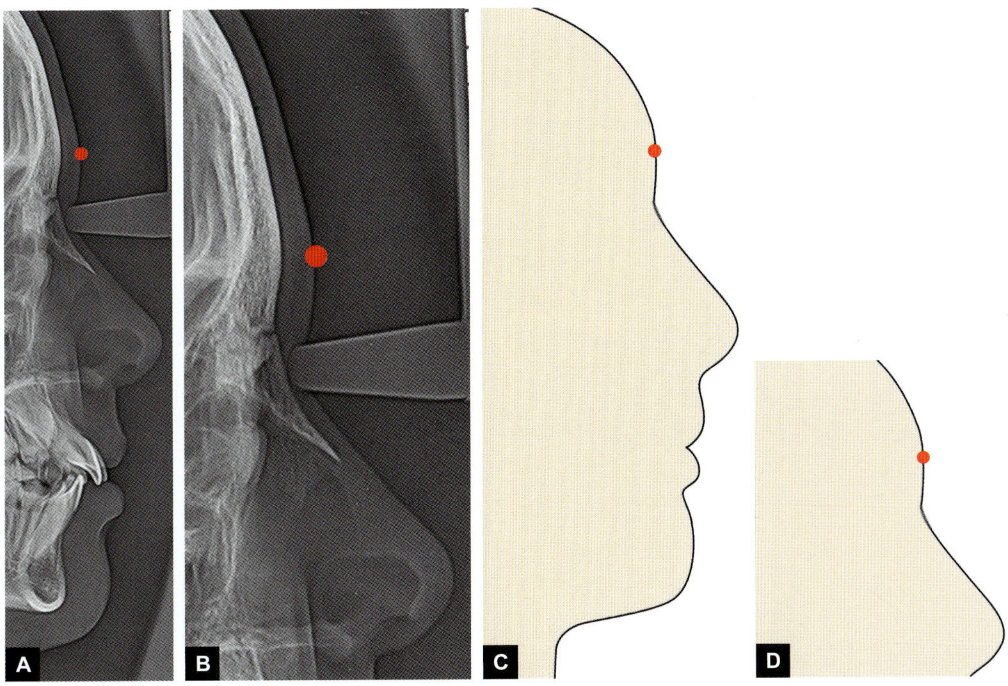

그림 16-1. A, 측모두부방사선계측사진에서의 soft tissue glabella. B, 측모두부방사선계측사진에서의 soft tissue glabella를 보여주는 확대된 이미지. C, 그래픽 도해에서의 soft tissue glabella. D, 그래픽 도해에서의 soft tissue glabella를 보여주는 확대된 이미지.

• 눈확위융기의 높이에서 이마의 정중시상면상 가장 돌출된 점 또는 최전방점(SN Bhatia, BC Leighton, 1993).

유형

Glabella는 편측성, 연조직 두부방사선계측점이다.

의의

Glabella는 facial angle을 구성하는 기준점 중 하나로 사용된다.

코와 관련된 연조직 두부방사선계측점

코와 관련된 연조직 두부방사선계측점(지표)은 다음과 같다.

- Soft tissue nasion
- Nasal crown
- Pronasale
- T point
- Alar crease junction

위에서 언급한 코와 관련된 계측점/지표는 아래에 모두 설명되어 있다.

Soft tissue nasion

약어

n: Soft tissue nasion은 영어 알파벳을 사용하여 축약되며 소문자 n으로 기록한다.

N: Soft tissue nasion은 영어 알파벳을 사용하여 축약되며 영어 알파벳 대문자 N으로 기록한다.

정의

Soft tissue nasion(그림 16-2A~D)은 이마코뼈봉합(전두비골봉합, frontonasal suture)을 덮고 있는 연조직에서 가장 오목한 점 또는 최후방점이다.

Spiro J Chaconas(1993)에 따르면

Sella turcica의 중심과 nasion을 잇는 선과 연조직 윤곽선의 교차점이다.

유형

Soft tissue nasion은 편측성, 연조직 두부방사선계측점이다.

의의

Soft tissue nasion은 nasion-soft tissue pogonion 평면을

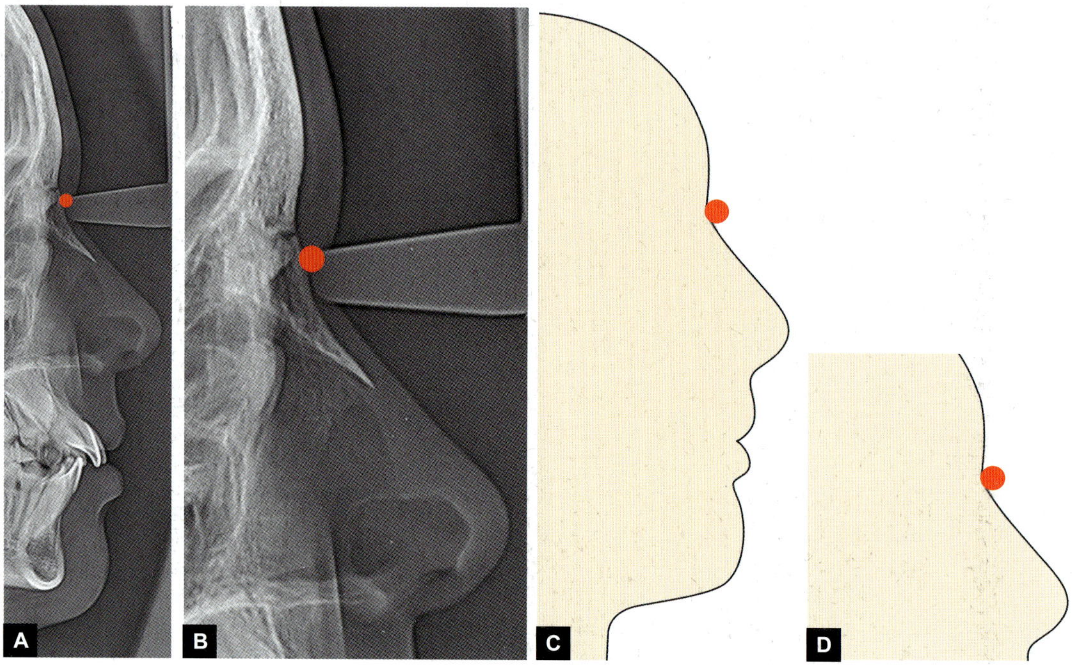

그림 16-2. A, 측모두부방사선계측사진에서의 soft tissue nasion. B, 측모두부방사선계측사진에서의 soft tissue nasion을 보여주는 확대된 이미지. C, 그래픽 도해에서의 soft tissue nasion. D, 그래픽 도해에서의 soft tissue nasion을 보여주는 확대된 이미지.

구성하는 기준점 중 하나로 사용되며, 이는 콧등 표면과 함께 코의 돌출 정도를 결정하여 부정교합의 유형을 평가할 때 도움이 된다.

Nasal crown

약어

NC: Nasal crown은 영어 알파벳을 사용하여 축약되며 대문자 N, C로 표시하고 알파벳 사이에 공백 없이 연속적으로 기록한다.

정의

Nasal crown(그림 16-3A~D)은 soft tissue nasion(n)과 pronasale(Pn) 사이를 이등분하는 콧등의 중간에 위치한 계측점이다.

유형

Nasal crown은 편측성, 연조직 두부방사선계측점이다.

의의

Nasal crown은 코의 윤곽을 평가하기 위해 사용된다.

Pronasale

약어

Pn: Pronasale는 영어 알파벳을 사용하여 축약되며 대문자 P 다음 소문자 n이 뒤따르고 알파벳 사이에 공백 없이 연속적으로 기록한다.

Prn: 또한 pronasale는 영어 알파벳을 사용하여 축약되며 대문자 P 다음 소문자 r, n이 뒤따르고 알파벳 사이에 공백 없이 연속적으로 기록한다.

PRN: 또한 pronasale는 영어 알파벳을 사용하여 축약되며 대문자 P, R, N으로 표시하고 알파벳 사이에 공백 없이 연속적으로 기록한다.

prn: 또한 pronasale는 영어 알파벳을 사용하여 축약되며 소문자 p, r, n으로 표시하고 알파벳 사이에 공백 없이 연속적으로 기록한다.

정의

Pronasale(그림 16-4A~D)는 코의 가장 돌출된 점 또는 최전방점이다.

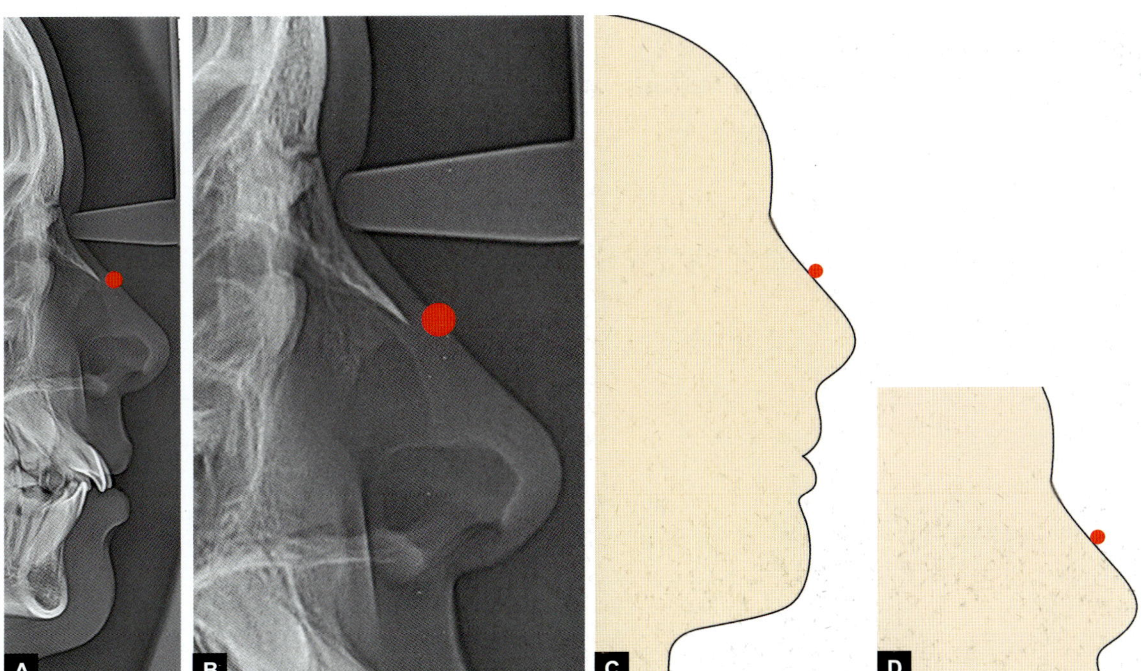

그림 16-3. A, 측모두부방사선계측사진에서의 nasal crown. **B,** 측모두부방사선계측사진에서의 nasal crown을 보여주는 확대된 이미지. **C,** 그래픽 도해에서의 soft tissue nasal crown. **D,** 그래픽 도해에서의 nasal crown을 보여주는 확대된 이미지.

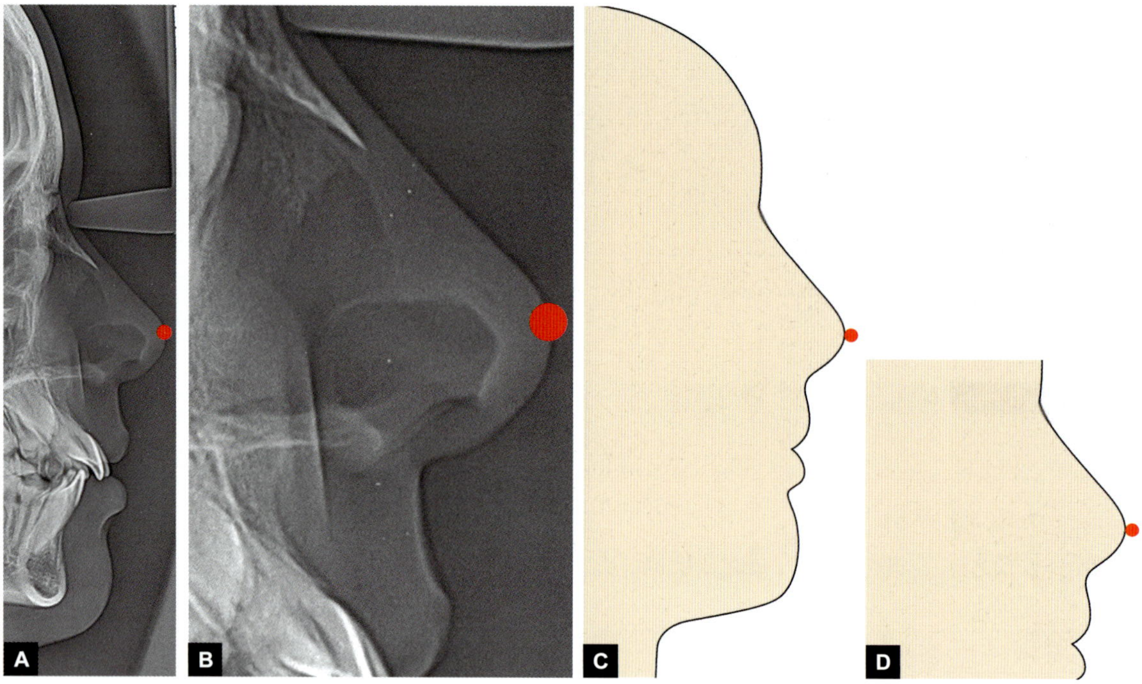

그림 16-4. A, 측모두부방사선계측사진에서의 pronasale. B, 측모두부방사선계측사진에서의 pronasale를 보여주는 확대된 이미지. C, 그래픽 도해에서의 pronasale. D, 그래픽 도해에서의 pronasale를 보여주는 확대된 이미지.

SN Bhatia와 BC Leighton(1993)에 따르면

코끝의 가장 돌출된 점 또는 최전방점이다.

Spiro J Chaconas(1969)에 따르면

정중시상면의 윤곽에서 코의 최전방점. 코끝을 하나의 점으로 결정하기 어려울 경우, 코의 정중시상면 윤곽에서 nasion-pogonion 선에 대한 평행선이 접하는 최전방점을 pronasale로 설정한다.

Leslie G Farkas(1981)에 따르면

Pronasale는 코끝의 가장 돌출된 점이다. 코끝이 편평할 경우 결정하기 어렵다.

유형

Pronasale는 편측성, 연조직 두부방사선계측점이다.

의의

- Pronasale는 코끝의 돌출을 평가할 때 도움이 된다.
- Pronasale는 다음 평면을 구성하는 기준점 중 하나로 사용된다.
  - Ricketts의 E-line은 윗입술과 아랫입술에 대한 상·하악 치아의 관계를 평가할 때 사용된다.

T point

약어

T point는 영어 알파벳을 사용하여 축약되며 대문자 T로 기록한다.

정의

T point는 아래가쪽연골(하외측연골, lower lateral cartilage)이 반구형으로 돌출된 높이에서 코끝의 정중 지점이다.

유형

T point(그림 16-5A~D)는 편측성, 파생된 연조직 두부방사선계측점이다.

의의

T point는 코끝의 돌출을 평가할 때 사용된다.

Alar crease junction

약어

ACJ: Alar crease junction은 영어 알파벳을 사용하여 축약되

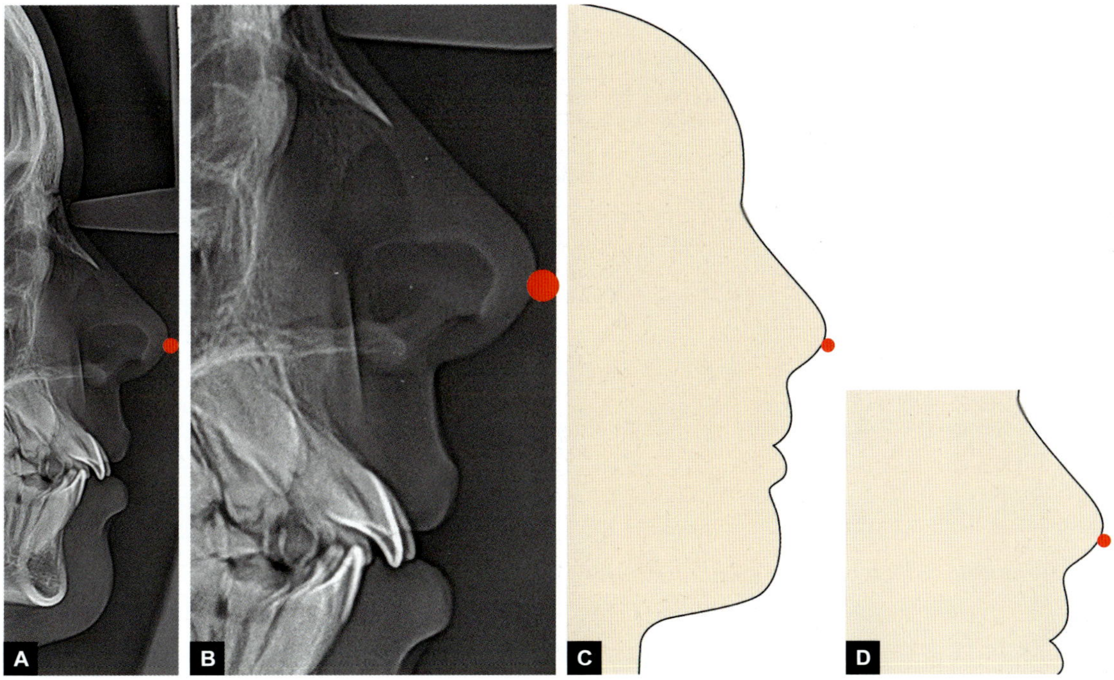

그림 16–5. A, 측모두부방사선계측사진에서의 T point. B, 측모두부방사선계측사진에서의 T point를 보여주는 확대된 이미지. C, 그래픽 도해에서의 T point. D, 그래픽 도해에서의 T point를 보여주는 확대된 이미지.

며 대문자 A, C, J로 표시하고 알파벳 사이에 공백 없이 연속적으로 기록한다.

정의

Alar crease junction은 alar crease에 의해 형성된 곡선의 최후방점이다.

유형

Alar crease junction(그림 16–6A~D)은 양측성, 파생된 연조직 두부방사선계측점이다.

의의

Alar crease junction은 코끝의 돌출을 평가할 때 사용된다.

Subnasale

약어

Sn: Subnasale는 영어 알파벳을 사용하여 축약되며 대문자 S 다음 소문자 n이 뒤따르고 알파벳 사이에 공백 없이 연속적으로 기록한다.

SN: Subnasale는 영어 알파벳을 사용하여 축약되며 대문자 S, N으로 표시하고 알파벳 사이에 공백 없이 연속적으로 기록한다.

sn: Subnasale는 영어 알파벳을 사용하여 축약되며 소문자 s, n으로 표시하고 알파벳 사이에 공백 없이 연속적으로 기록한다.

정의

Subnasale(그림 16–7A~D)는 정중시상면에서 콧구멍 사이의 비중격이 위쪽 피부 끝과 합쳐지는 지점이다.

TM Graber(1975)에 따르면

Subnasale는 비중격의 아래 경계가 윗입술의 피부와 합쳐지는 지점이다.

Spiro J Chaconas와 SN Bhatia에 따르면

Subnasale는 정중시상면에서 콧구멍 사이의 비중격이 윗입술의 피부와 합쳐지는 지점이다.

유형

Subnasale는 편측성, 연조직 두부방사선계측점이다.

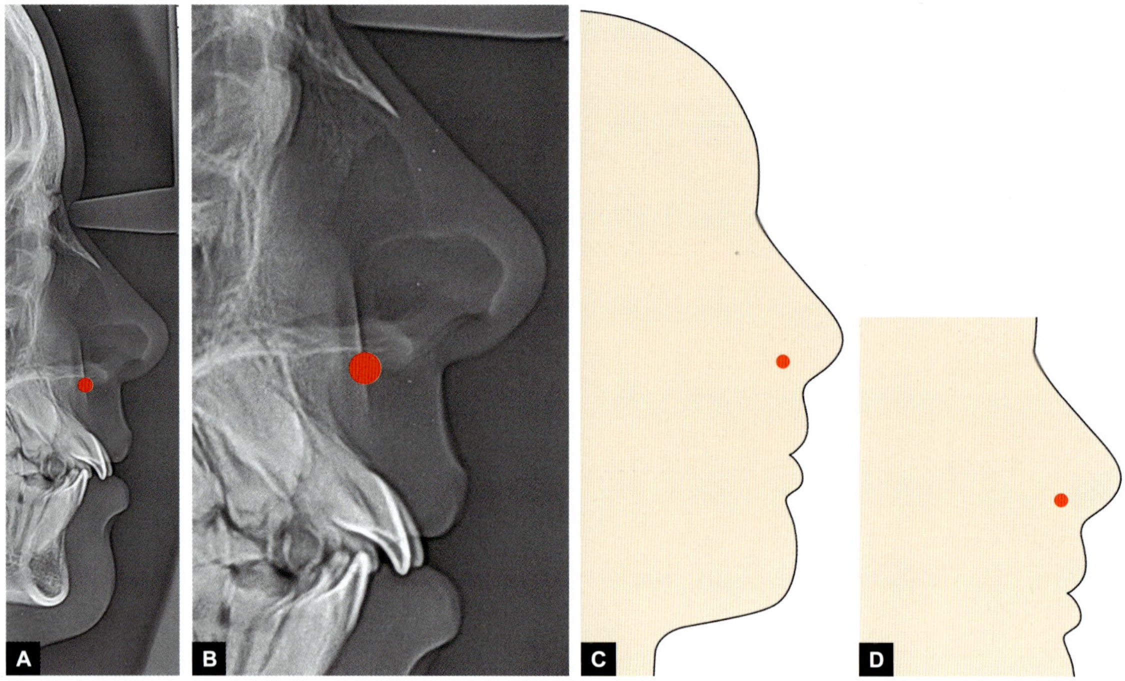

그림 16-6. A, 측모두부방사선계측사진에서의 alar crease junction. B, 측모두부방사선계측사진에서의 alar crease junction을 보여주는 확대된 이미지. C, 그래픽 도해에서의 alar crease junction. D, 그래픽 도해에서의 alar crease junction을 보여주는 확대된 이미지.

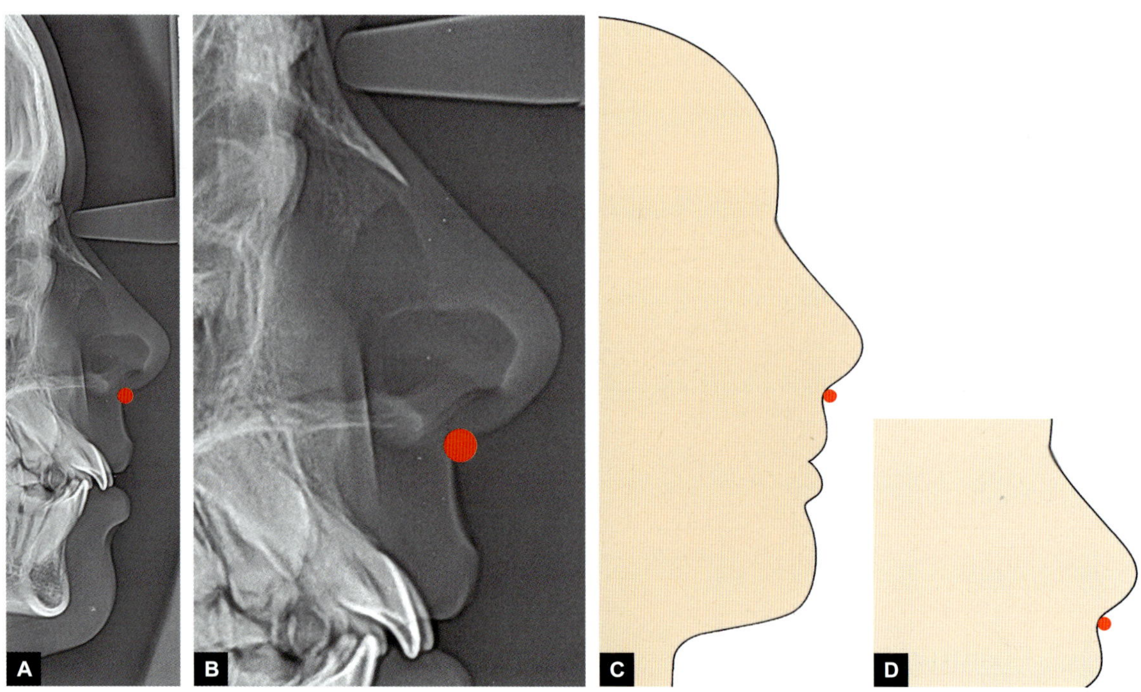

그림 16-7. A, 측모두부방사선계측사진에서의 subnasale. B, 측모두부방사선계측사진에서의 subnasale를 보여주는 확대된 이미지. C, 그래픽 도해에서의 subnasale. D, 그래픽 도해에서의 subnasale를 보여주는 확대된 이미지.

의의

- Subnasale는 코끝의 돌출과 코의 높이를 평가할 때 도움이 된다.
- Subnasale는 또한 다음을 평가하기 위해 평면을 구성하는 기준점 중 하나로 사용된다.
  - Burstone의 B line은 윗입술과 아랫입술에 대한 상·하악 치아의 관계를 평가할 때 사용된다.
  - 윗입술의 높이(Sn–Ls)를 평가할 수 있다.

입술과 관련된 연조직 두부방사선계측점(지표)

입술과 관련된 연조직 두부방사선계측점(지표)은 다음과 같다.

윗입술과 관련된

- Soft tissue subspinale
- Labrale superius
- Philtrum
- Cuspid bow
- Vermilion border of upper lip

윗입술과 아랫입술이 함께 관련된

- Stomion
- Stomion superius
- Stomion inferius

아랫입술과 관련된

- Labrale inferius
- Soft tissue B point

위에서 언급한 입술과 관련된 연조직 두부방사선계측점(지표)은 아래에 모두 설명되어 있다.

Soft tissue subspinale

약어

Ss: Soft tissue subspinale는 영어 알파벳을 사용하여 축약되며 대문자 S 다음 소문자 s가 뒤따르고 알파벳 사이에 공백 없이 연속적으로 기록한다.

정의

Soft tissue subspinale(그림 16–8A~D)는 정중선에서 subnasale(Sn)와 윗입술의 labrale superius(Ls) 사이의 가장 오목한 점이다.

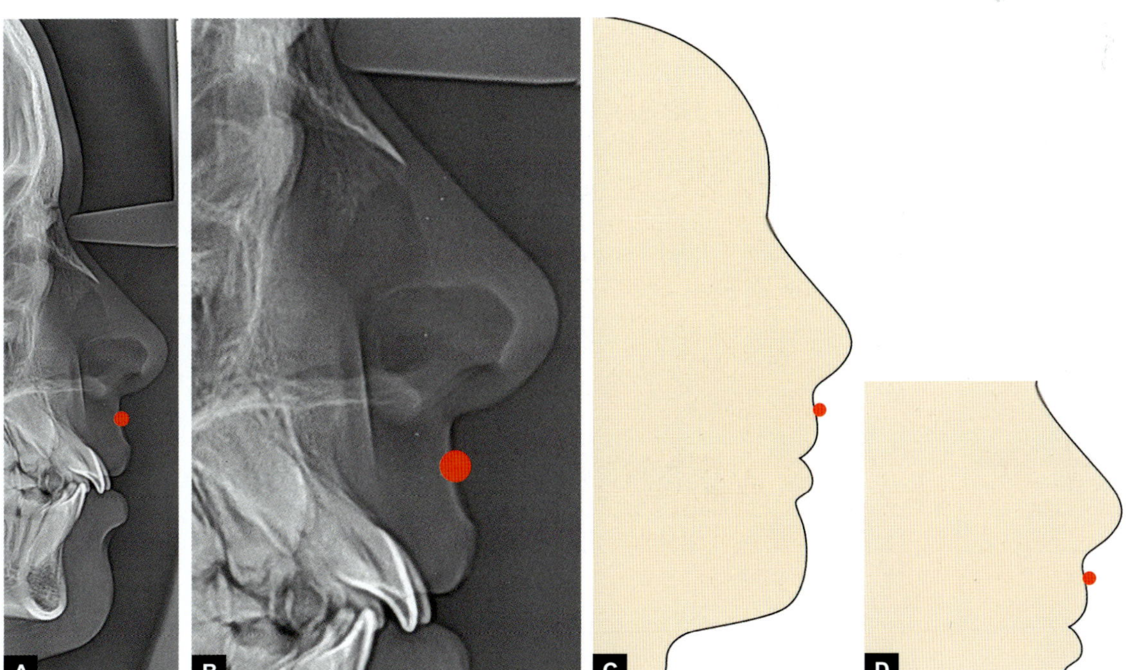

그림 16–8. **A,** 측모두부방사선계측사진에서의 soft tissue subspinale. **B,** 측모두부방사선계측사진에서의 soft tissue subspinale를 보여주는 확대된 이미지. **C,** 그래픽 도해에서의 soft tissue subspinale. **D,** 그래픽 도해에서의 soft tissue subspinale를 보여주는 확대된 이미지.

유형

Soft tissue subspinale는 편측성, 연조직 두부방사선계측점이다.

의의

Soft tissue subspinale는 또한 다음을 평가하기 위해 평면을 구성하는 기준점 중 하나로 사용된다.

- Steiner의 S line은 윗입술과 아랫입술에 대한 상·하악 치아의 관계를 평가할 때 사용된다.

Labrale superius

약어

Ls: Labrale superius는 영어 알파벳을 사용하여 축약되며 대문자 L 다음 소문자 s가 뒤따르고 알파벳 사이에 공백 없이 연속적으로 기록한다.

정의

Labrale superius(그림 16-9A~D)는 윗입술 경계의 최전방점이다.

유형

Labrale superius는 편측성, 연조직 두부방사선계측점이다.

의의

Labrale superius는 또한 다음을 평가하기 위해 평면을 구성하는 기준점 중 하나로 사용된다.

- Holdaway의 H line은 윗입술과 아랫입술에 대한 상·하악 치아의 관계를 평가할 때 사용된다.
- Merfield의 Z angle은 윗입술과 아랫입술에 대한 상·하악 치아의 관계를 평가할 때 사용된다.
- 윗입술의 길이(Ls-Sn)를 평가할 수 있다.
- 또한 계획된 전치의 위치(planed incisor position; PIP)를 평가할 때 사용된다.

인중

인중(philtrum)(그림 16-10)은 두 개의 두드러지는 인중 기둥(philtrum column) 사이의 구조물로 윗입술의 중앙에서 수직으로 위치한다.

Cuspid bow(그림 16-11)

인중과 홍순 사이에서 윗입술이 두루마리처럼 두드러지는 중앙

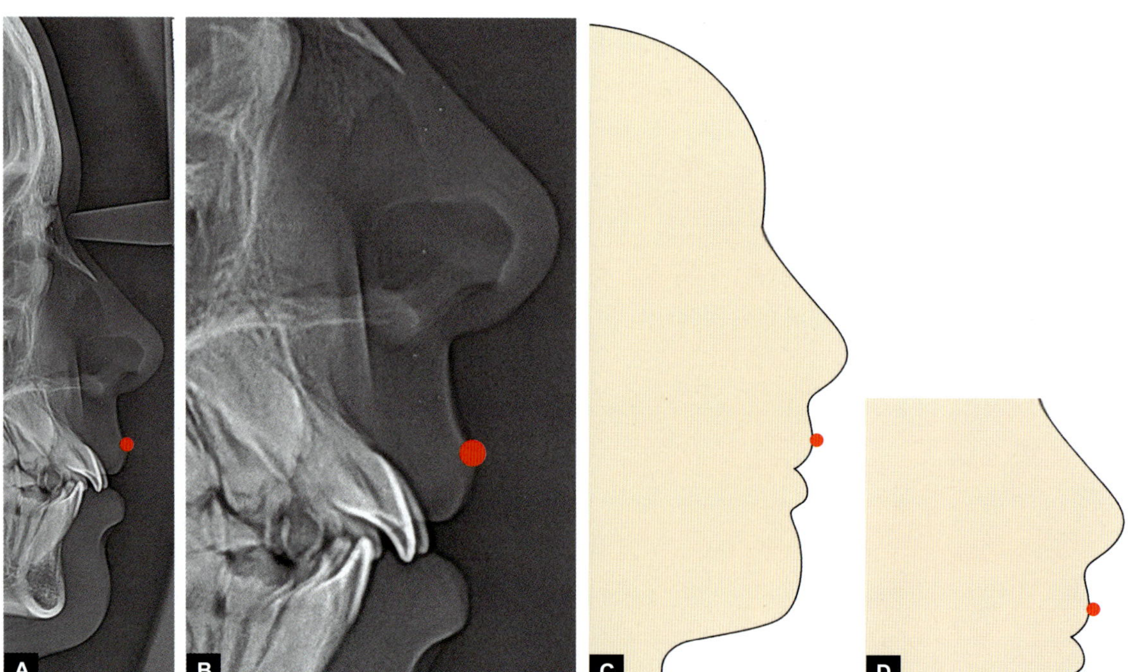

그림 16-9. **A,** 측모두부방사선계측사진에서의 labrale superius. **B,** 측모두부방사선계측사진에서의 labrale superius를 보여주는 확대된 이미지. **C,** 그래픽 도해에서의 labrale superius. **D,** 그래픽 도해에서의 labrale superius를 보여주는 확대된 이미지.

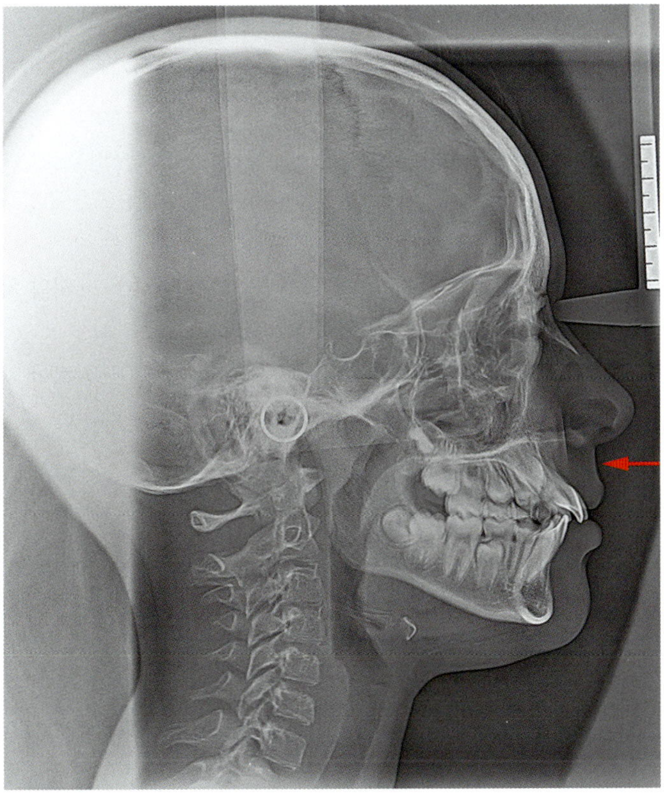

그림 16-10. Philtrum.

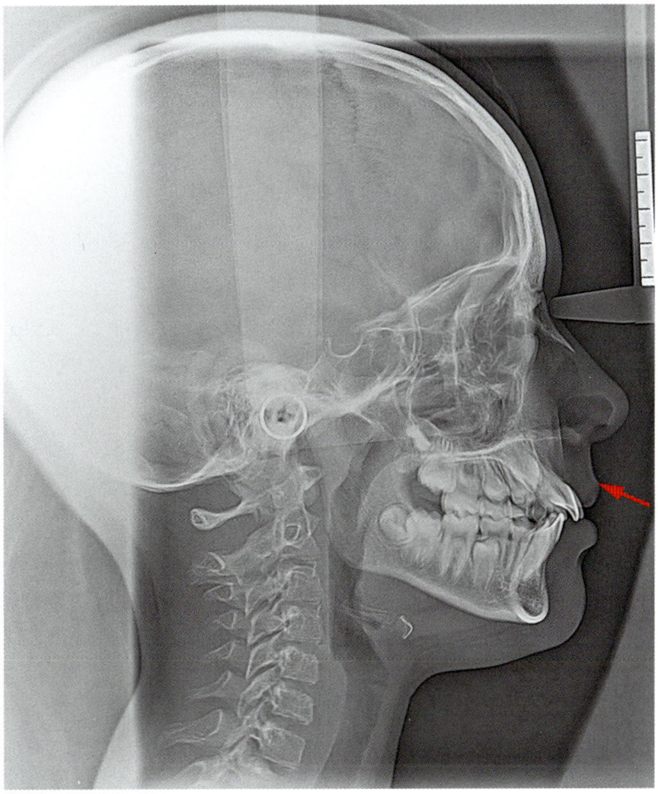

그림 16-11. Cuspid bow.

의 선형부분. 인중 기둥의 아래 끝을 연결한다.

Vermilion(그림 16-12)

그림 16-12에 표시된 윗입술 홍순의 최전방점이다.

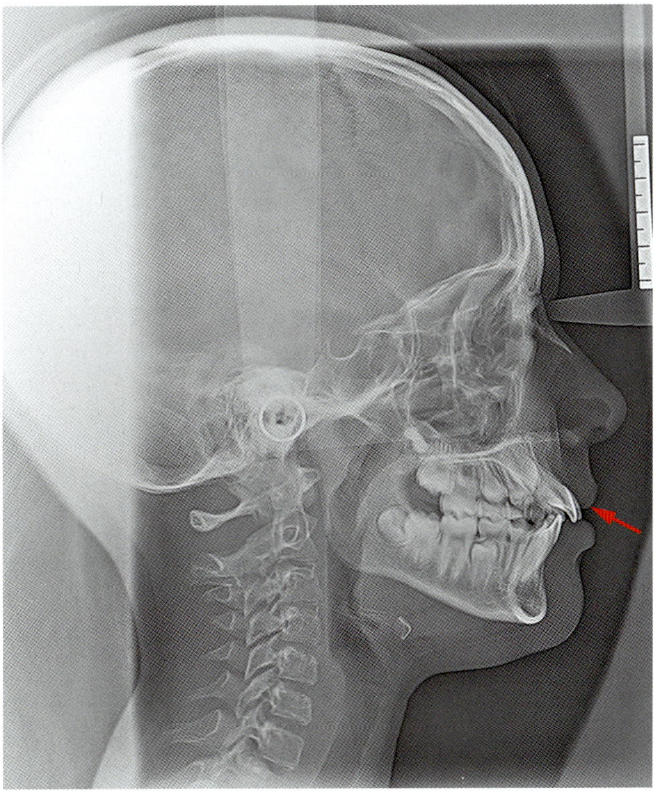

그림 16-12. Vermilion.

Stomion

약어

Sto: Stomion은 영어 알파벳을 사용하여 축약되며 대문자 S 다음 소문자 t, o가 뒤따르고 알파벳 사이에 공백 없이 연속적으로 기록한다.

정의

Stomion(그림 16-13A~D)은 입술을 다물었을 때 접촉부 사이 공극의 중앙점이다.

유형

Stomion은 편측성, 연조직 두부방사선계측점이다.

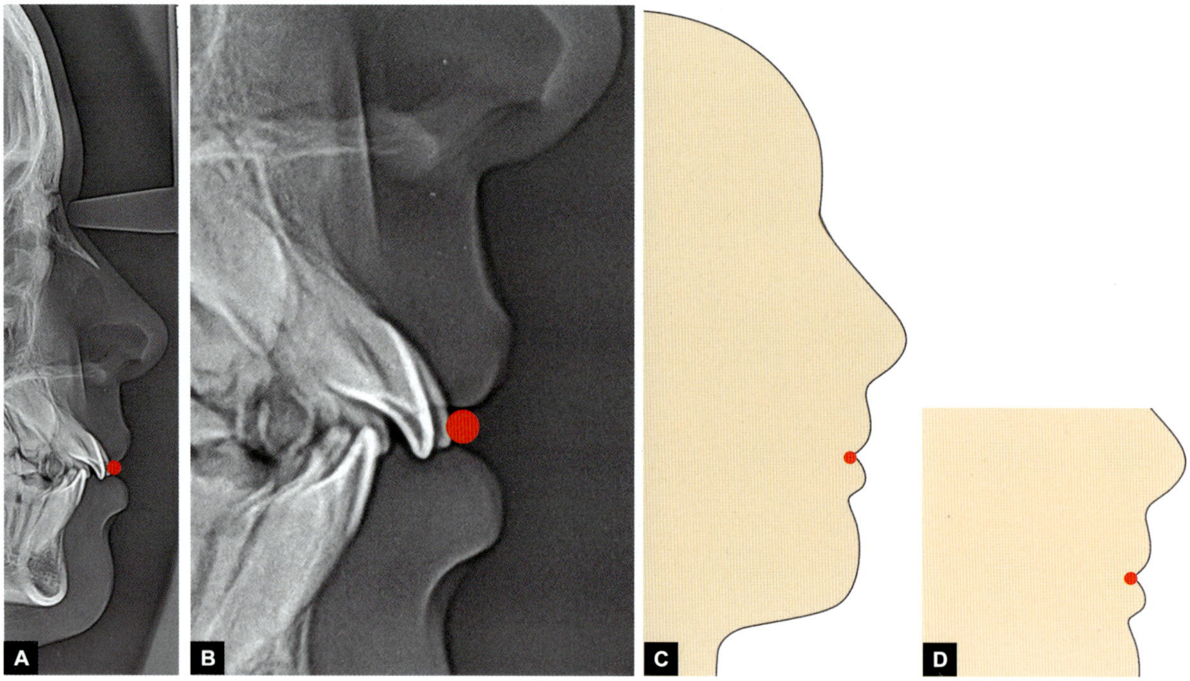

그림 16-13. A, 측모두부방사선계측사진에서의 stomion. B, 측모두부방사선계측사진에서의 stomion을 보여주는 확대된 이미지. C, 그래픽 도해에서의 stomion. D, 그래픽 도해에서의 stomion을 보여주는 확대된 이미지.

의의

Stomion은 치아가 중심 교합(centric occlusion) 및 중심 위치(centric relation)에 위치할 경우에만 형성된다. Stomion의 존재는 상·하악 치아가 평균적인 위치에 있음을 뜻한다.

Labrale inferius

약어

Li: Labrale inferius는 영어 알파벳을 사용하여 축약되며 대문자 L 다음 소문자 i가 뒤따르고 알파벳 사이에 공백 없이 연속적으로 기록한다.

정의

Labrale inferius(그림 16-14A~D)는 아랫입술 경계의 최전방점이다.

유형

Labrale inferius는 편측성, 연조직 두부방사선계측점이다.

의의

Labrale inferius는 다음을 평가하기 위해 평면을 구성하는 기준점 중 하나로 사용된다.

- 아랫입술의 길이(Li-Me)를 평가할 수 있다.
- 또한 계획된 전치의 위치를 평가할 때 사용된다.

Soft tissue submentale (Soft tissue B point)

약어

B: Soft tissue B point는 영어 알파벳을 사용하여 축약되며 대문자 B로 기록한다.

정의

Soft tissue B point 또는 soft tissue submentale(그림 16-15A~D)는 입술의 정중선에서 labrale inferius(Li)와 soft tissue pogonion(Pog' 또는 Pogs) 사이의 가장 오목한 점이다.

유형

Soft tissue B point 또는 soft tissue submentale는 편측성, 연조직 두부방사선계측점이다.

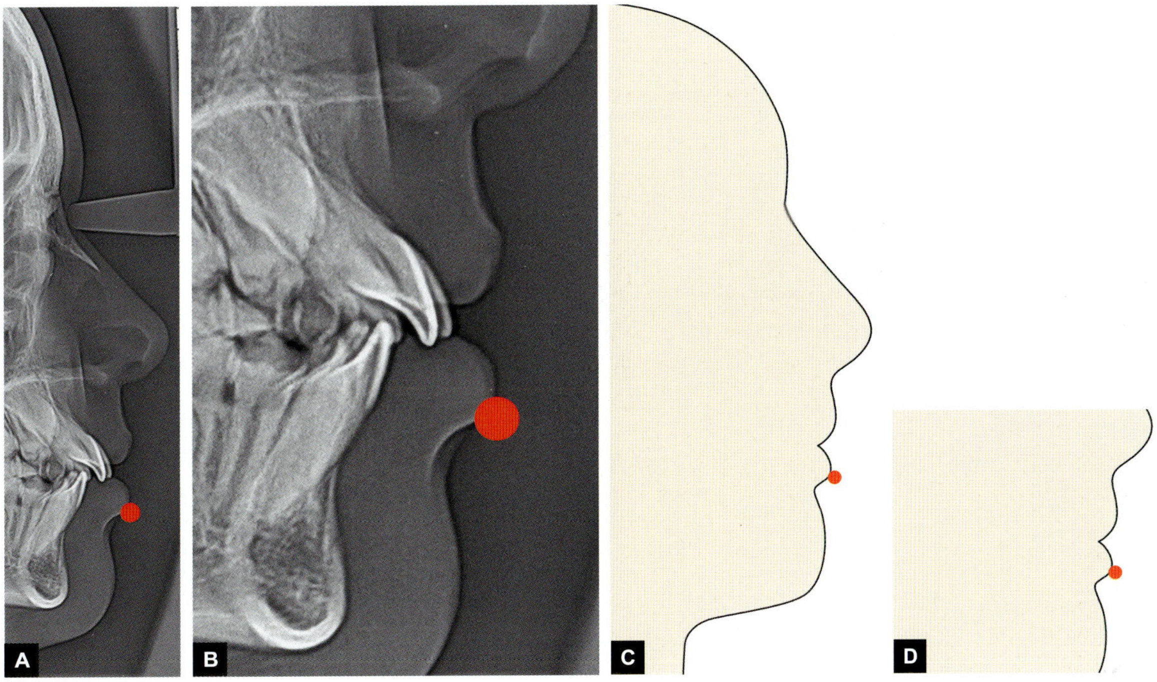

그림 16-14. **A,** 측모두부방사선계측사진에서의 labrale inferius. **B,** 측모두부방사선계측사진에서의 labrale inferius를 보여주는 확대된 이미지. **C,** 그래픽 도해에서의 labrale inferius. **D,** 그래픽 도해에서의 labrale inferius를 보여주는 확대된 이미지.

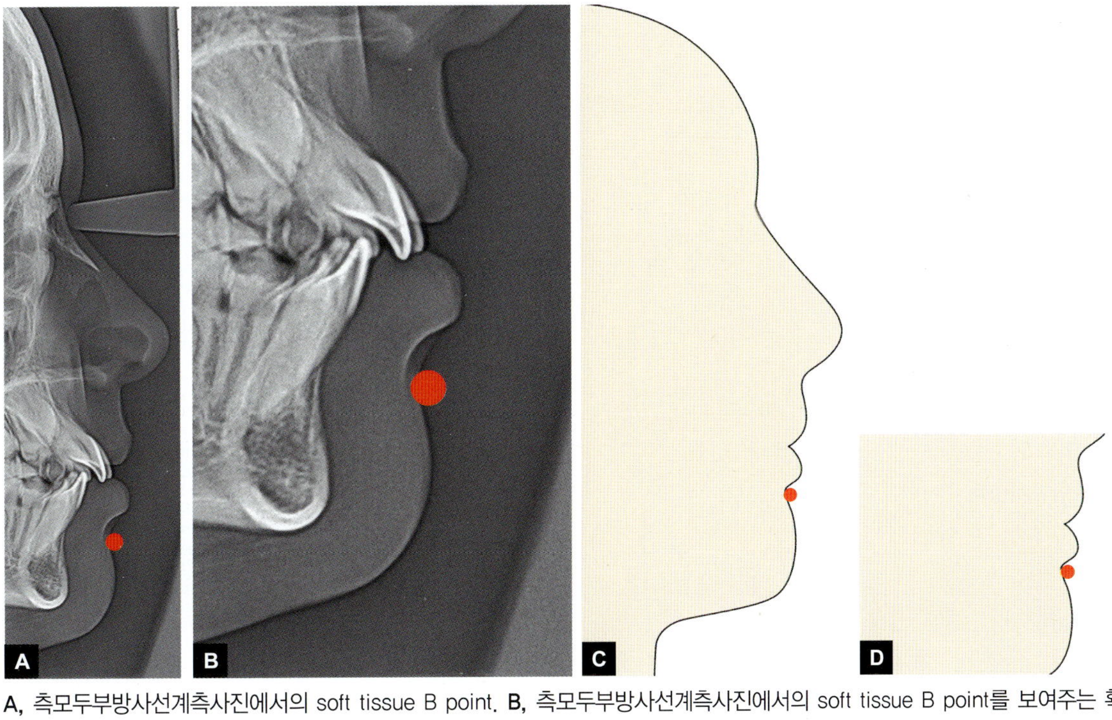

그림 16-15. **A,** 측모두부방사선계측사진에서의 soft tissue B point. **B,** 측모두부방사선계측사진에서의 soft tissue B point를 보여주는 확대된 이미지. **C,** 그래픽 도해에서의 soft tissue B point. **D,** 그래픽 도해에서의 soft tissue B point를 보여주는 확대된 이미지.

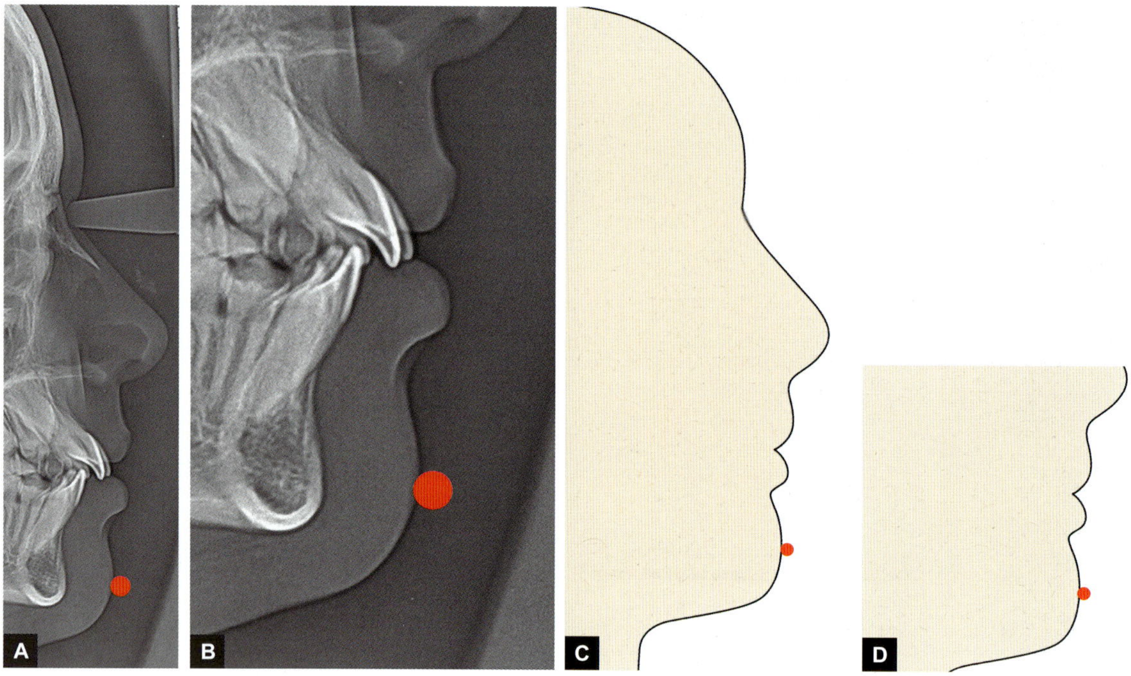

그림 16-16. A, 측모두부방사선계측사진에서의 soft tissue pogonion. B, 측모두부방사선계측사진에서의 soft tissue pogonion을 보여주는 확대된 이미지. C, 그래픽 도해에서의 soft tissue pogonion. D, 그래픽 도해에서의 soft tissue pogonion을 보여주는 확대된 이미지.

의의

- Soft tissue B point 또는 soft tissue submentale는 턱끝밑의 깊이를 평가할 때 사용된다.
- Soft tissue pogonion은 또한 다음을 평가하기 위해 평면을 구성하는 기준점 중 하나로 사용된다.
  - 아랫입술의 길이(Li-Me)를 평가할 수 있다.
  - 또한 계획된 전치의 위치를 평가할 때 사용된다.

턱과 관련된 연조직 두부방사선계측점(지표)

턱과 관련된 연조직 두부방사선계측점(지표)은 다음과 같다.

- Soft tissue pogonion
- Soft tissue gnathion

위에서 언급한 턱과 관련된 연조직 두부방사선계측점(지표)은 아래에 모두 설명되어 있다.

Soft tissue pogonion

약어

Pogs 또는 Pog′: Soft tissue pogonion은 영어 알파벳을 사용하여 축약되며 대문자 P 다음 소문자 o, g가 뒤따르고 소문자 s를 아래 첨자로 덧붙여 공백 없이 연속적으로 기록한다. 또한 soft tissue pogonion은 대문자 P와 소문자 o, g 다음 작은 따옴표 ′를 덧붙여 기록할 수 있다.

정의

Soft tissue pogonion(그림 16-16A~D)은 정중시상면에서 턱 연조직의 가장 돌출된 점 또는 최전방점이다.

유형

Soft tissue pogonion은 편측성, 연조직 두부방사선계측점이다.

의의

- Soft tissue pogonion은 턱의 돌출을 평가할 때 사용된다.
- Soft tissue pogonion은 또한 다음을 평가하기 위해 평면을 구성하는 기준점 중 하나로 사용된다.
  - Steiner의 S line은 윗입술과 아랫입술에 대한 상·하악 치아의 관계를 평가할 때 사용된다.
  - Ricketts의 E-line은 윗입술과 아랫입술에 대한 상·하악 치아의 관계를 평가할 때 사용된다.
  - Burstone의 B line은 윗입술과 아랫입술에 대한 상·하악 치아의 관계를 평가할 때 사용된다.

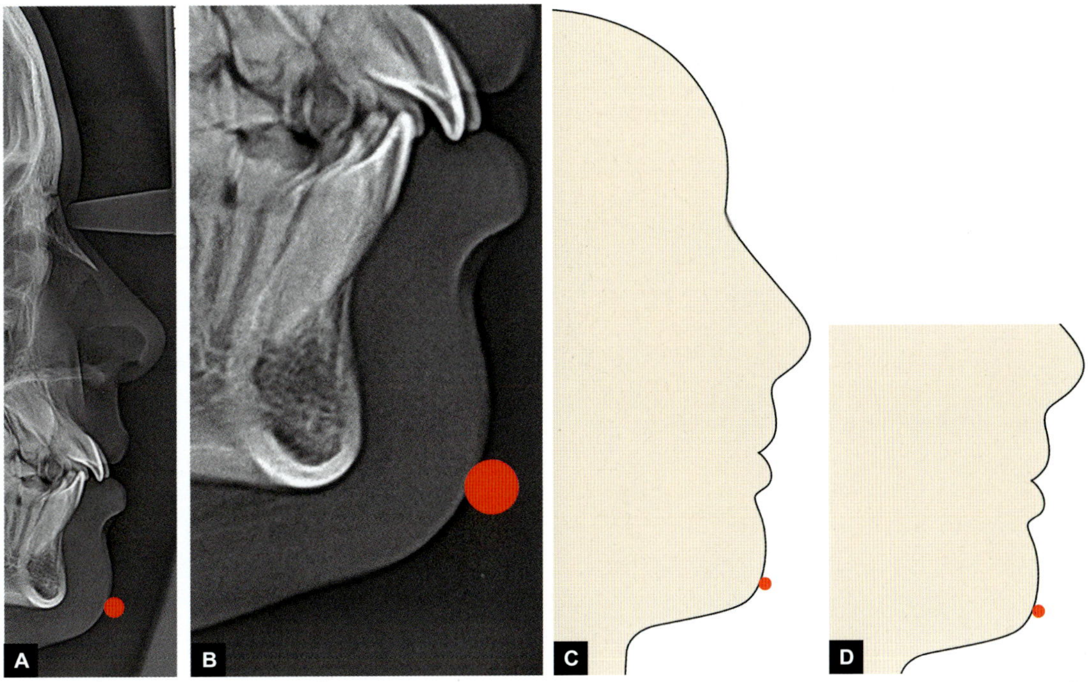

그림 16-17. A, 측모두부방사선계측사진에서의 soft tissue gnathion. B, 측모두부방사선계측사진에서의 soft tissue gnathion을 보여주는 확대된 이미지. C, 그래픽 도해에서의 soft tissue gnathion. D, 그래픽 도해에서의 soft tissue gnathion을 보여주는 확대된 이미지.

- Holdaway의 H line은 윗입술과 아랫입술에 대한 상·하악 치아의 관계를 평가할 때 사용된다.

Soft tissue gnathion

약어

Gns: Soft tissue gnathion은 영어 알파벳을 사용하여 축약되며 대문자 G 다음 소문자 n, s가 뒤따르고 알파벳 사이에 공백 없이 연속적으로 기록한다.

정의

Soft tissue gnathion(그림 16-17A~D)은 정중시상면에서 턱 연조직의 최전방점과 최하방점 사이의 중앙점이다.

유형

Soft tissue gnathion은 편측성, 파생된, 연조직 두부방사선계측점이다.

Section 8

3차원 두부방사선계측점

(3D Cephalometric Landmarks)

Chapter 17. 3차원 두부방사선계측점

CHAPTER

17 3차원 두부방사선계측점

(3D Cephalometric Landmarks)

Vertex

약어

V: Vertex는 영어 알파벳을 사용하여 축약되며 대문자 V로 기록한다.

정의

Vertex(그림 17-1)는 정중선에서 머리덮개뼈(두개관, calvarium)의 최상방점이다.

유형

Vertex는 편측성, 해부학적, 연조직 두부방사선계측점이다.

의의

Vertex는 3차원 두부방사선계측분석에서 각도와 평면을 구성하는 기준점 중 하나로 사용된다.

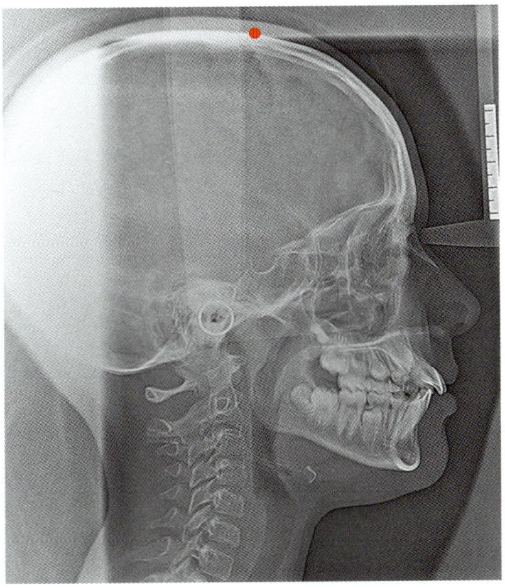

그림 17-1. Vertex(Anatomage Inc.의 Invivo5 소프트웨어에서 생성한 이미지).

Soft tissue nasion

약어

n: Soft tissue nasion은 영어 알파벳을 사용하여 축약되며 소문자 n으로 기록한다.

N': 또한 soft tissue nasion은 영어 알파벳을 사용하여 축약되며 대문자 N 다음 작은따옴표 '를 덧붙여 기록할 수 있다.

정의

Soft tissue nasion(그림 17-2)은 이마코뼈봉합(전두비골봉합, frontonasal suture)을 덮고 있는 연조직에서 가장 오목한 점 또는 최후방점이다.

Spiro J Chaconas에 따르면

Sella turcica의 중심과 nasion을 잇는 선과 연조직 윤곽선의 교차점이다.

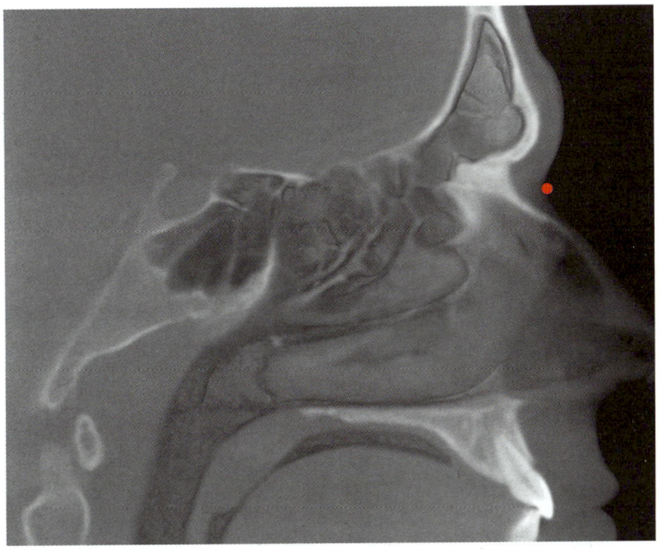

그림 17-2. Soft tissue nasion(Anatomage Inc.의 Invivo5 소프트웨어에서 생성한 이미지).

유형

Soft tissue nasion은 편측성, 연조직 두부방사선계측점이다.

의의

Soft tissue nasion은 3차원 두부방사선계측분석에서 각도와 평면을 구성하는 기준점 중 하나로 사용된다.

Pronasale

약어

Pn: Pronasale는 영어 알파벳을 사용하여 축약되며 대문자 P 다음 소문자 n이 뒤따르고 알파벳 사이에 공백 없이 연속적으로 기록한다.

Prn: 또한 pronasale는 영어 알파벳을 사용하여 축약되며 대문자 P 다음 소문자 r, n이 뒤따르고 알파벳 사이에 공백 없이 연속적으로 기록한다.

PRN: 또한 pronasale는 영어 알파벳을 사용하여 축약되며 대문자 P, R, N으로 표시하고 알파벳 사이에 공백 없이 연속적으로 기록한다.

prn: 또한 pronasale는 영어 알파벳을 사용하여 축약되며 소문자 p, r, n으로 표시하고 알파벳 사이에 공백 없이 연속적으로 기록한다.

정의

Pronasale(그림 17-3A, B)는 코의 가장 돌출된 점 또는 최전방점이다.

SN Bhatia와 BC Leighton(1993)에 따르면

코끝의 가장 돌출된 점 또는 최전방점이다.

Spiro J Chaconas에 따르면

정중시상면의 윤곽에서 코의 최전방점. 코끝을 하나의 점으로 결정하기 어려울 경우, 코의 정중시상면 윤곽에서 nasion-pogonion 선에 대한 평행선이 접하는 최전방점을 pronasale로 설정한다.

Leslie G Farkas(1981)에 따르면

Pronasale는 코끝의 가장 돌출된 점이다. 코끝이 편평할 경우 결정하기 어렵다.

유형

Pronasale는 편측성, 연조직 두부방사선계측점이다.

의의

Pronasale는 3차원 두부방사선계측분석에서 각도와 평면을 구성하는 기준점 중 하나로 사용된다.

Subnasale

약어

Sn: Subnasale는 영어 알파벳을 사용하여 축약되며 대문자 S 다음 소문자 n이 뒤따르고 알파벳 사이에 공백 없이 연속적으로 기록한다.

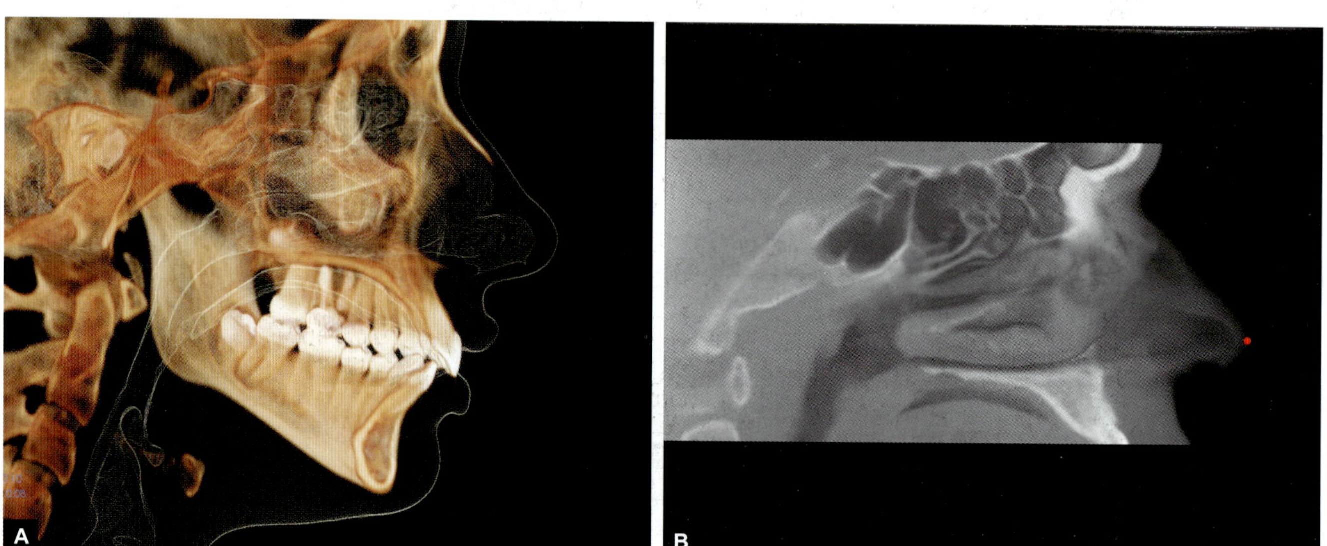

그림 17-3. Pronasale(Anatomage Inc.의 Invivo5 소프트웨어에서 생성한 이미지).

SN: Subnasale는 영어 알파벳을 사용하여 축약되며 대문자 S, N으로 표시하고 알파벳 사이에 공백 없이 연속적으로 기록한다.

sn: Subnasale는 영어 알파벳을 사용하여 축약되며 소문자 s, n으로 표시하고 알파벳 사이에 공백 없이 연속적으로 기록한다.

정의

Subnasale(그림 17-4)는 정중시상면에서 콧구멍 사이의 비중격이 위쪽 피부 끝과 합쳐지는 지점이다.

TM Graber(1975)에 따르면

Subnasale는 비중격의 아래 경계가 윗입술의 피부와 합쳐지는 지점이다.

Spiro J Chaconas(1980)와 SN Bhatia에 따르면

Subnasale는 정중시상면에서 콧구멍 사이의 비중격이 윗입술의 피부와 합쳐지는 지점이다.

유형

Subnasale는 편측성, 연조직 두부방사선계측점이다.

의의

Subnasale는 3차원 두부방사선계측분석에서 각도와 평면을 구성하는 기준점 중 하나로 사용된다.

Soft tissue subspinale

약어

Ss: Soft tissue subspinale는 영어 알파벳을 사용하여 축약되며 대문자 S 다음 소문자 s가 뒤따르고 알파벳 사이에 공백 없이 연속적으로 기록한다.

정의

Soft tissue subspinale(그림 17-5)는 정중선에서 subnasale(Sn)와 윗입술의 labrale superius(Ls) 사이의 가장 오목한 점이다.

유형

Soft tissue subspinale는 편측성, 연조직 두부방사선계측점이다.

의의

Soft tissue subspinale는 3차원 두부방사선계측분석에서 각도와 평면을 구성하는 기준점 중 하나로 사용된다.

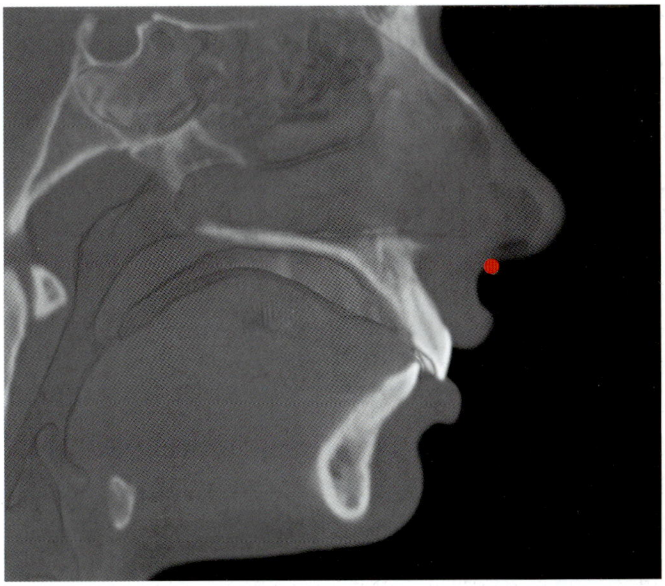

그림 17-4. Subnasale(Anatomage Inc.의 Invivo5 소프트웨어에서 생성한 이미지).

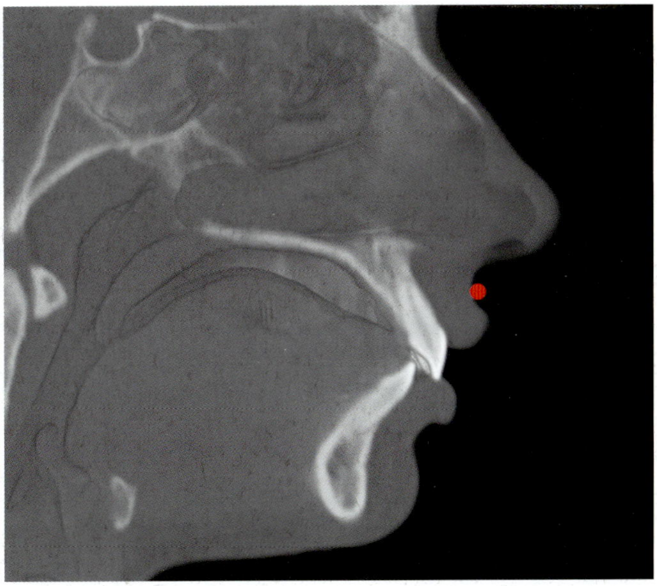

그림 17-5. Soft tissue subspinale(Anatomage Inc.의 Invivo5 소프트웨어에서 생성한 이미지).

Labrale superius

약어

Ls: Labrale superius는 영어 알파벳을 사용하여 축약되며 대문자 L 다음 소문자 s가 뒤따르고 알파벳 사이에 공백 없이 연속적으로 기록한다.

정의

Labrale superius(그림 17-6)는 윗입술 경계의 최전방점이다.

유형

Labrale superius는 편측성, 연조직 두부방사선계측점이다.

의의

Labrale superius는 3차원 두부방사선계측분석에서 각도와 평면을 구성하는 기준점 중 하나로 사용된다.

Stomion

약어

Sto: Stomion은 영어 알파벳을 사용하여 축약되며 대문자 S 다음 소문자 t, o가 뒤따르고 알파벳 사이에 공백 없이 연속적으로 기록한다.

정의

Stomion(그림 17-7)은 입술을 다물었을 때 접촉부 사이 공극의 중앙점이다.

유형

Stomion은 편측성, 연조직 두부방사선계측점이다.

의의

Stomion은 3차원 두부방사선계측분석에서 각도와 평면을 구성하는 기준점 중 하나로 사용된다.

Labrale inferius

약어

Li: Labrale inferius는 영어 알파벳을 사용하여 축약되며 대문자 L 다음 소문자 i가 뒤따르고 알파벳 사이에 공백 없이 연속적으로 기록한다.

정의

Labrale inferius(그림 17-8)는 아랫입술 경계의 최전방점이다.

유형

Labrale inferius는 편측성, 연조직 두부방사선계측점이다.

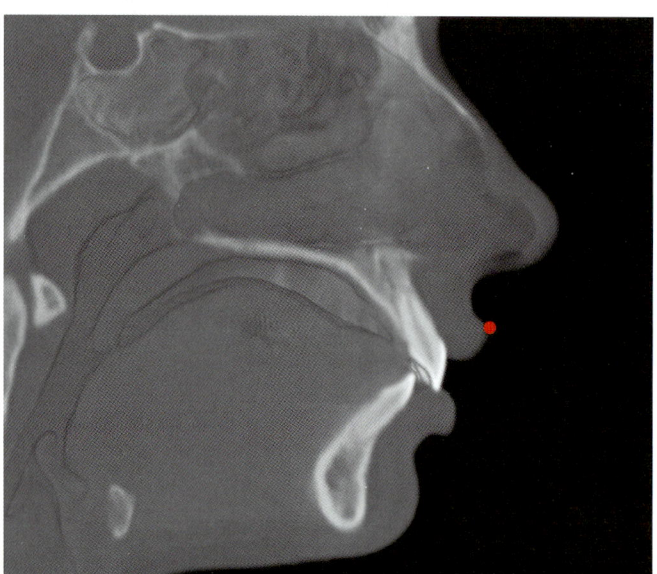

그림 17-6. Labrale superius(Anatomage Inc.의 Invivo5 소프트웨어에서 생성한 이미지).

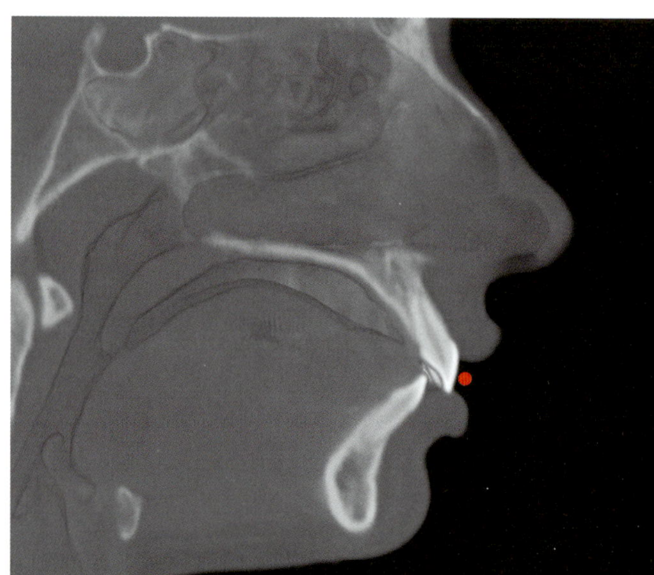

그림 17-7. Stomion(Anatomage Inc.의 Invivo5 소프트웨어에서 생성한 이미지).

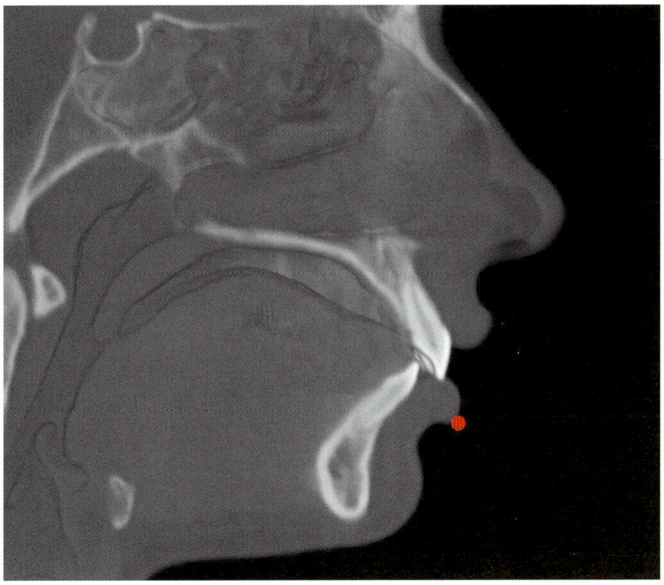

그림 17-8. Labrale inferius(Anatomage Inc.의 Invivo5 소프트웨어에서 생성한 이미지).

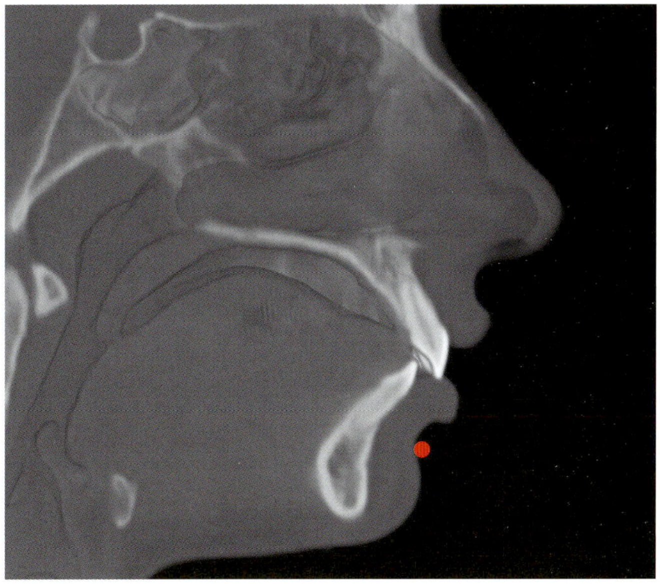

그림 17-9. Soft tissue B point(Anatomage Inc.의 Invivo5 소프트웨어에서 생성한 이미지).

의의

Labrale inferius는 3차원 두부방사선계측분석에서 각도와 평면을 구성하는 기준점 중 하나로 사용된다.

Soft tissue submentale (soft tissue B point)

약어

B: Soft tissue B point는 영어 알파벳을 사용하여 축약되며 대문자 B로 기록한다.

정의

Soft tissue B point 또는 soft tissue submentale(그림 17-9)는 입술의 정중선에서 labrale inferius(Li)와 soft tissue pogonion(Pog′ 또는 Pogs) 사이의 가장 오목한 점이다.

유형

Soft tissue B point 또는 soft tissue submentale는 편측성, 연조직 두부방사선계측점이다.

의의

Soft tissue B point는 3차원 두부방사선계측분석에서 각도와 평면을 구성하는 기준점 중 하나로 사용된다.

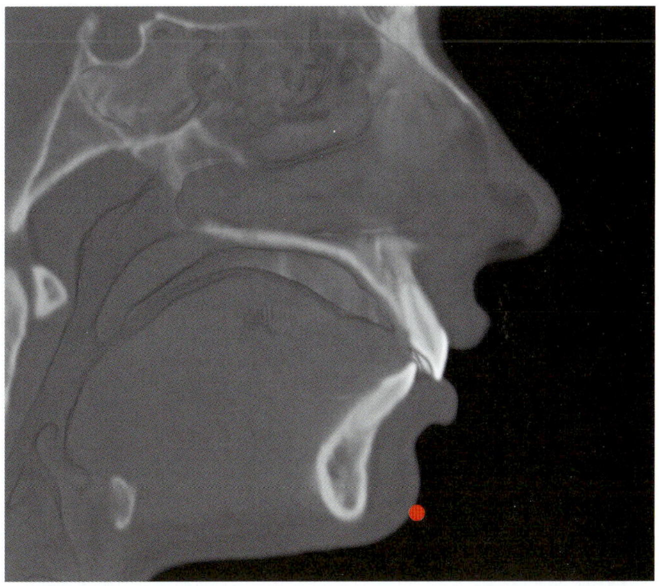

그림 17-10. Soft tissue pogonion(Anatomage Inc.의 Invivo5 소프트웨어에서 생성한 이미지).

Soft tissue pogonion

약어

Pogs 또는 Pog′: Soft tissue pogonion은 영어 알파벳을 사용하여 축약되며 대문자 P 다음 소문자 o, g가 뒤따르고 소문자 s를

아래 첨자로 덧붙여 공백 없이 연속적으로 기록한다. 또한 soft tissue pogonion은 대문자 P와 소문자 o, g 다음 작은 따옴표 '를 덧붙여 기록할 수 있다.

정의

Soft tissue pogonion(그림 17-10)은 정중시상면에서 턱 연조직의 가장 돌출된 점 또는 최전방점이다.

유형

Soft tissue pogonion은 편측성, 연조직 두부방사선계측점이다.

의의

Soft tissue pogonion은 3차원 두부방사선계측분석에서 각도와 평면을 구성하는 기준점 중 하나로 사용된다.

Soft tissue gnathion

약어

Gns: Soft tissue gnathion은 영어 알파벳을 사용하여 축약되며 대문자 G 다음 소문자 n, s가 뒤따르고 알파벳 사이에 공백 없이 연속적으로 기록한다.

정의

Soft tissue gnathion(그림 17-11)은 정중시상면에서 턱 연조직의 최전방점과 최하방점 사이의 중앙점이다.

유형

Soft tissue gnathion은 편측성, 파생된, 연조직 두부방사선계측점이다.

의의

Soft tissue gnathion은 3차원 두부방사선계측분석에서 각도와 평면을 구성하는 기준점 중 하나로 사용된다.

Orbitale

약어

Ors: Orbitale는 영어 알파벳을 사용하여 축약되며 대문자 O 다음 소문자 r이 뒤따르고 소문자 s를 아래 첨자로 덧붙여 공백 없이 연속적으로 기록한다.

정의

Orbitale(그림 17-12)는 눈확 아래 경계의 최하방점이다.

유형

Orbitale는 양측성, 연조직 두부방사선계측점이다.

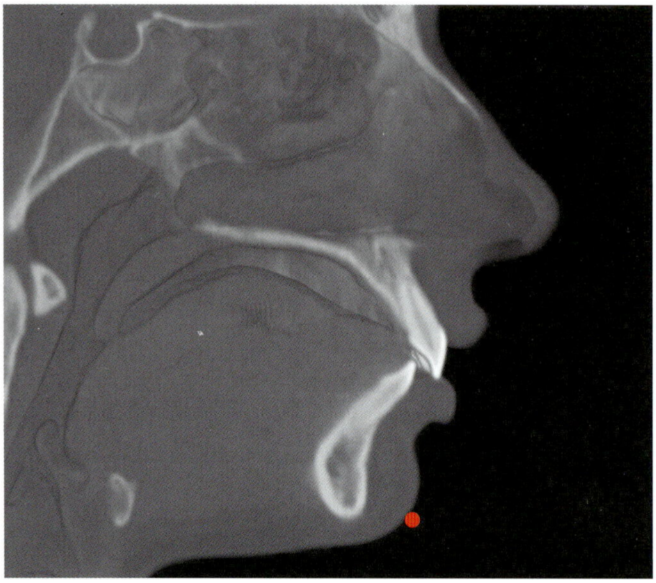

그림 17-11. Soft tissue gnathion(Anatomage Inc.의 Invivo5 소프트웨어에서 생성한 이미지).

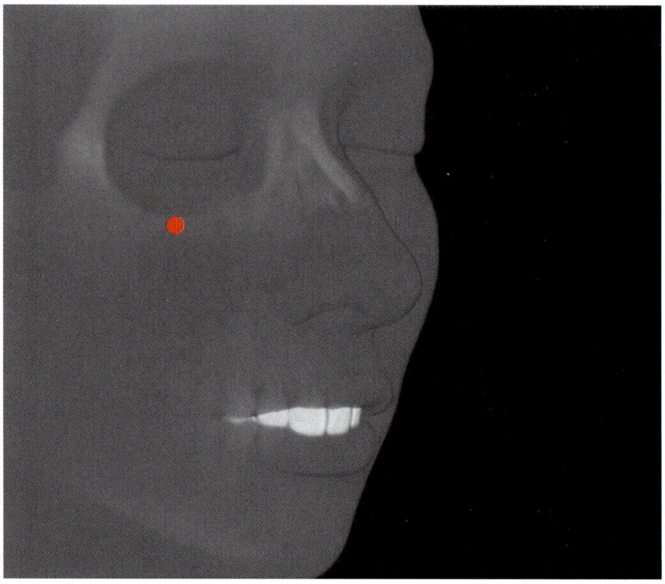

그림 17-12. Orbitale(Anatomage Inc.의 Invivo5 소프트웨어에서 생성한 이미지).

의의

Orbitale는 3차원 두부방사선계측분석에서 각도와 평면을 구성하는 기준점 중 하나로 사용된다.

Zygomatic prominence

약어

Zps: Zygomatic prominence는 영어 알파벳을 사용하여 축약되며 대문자 Z 다음 소문자 p가 뒤따르고 소문자 s를 아래 첨자로 덧붙여 공백 없이 연속적으로 기록한다.

정의

Zygomatic prominence(그림 17-13)는 광대활(관골궁, zygomatic arch)에서 가장 돌출된 최전방점이다.

유형

Zygomatic prominence는 양측성, 경조직 두부방사선계측점이다.

의의

Zygomatic prominence는 3차원 두부방사선계측분석에서 각도와 평면을 구성하는 기준점 중 하나로 사용된다.

Zygion

약어

Zys: Zygion은 영어 알파벳을 사용하여 축약되며 대문자 Z 다음 소문자 y가 뒤따르고 소문자 s를 아래 첨자로 덧붙여 공백 없이 연속적으로 기록한다.

정의

Zygion(그림 17-14)는 광대활의 최측방점이다.

유형

Zygion은 양측성, 경조직 두부방사선계측점이다.

의의

Zygion은 3차원 두부방사선계측분석에서 각도와 평면을 구성하는 기준점 중 하나로 사용된다.

Condylion

약어

Cos: Condylion은 영어 알파벳을 사용하여 축약되며 대문자 C 다음 소문자 o가 뒤따르고 소문자 s를 아래 첨자로 덧붙여 공백 없이 연속적으로 기록한다.

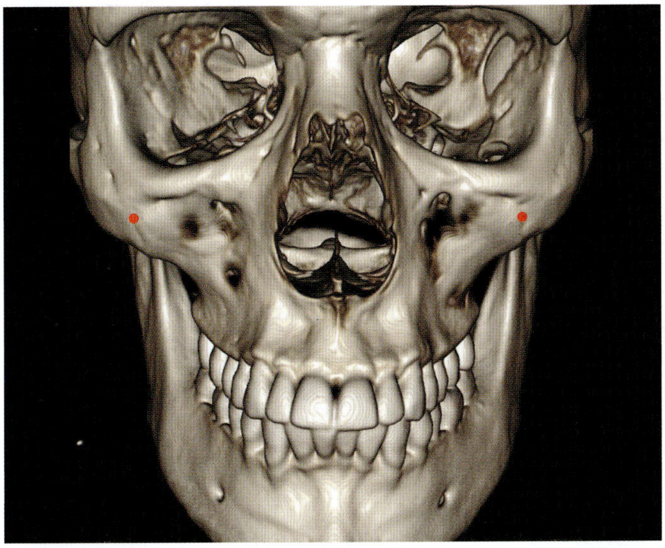

그림 17-13. Zygomatic prominence(Anatomage Inc.의 Invivo5 소프트웨어에서 생성한 이미지).

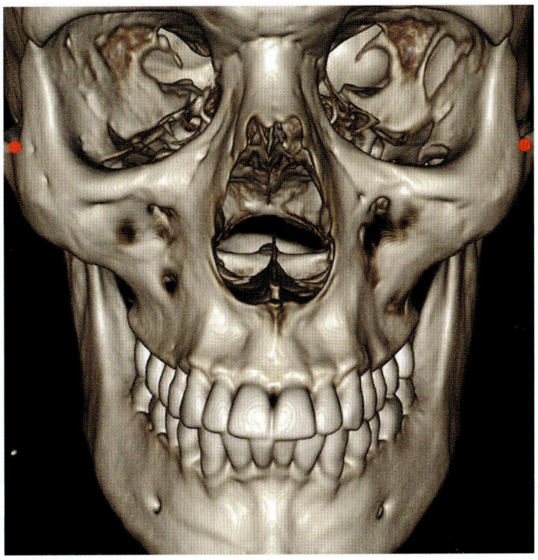

그림 17-14. Zygion(Anatomage Inc.의 Invivo5 소프트웨어에서 생성한 이미지).

정의

Condylion(그림 17-15A, B)은 아래턱뼈 관절돌기의 정중 최상방점이다.

유형

Condylion은 양측성, 경조직 두부방사선계측점이다.

의의

Condylion은 3차원 두부방사선계측분석에서 각도와 평면을 구성하는 기준점 중 하나로 사용된다.

Gonion

약어

Gos: Gonion은 영어 알파벳을 사용하여 축약되며 대문자 G 다음 소문자 o가 뒤따르고 소문자 s를 아래 첨자로 덧붙여 공백 없이 연속적으로 기록한다.

정의

Gos(그림 17-16A, B)는 아래턱뼈각의 가장 돌출된 점이다.

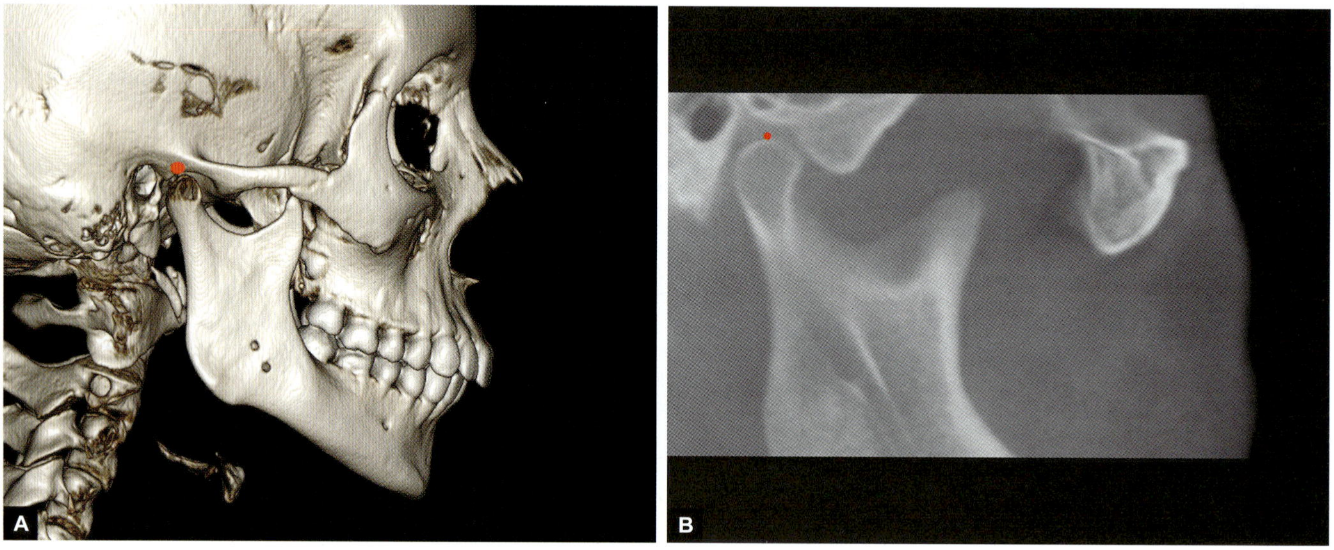

그림 17-15. Condylion(Ana tomage Inc.의 Invivo5 소프트웨어에서 생성한 이미지).

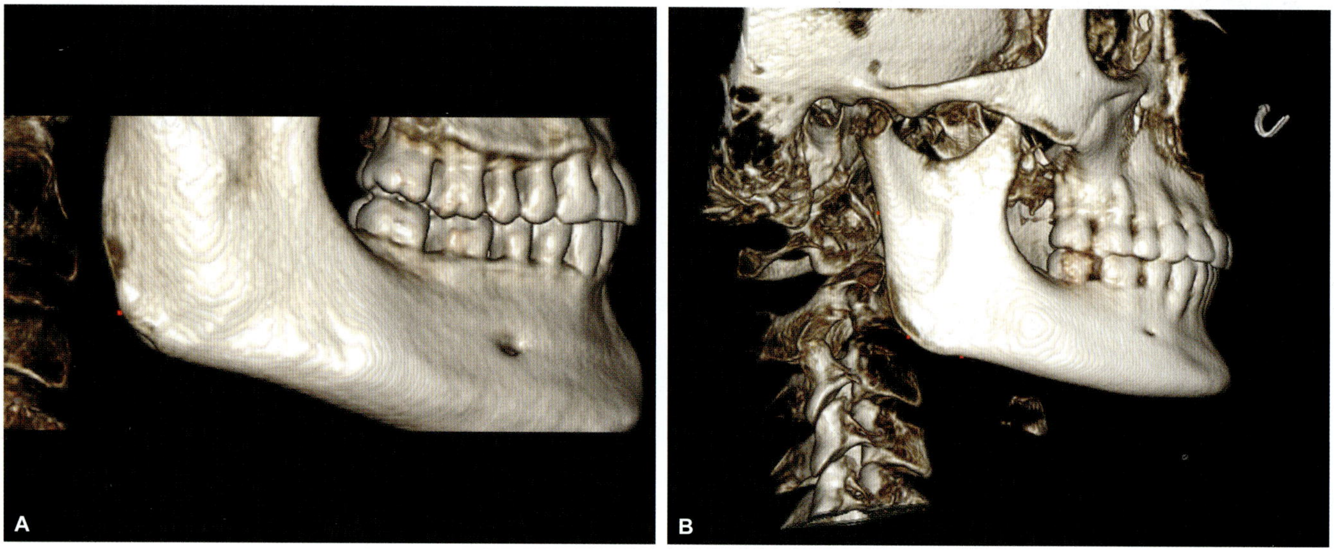

그림 17-16. Gonion(Anatomage Inc.의 Invivo5 소프트웨어에서 생성한 이미지).

유형

Gonion은 양측성, 경조직 두부방사선계측점이다.

의의

Gonion은 3차원 두부방사선계측분석에서 각도와 평면을 구성하는 기준점 중 하나로 사용된다.

Ch

약어

Ch: Ch는 영어 알파벳을 사용하여 축약되며 대문자 C 다음 소문자 h가 뒤따르고 알파벳 사이에 공백 없이 연속적으로 기록한다.

정의

Ch(그림 17-17)는 턱의 경계에서 가장 돌출된 점이다.

유형

Ch는 편측성, 연조직 두부방사선계측점이다.

의의

Ch는 3차원 두부방사선계측분석에서 각도와 평면을 구성하는 기준점 중 하나로 사용된다.

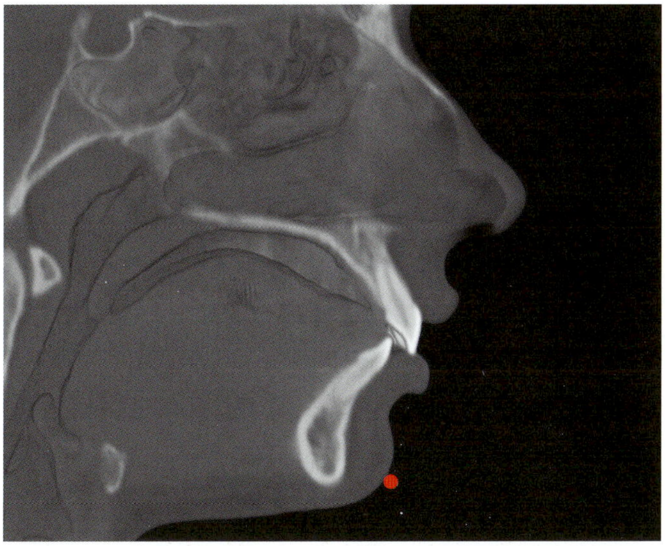

그림 17-17. Ch(Anatomage Inc.의 Invivo5 소프트웨어에서 생성한 이미지).

Cheilion

약어

C: Cheilion은 영어 알파벳을 사용하여 축약되며 대문자 C로 기록한다.

정의

Cheilion(그림 17-18)은 각 입술교차연결(구순교련, labial commissure)의 최측방점이다.

유형

Cheilion은 양측성, 연조직 두부방사선계측점이다.

의의

Cheilion은 3차원 두부방사선계측분석에서 각도와 평면을 구성하는 기준점 중 하나로 사용된다.

Alare

약어

Al: Alare는 영어 알파벳을 사용하여 축약되며 대문자 A 다음 소문자 l이 뒤따르고 알파벳 사이에 공백 없이 연속적으로 기록한다.

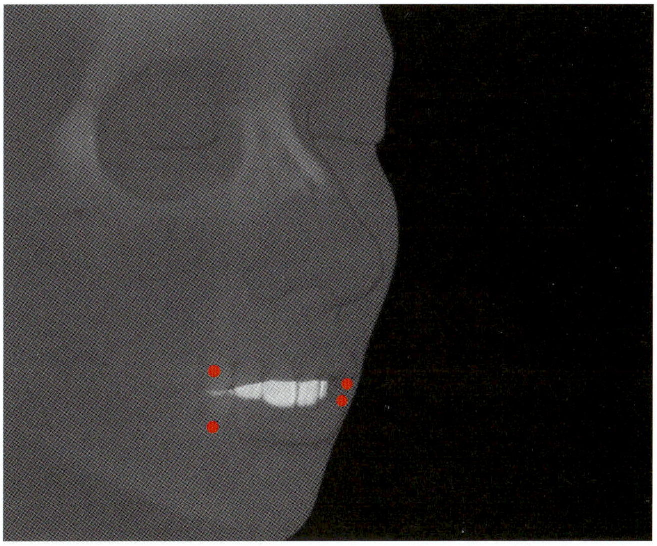

그림 17-18. Cheilion(Anatomage Inc.의 Invivo5 소프트웨어에서 생성한 이미지).

정의

Alare(그림 17-19)는 각 콧볼 윤곽의 최측방점이다.

유형

Alare는 양측성, 연조직 두부방사선계측점이다.

의의

Alare는 3차원 두부방사선계측분석에서 각도와 평면을 구성하는 기준점 중 하나로 사용된다.

Exocanthion

약어

Ex: Exocanthion은 영어 알파벳을 사용하여 축약되며 대문자 E 다음에 소문자 x가 뒤따르고 알파벳 사이에 공백 없이 연속적으로 기록한다.

정의

Exocanthion은 안구 조직의 내부 교차점이다.

유형

Exocathion은 양측성, 연조직 두부방사선계측점이다.

의의

Exocathion은 3차원 두부방사선계측분석에서 각도와 평면을 구성하는 기준점 중 하나로 사용된다.

Sella

약어

S: Sella는 영어 알파벳을 사용하여 축약되며 대문자 S로 기록한다.

정의

Sella(그림 17-20)는 sella turcica 또는 뇌하수체오목(하수체와, hypophyseal fossa, pituitary fossa)의 중간 지점이다.

Robert E Moyers에 따르면

뇌하수체 오목(sella turcica)의 중심. 구성된 중심만큼 평가자를 신뢰할 수 있는 것으로 나타나 육안으로 판단한다.

TM Graber에 따르면

뇌하수체 오목의 중심이다.

B Holly Broadbent에 따르면

Sella turcica(터키 안장): 이 계측점은 측모두부방사선계측사진에서 sella의 중심이며 검사를 통해 위치를 정한다.

LB Higley에 따르면

Sella turcica의 중심: sella turcica의 중심은 육안으로 판단한다.

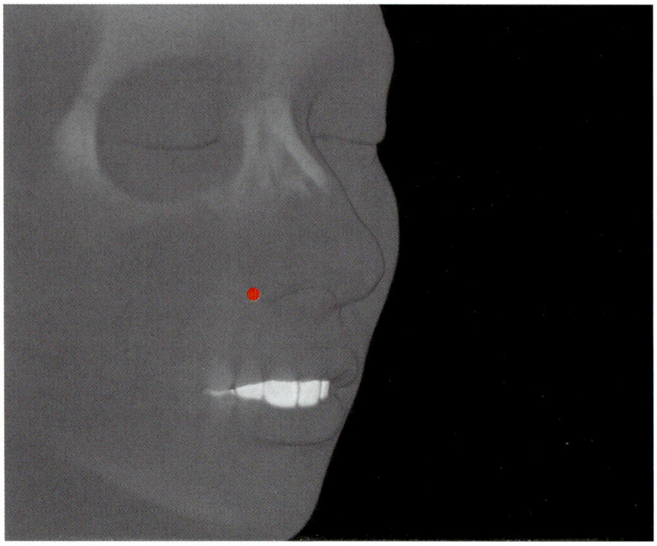

그림 17-19. Alare(Anatomage Inc.의 Invivo5 소프트웨어에서 생성한 이미지).

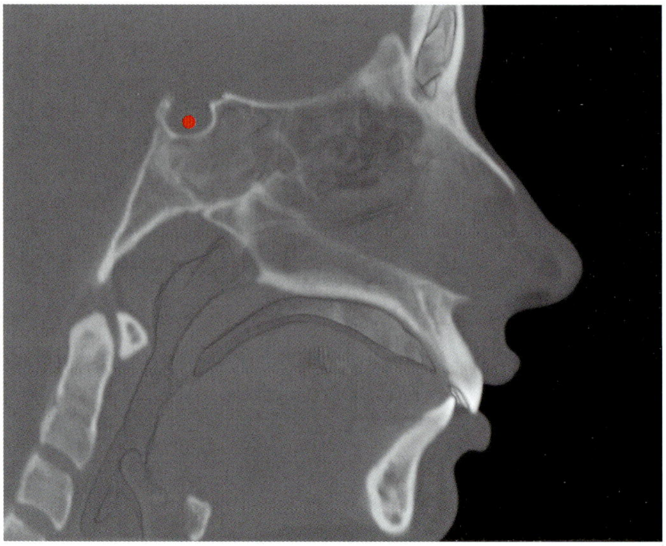

그림 17-20. Sella(Anatomage Inc.의 Invivo5 소프트웨어에서 생성한 이미지).

William B Downs에 따르면

Sella turcica의 중심: 오목 윤곽의 검사를 통해 위치를 정한다.

Arne Bjork에 따르면

Sella turcica의 중심(수평 지름의 중점)이다.

유형

Sella는 편측성, 해부학적, 경조직 두부방사선계측점이다.

측모두부방사선계측사진에서 sella의 트레이싱

뇌하수체 오목은 나비뼈의 상부 몸통에 위치한 둥글고 병 형태의 빈 공간이다. 이 오목에는 뇌하수체가 위치한다. 이 오목은 전후방적으로 앞 및 뒤침대돌기로 둘러싸여 있다. 앞 및 뒤침대돌기는 측모두부방사선계측사진에서 모두 방사선 불투과성 선으로 나타난다. 먼저 앞 및 뒤침대돌기를 트레이싱한 후 뇌하수체 오목의 하방 경계를 트레이싱한다. 오목의 중심점이 sella이다.

의의(제20장 참조)

Sella는 다음을 평가하기 위해 각도와 평면을 구성하는 기준점 중 하나로 사용된다.

- 머리뼈바닥에 대한 위턱뼈의 관계는 SNA 각도, S–N–Pr 각도 및 안장 각도(saddle angle, N–S–Ar)를 사용하여 평가한다.
- 머리뼈바닥에 대한 아래턱뼈의 관계는 SNB 각도와 S–N–Id 각도를 사용하여 평가한다.
- 앞머리뼈바닥과 뒤머리뼈바닥의 관계는 N–S–Ar 각도를 사용하여 평가한다.

Sella의 입구

약어

Se: Sella의 입구(sella entrance)는 영어 알파벳을 사용하여 축약되며 대문자 S 다음 소문자 e가 뒤따르고 알파벳 사이에 공백 없이 연속적으로 기록한다.

정의

Sella의 입구(그림 17–21)는 sella turcica 또는 뇌하수체 오목의 중간 입구 지점이다.

유형

Sella의 입구는 편측성, 파생된, 경조직 두부방사선계측점이다.

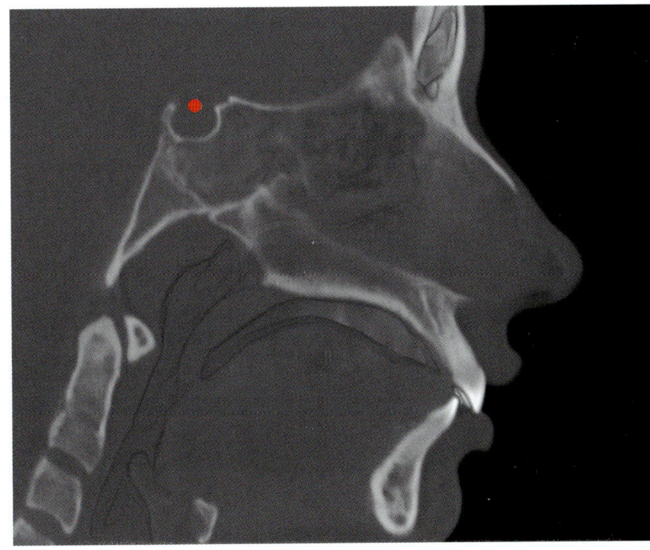

그림 17–21. Sella의 입구(Anatomage Inc.의 Invivo5 소프트웨어에서 생성한 이미지).

Basion

약어

Ba: Basion은 영어 알파벳을 사용하여 축약되며 대문자 B 다음 소문자 a가 뒤따르고 알파벳 사이에 공백 없이 연속적으로 기록한다.

정의

Basion(그림 17–22A~D)은 큰구멍의 전방 경계의 중앙점으로, 뒤통수뼈 바닥부분의 경사면으로부터 후방 경계까지 이어지는 경사면을 따라가면 찾을 수 있다.

Robert M Ricketts에 따르면

뒤통수뼈 기저면에 존재하는 큰구멍 전방 경계의 중앙점이다.

TM Graber에 따르면

정중시상면에서 큰구멍 전방 경계의 최하방점이다.

Robert E Moyers에 따르면

시상면에서 큰구멍의 전방 경계에 위치하는 최후하방점이다.

Arne Bjork에 따르면

뒤통수 구멍의 선상에 있는 뒤통수구멍의 전방 경계(endobasion)의 수직 투영상이다.

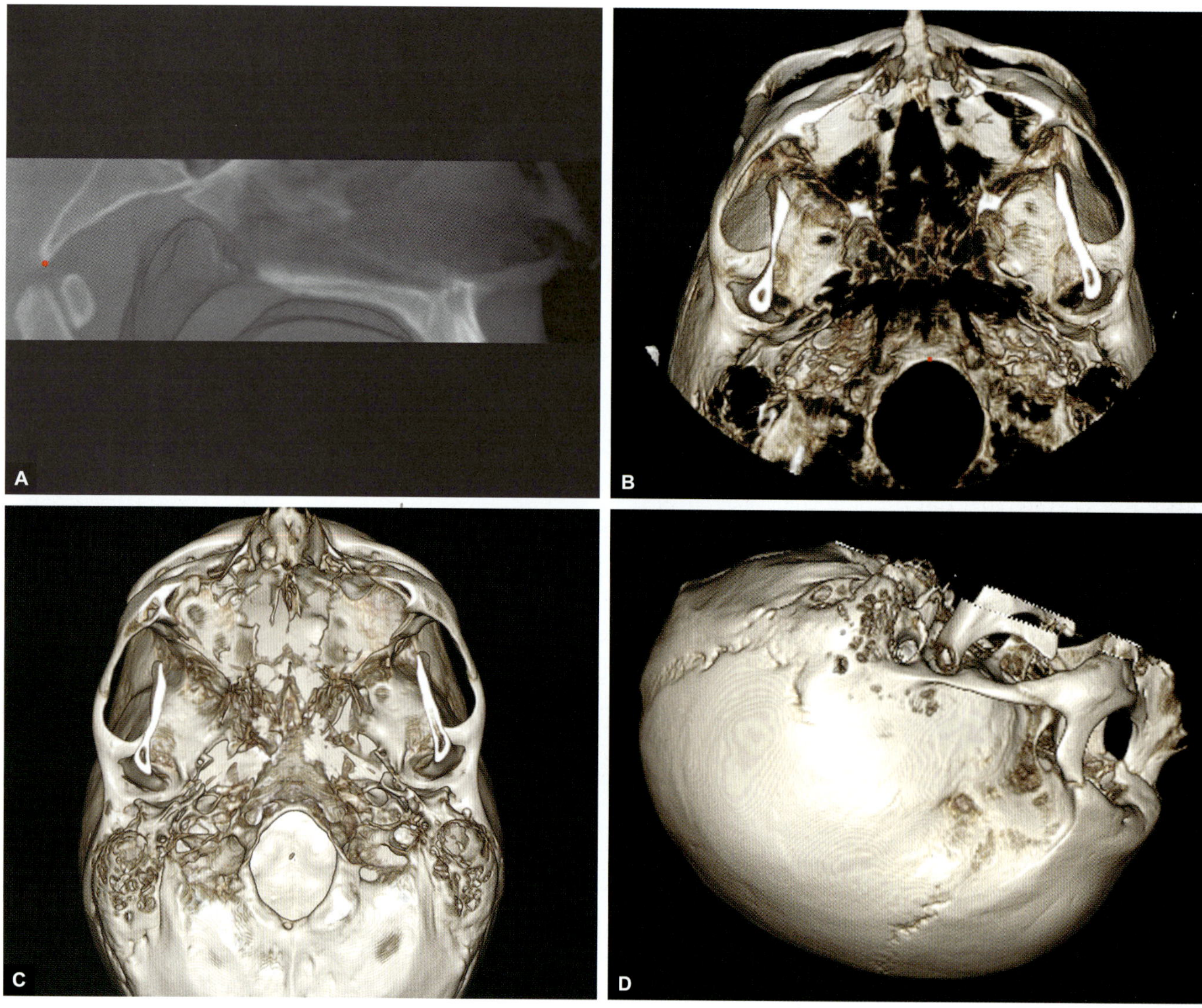

그림 17-22. Basion(Anatomage Inc.의 Invivo5 소프트웨어에서 생성한 이미지).

Clifton T Forsberg에 따르면

뇌막동맥구멍 사이를 연결한 선(interspinosum line)에 대해 큰구멍의 경계상에 있는 최전방점이다.

유형

Basion은 편측성, 해부학적, 경조직 두부방사선계측점이다.

측모두부방사선계측사진에서 basion의 트레이싱

측모두부방사선계측사진에서 basion을 식별하기 위해서는 다음의 구조물들이 트레이싱되어야 한다.

- 뒤침대돌기(후상돌기, posterior clinoid process)에서 시작하여 비스듬틀(사대, clivus)의 상방까지 내려온 후, 나비뒤통수연골결합(접형후두연골결합, spheno-occipital synchondrosis)을 지나 큰구멍의 앞쪽 경계까지 트레이싱한다.
- 나비뼈 큰날개의 두개면과 하방으로는 뒤통수뼈 기저부의 두개외부위와 큰구멍의 전방 경계를 트레이싱한다. 이들은 연속된 선이 아닌 별개의 선으로 그려야 한다.
- 뒤통수뼈의 기저면부터 뒤통수뼈관절융기(후두과, occipital condyle)의 치밀골까지 조심스럽게 트레이싱한다. 뒤통수뼈관절융기의 전방 경계와 basion은 측모두부방사선계측사진에서 방사선 불투과성으로 나타나며 이를 구별할 수 있어야 한다. Basion은 일반적으로 뒤통수뼈관절융기 전방부분의 후방에 위치한다.

Anterior nasal spine

약어

ANS: Anterior nasal spine은 영어 알파벳을 사용하여 축약되며 대문자 A, N, S로 표시하고 알파벳 사이에 공백 없이 연속적으로 기록한다.

정의

Anterior nasal spine(그림 17-23)은 정중선 혹은 정중면에 존재하는 골성 앞코가시(전비극, anterior nasal spine)의 끝점이다.

Viken Sassouni에 따르면

정중시상면 상 앞위턱뼈(전상악골, premaxillar)에서 비강저의 최전방점이다.

B Holly Broadbent에 따르면

코의 앞쪽 구멍(anterior aperture of the nose)의 전방 연장에 의해 형성된 뾰족한 정중돌기이다.

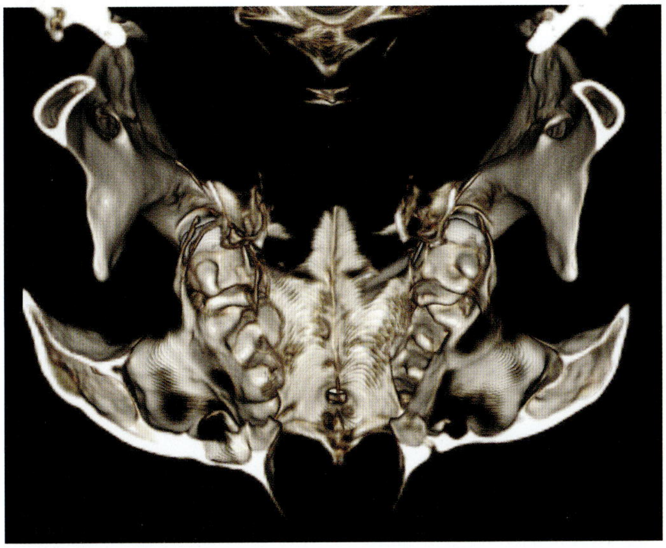

그림 17-23. Anterior nasal spine(Anatomage Inc.의 Invivo5 소프트웨어에서 생성한 이미지).

TM Graber에 따르면

표준 측모두부방사선계측사진에서 관찰할 수 있는 앞코가시의 끝점이다.

Robert E Moyers에 따르면

입천장 높이에서 위턱뼈의 최전방점. ANS는 실제 돌기가 보이지 않는 경우가 종종 있으며 방사선 노출에 따라 위치가 상당히 변화되기 때문에 후전방 투영 분석법에서 제한적으로 사용된다.

유형

Anterior nasal spine은 편측성, 해부학적, 경조직 두부방사선계측점이다.

측모두부방사선계측사진에서 Anterior nasal spine의 트레이싱

ANS의 길이와 너비는 개개인마다 차이가 크다. 일부 환자에서 ANS는 길고 얇거나 짧고 두꺼울 수도 있다.

방사선학적 형태

ANS는 해부학적 앞코가시보다 약간 후방에서 관찰된다.

- 얇은 ANS의 경우: ANS는 두부방사선계측사진에서 코 연골에 중첩되어 불분명하다.
- 두꺼운 ANS의 경우: ANS는 두부방사선계측사진에서 명확하고 트레이싱하기 쉽다.

의의(제20장 참조)

Anterior nasal spine은 교합평면을 구성하는 기준점으로 사용되며, 프랑크포르트 수평면-구개평면 각(FH-palatal plane angle, ANS-PNS)을 이용한 수평적 성장 양상을 평가할 때 이용될 수 있다.

Section 9

전후방두부방사선계측점
(PA Cephalometric Landmarks)

Chapter 18. 전후방두부방사선계측점

CHAPTER

18 전후방두부방사선계측점 (PA Cephalometric Landmarks)

포괄적인 두부방사선계측분석 체계는 부정교합의 측모 골격 및 치아치조성 요소를 밝히기 위해 개발되었다(Steiner, 1959; Ricketts, 1960). 미국의 교정 전문의 중 약 90%는 모든 포괄적인 사례에 대해 통상적으로 측모두부방사선계측사진을 사용하고 있으며(Keim et al., 2002), 이는 측모두부방사선계측분석의 허용치(accepted value)가 교정적 진단 및 치료계획 수립에 도움을 줄 수 있음을 보여준다. 그러나 횡적 부조화뿐만 아니라 교합평면의 기울기와 비대칭을 정확하게 진단하기 위해서는 전후방두부방사선계측분석(posteroanterior cephalometric evaluation)이 필요할 수 있다.

치열궁 횡적 폭경의 증가는 치열궁 둘레의 증가와 관련이 있다(Adkins et al., 1990). 따라서 좁은 치열궁을 가지고 있는 환자에서는 상·하악의 확장이 소구치 발치의 적절한 대안으로서 권장된다(Cetlin and Ten Hoeve, 1983; Vanarsdall, 1999; McNamara et al., 2003; Ferris et al., 2005). 그러나 치료계획의 수립은 치열궁 계측치뿐만 아니라 적절한 전후방두부방사선계측분석을 기반으로 이루어져야 한다. 다양한 집단에서 치열궁 길이 부조화와 횡적 부정교합의 높은 유병률(Hill, 1992; Behbehani et al., 2005)은 상당한 비율의 치아교정 환자가 전후방두부방사선계측분석의 혜택을 받을 수 있음을 나타낸다.

여러 전후방두부방사선계측분석 체계가 제시되었다(Sassouni, 1958; Letzer and Kronman, 1967; Ricketts et al., 1972; Hewitt, 1975; Svanholt and Solow, 1977; Grayson et al., 1983; Grummons and Kappeyne Van De Coppello, 1987). Dolphin® 소프트웨어(Ricketts et al., 1972; Grummons and Kappeyne Van De Coppello, 1987)를 통해 상업적으로 사용할 수 있는 두 가지 분석법 중에서 오직 Ricketts 분석법(Ricketts et al., 1972)만이 청소년기부터 성인기까지의 연령별 조정을 포함하는(Ricketts, 1981, Ricketts et al., 1982) 포괄적인 표준치 세트를 제시한다. 그러나 표준치를 산출할 때의 구체적인 자료나 방법은 발표되지 않았다. Grummons와 Kappeyne Van De Coppello(1987)는 좌·우의 삼각형 모양, 선형 치수 및 얼굴 비율을 비교하는 포괄적인 분석 체계를 제시했다. 그들의 목적은 실제의 부조화를 분석하기보다는 개별적인 비대칭의 영역을 식별하는 것이기 때문에 이 분석법에는 표준치에 대한 자료가 포함되지 않는다. 나머지 분석법들은 좌·우 삼각형 측정치의 비교를 통해 비대칭의 골격성 및 치성 요소를 평가하거나(Letzer and Kronman, 1967; Hewitt, 1975), 정중선 불일치를 분석하기에 적절한 변수를 평가하거나(Svanholt and Solow, 1977; Grayson et al., 1983), 또는 다양한 비율의 개별적인 조화를 계산하는 것에(Sassouni, 1958) 초점을 두고 있다. 이러한 분석법 중 일부에서만 제한된 일련의 표준치 자료가 뒷받침된다(Letzer and Kronman, 1967; Hewitt, 1975; Svanholt and Solow, 1977).

몇몇 잘 알려진 두개안면성장연구에서는 횡적 분석에 적합한 기록을 포함한다. 그러나 비교적 작은 표본에서 선별된 표준치를 제외하고(Woods, 1950; Snodell et al., 1993; Cortella et al., 1997; Huertas and Ghafari, 2001; Hesby et al., 2006), 표준치 자료는 이상적이지 않은 교합을 지닌 60명의 피험자에 대해서만 발표되었다(Basyouni and Nanda, 2000). Athanasiou 등(1992)은 6~15세의 오스트리아 학생 588명을 대상으로 하여 선별된 전후방두부방사선계측분석치에 대한 표준치를 제시하였다. 비록 큰 청소년 표본이었지만, 이상적이지 않은 교합을 지닌 연구 대상이 포함되어 결과의 타당성이 제한되었다. 또한 Uysal과 Sari(2005)는 Ⅰ급 교합과 만족스러운 얼굴 형태를 가지는 사람들로 구성된 큰 표본을 분석하여 성인 터키인에 대한 전후방두부방사선계측분석치를 제시하였으나, 표본에 청소년은 포함되지 않았다.

선별된 폭경 측정치에 있어 일본인과 미국 백인에 대해 발표되었던 자료와 비교하여 중국인에게서 임상적으로 유의미한 민족적 차이가 발견되었다(Wei, 1970). 중국인의 표본이 상대적으로 컸음에도 불구하고, 교합관계에 대한 선정 기준이 없었고 성인만 포함되었다. 또한 이집트인과 다른 민족들 사이에서도 유사한 차이가 확인되었다(Aboul-Azm and Korayem, 1987). 이집트인 표본 또한 성인으로 제한되었다.

표준 두부방사선계측치는 비교 기준으로서 유효하기 위해 치료하지 않은 거의 이상적인 교합을 가진 유사한 연령 및 민족의 피험자를 포함하는 대규모 표본에서 얻은 평균 및 범위 또는 임상적으로 유용한 변수를 나타내야 한다. 이러한 기준에 따르면, 특히 청소년 피험자에 대해 정면에서 부정교합의 골격 대 치아 요소에 대한 유효한 해석을 포함하는 자료는 거의 없다. 이 연구의 목적은 포괄적인 교정치료가 일반적으로 시작하는 시기와 유사한 연령의 쿠웨이트 청소년을 위한 표준 전후방두부방사선계측분석치를 설정하고, 이러한 표준치를 이용 가능한 분석 체계 및 기타 발표된 정보에서 제안하는 기준치와 비교하는 것이다.

전후방두부방사선계측사진의 촬영

전후방두부방사선계측사진은 환자의 머리를 똑바로(자연스러운 머리 위치, natural head position) 또는 약간 아래로 향하게 하여 촬영한다. 머리를 안정화시키는 데 도움을 주는 귀봉(ear rod)을 지나는 평면은 외이도와 상호작용하기 때문에 porionic, transporionic, 귀 평면(otic plane) 또는 귀 축(otic axis)으로 불린다. 필름-대상자, 필름-귀봉 또는 porion-필름 거리는 머리 구조의 확대량을 결정한다. 초기의 전통적인 두부계측분석법에서는 필름 고정부를 코에 닿도록 배치하여 확대율을 계산하고 수정했다. 추후 필름과 poronic 축 사이의 거리는 상응하는 확대율을 사용하여 고정된 거리(13~15cm)로 설정할 수 있게 되었다. 디지털 기계의 경우에는 기술적 요구사항에 따라 더 큰 센서 물체 거리(약 20cm)가 필요하게 되어 이미지 소프트웨어에서 보정할 수 있는 13% 이상의 확대 요인이 발생한다.

전후방두부방사선계측사진에 포함된 구조

아래에 주어진 구조물들은 전후방두부방사선계측사진에 포함되며 트레이싱되어야 한다. 오른쪽과 왼쪽의 구조물들이 전후방두부방사선계측사진에서 트레이싱되어야 한다.

- 머리뼈 외부 표면 주변부(external peripheral cranial bone surfaces)
- 관상봉합
- 꼭지돌기(유양돌기, mastoid processes)
- 뒤통수뼈관절융기(후두과, occipital condyles)
- 나비뼈 평면(접형골 평면, planum sphenoidale) 및 뇌하수체 오목 바닥의 위 표면
- 코 바닥
- 이마뼈의 눈확 윤곽 및 눈확판의 아래 표면
- 관자우묵 영역에서 나비뼈 큰날개의 외부 표면에 의해 형성된 사선
- 아치형 융기(arcuate eminence)
- 광대뼈의 이마나비돌기(전두접형돌기, frontosphenoidal process)와 광대활의 측면 표면에서부터 key ridge까지를 포함하여 아래 방향으로
- 광대활의 단면
- 영구 제1대구치의 맹출 후 key ridge의 아래 윤곽 측면에서 보이는 결절(tuberosity)부위에서 위턱뼈의 관자아래 표면
- 아래턱뼈 몸통
- 치열 전체 또는 선택된 단위

특정 뼈와 관련된 전후방두부방사선계측점/지표는 다음과 같다.

1. 벌집뼈와 관련된 두부방사선계측점(지표)
2. 코뼈와 관련된 두부방사선계측점(지표)
3. 광대뼈와 관련된 두부방사선계측점(지표)
4. 위턱뼈와 관련된 두부방사선계측점(지표)
5. 치열과 관련된 두부방사선계측점(지표)
6. 아래턱뼈와 관련된 두부방사선계측점(지표)

벌집뼈와 관련된 전후방두부방사선계측점

벌집뼈와 관련된 두부방사선계측점은 다음과 같다(표 18-1).

표 18-1. 벌집뼈에 관련된 두부방사선계측점

두부방사선계측점	약어	유형	유래
Crista galli	Nc	편측성	해부학적

Cristal galli

약어

Nc: Crista galli는 영어 알파벳을 사용하여 축약되며 대문자 N 다음 소문자 c가 뒤따르고 알파벳 사이에 공백 없이 연속적으로 기록한다.

정의

Neck of crista galli(그림 18-1A, B)는 벌집뼈 수직판의 목이다.

Viken sassouni에 따르면

Neck of crista galli는 벌집뼈(거의 평면 수준)의 수직판의 투영에서 가장 좁은 지점이다.

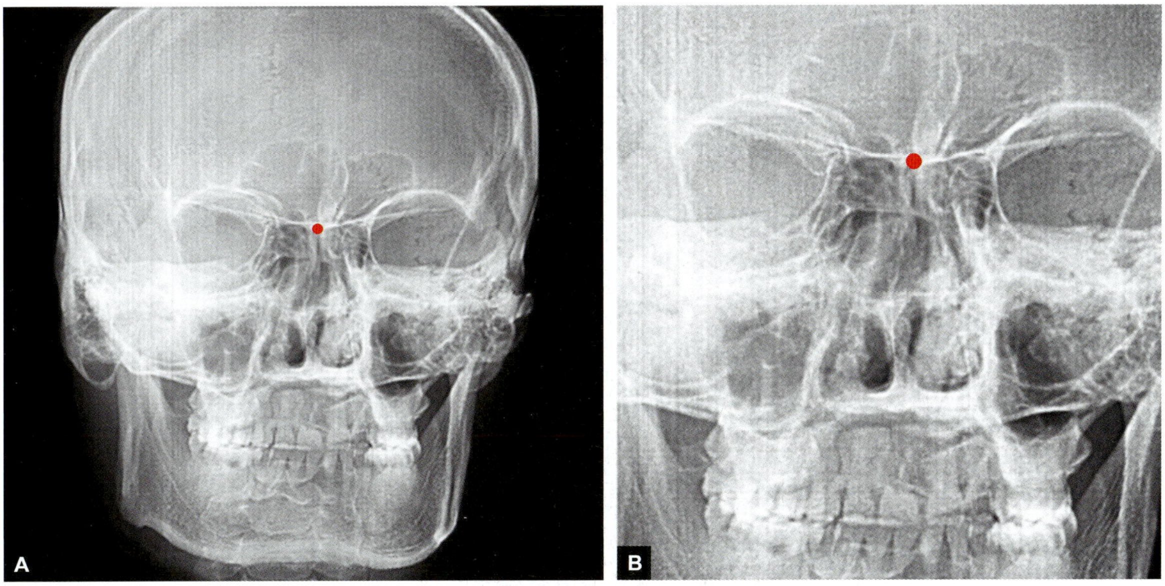

그림 18-1. Crista galli.

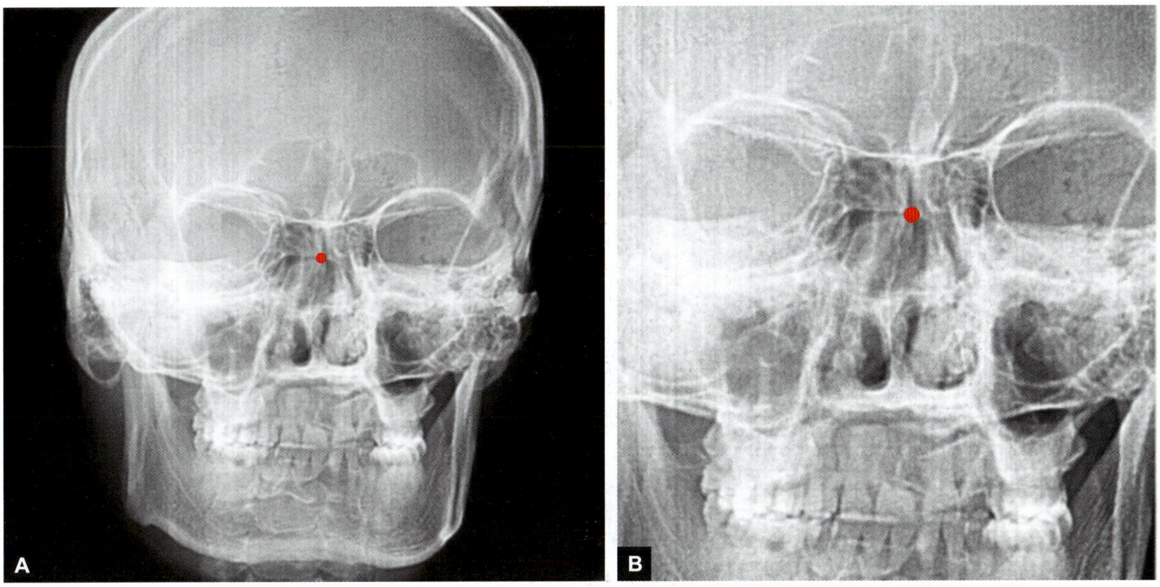

그림 18-2. Top of nasal septum.

유형

Neck of crista galli는 편측성, 해부학적, 경조직 전후방두부방사선계측점이다.

코뼈와 관련된 전후방두부방사선계측점

코뼈와 관련된 두부방사선계측점은 다음과 같다(표 18-2).

표 18-2. 코뼈에 관련된 두부방사선계측점

두부방사선계측점	약어	유형	유래
Top of nasal septum	tns	편측성	해부학적
NC	NC	편측성	해부학적

Top of nasal septum

약어

tns: Top of nasal septum은 영어 알파벳을 사용하여 축약되며 소문자 t, n, s로 표시하고 알파벳 사이에 공백 없이 연속적으로 기록한다.

정의

Athanasios E Athanasiou에 따르면

비중격 상방부분의 최상방점(그림 18-2A, B)이다.

유형

Top of nasal septum은 편측성, 해부학적, 경조직 전후방두부방사선계측점이다.

NC

약어

NC: NC는 영어 알파벳을 사용하여 축약되며 대문자 N, C로 표시하고 알파벳 사이에 공백 없이 연속적으로 기록한다.

정의

Robert M Ricketts에 따르면

골성 비강의 내측 표면의 최측방점(그림 18-3)이다.

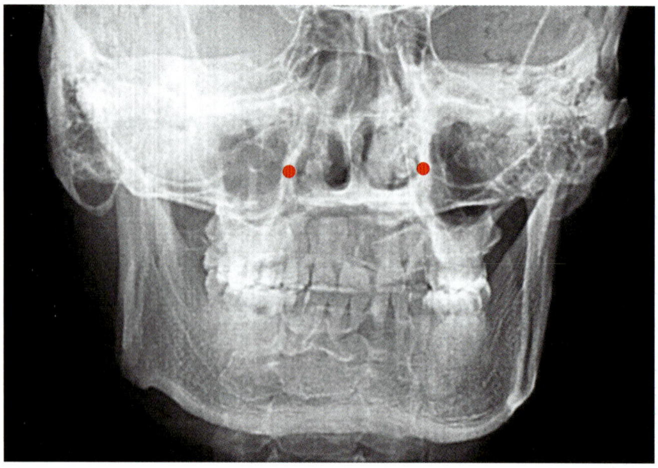

그림 18-3. NC.

유형

NC는 편측성, 해부학적, 경조직 전후방두부방사선계측점이다.

광대뼈와 관련된 전후방두부방사선계측점

광대뼈와 관련된 두부방사선계측점은 다음과 같다(표 18-3).

표 18-3. 광대뼈에 관련된 두부방사선계측점

두부방사선계측점	약어	유형	유래
Zygoma	Zyg	양측성	해부학적
Zygion	Zy	양측성	해부학적
Zygomatic arch	ZA	양측성	해부학적
Zygomatic suture point	Z	양측성	해부학적
Jugal process	J	양측성	해부학적

Zygoma

약어

Zyg: Zygoma는 영어 알파벳을 사용하여 축약되며 대문자 Z 다음 소문자 y, g가 뒤따르고 알파벳 사이에 공백 없이 연속적으로 기록한다.

정의

Viken Sassouni에 따르면

광대활 그림자의 최측상방점(그림 18-4A, B)이다.

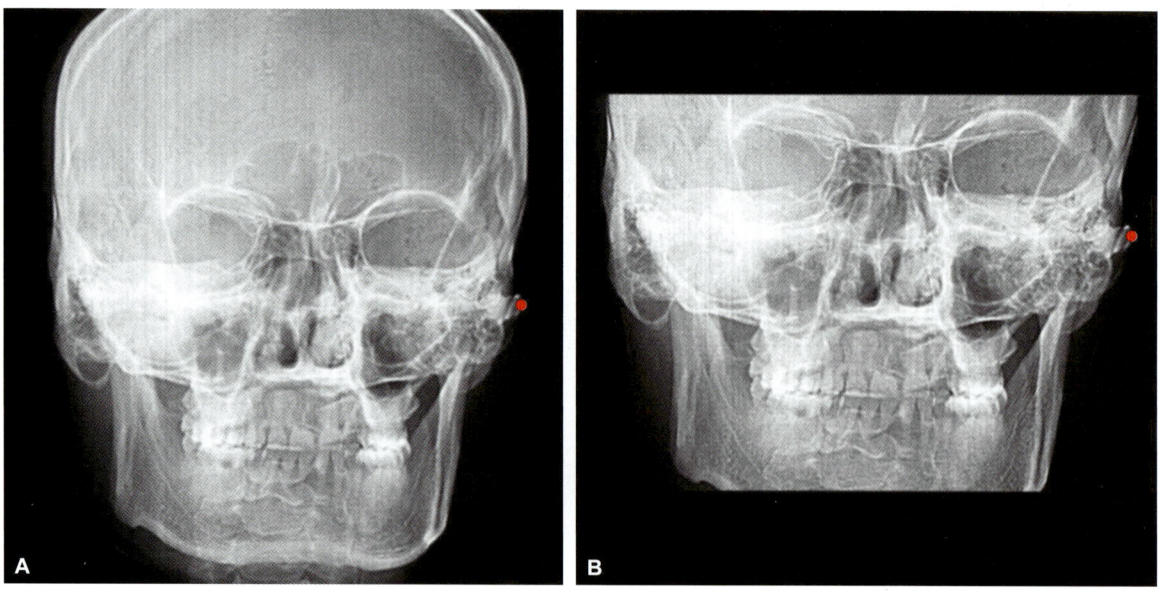

그림 18-4. Zygoma.

유형

Zygoma는 양측성, 해부학적, 경조직 전후방두부방사선계측점이다.

Zygion

약어

Zy: Zygion은 영어 알파벳을 사용하여 축약되며 대문자 Z 다음 소문자 y가 뒤따르고 알파벳 사이에 공백 없이 연속적으로 기록한다.

정의

Robert M Ricketts에 따르면

Zygion은 각 광대활의 최측방점이다(그림 18-5A, B).

유형

Zygion은 양측성, 해부학적, 경조직 전후방두부방사선계측점이다.

Zygomatic arch

약어

ZA: 광대활(관골궁, zygomatic arch)은 영어 알파벳을 사용하여 축약되며 대문자 Z, A로 표시하고 알파벳 사이에 공백 없이 연속적으로 기록한다.

정의

Robert M Ricketts에 따르면

정면에서 보았을 때 광대활의 중심(그림 18-6A, B)이다.

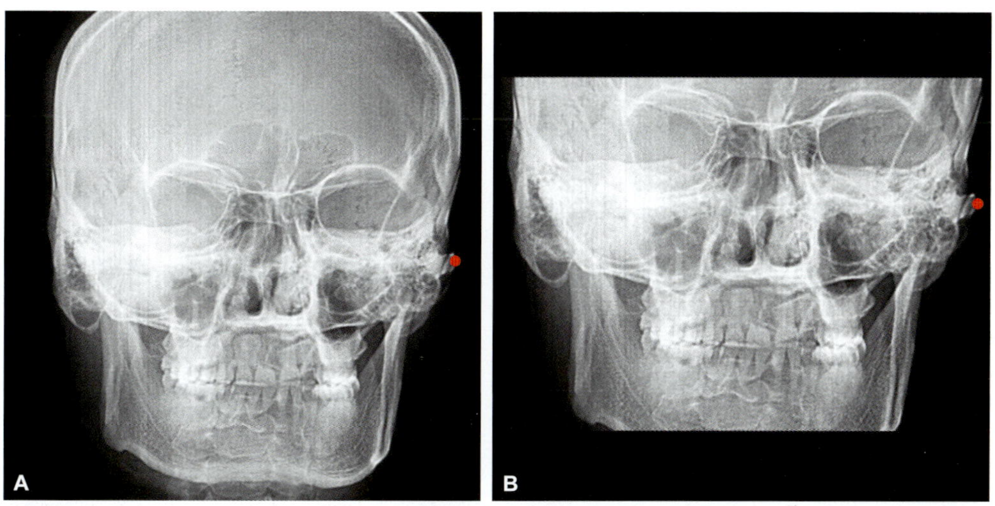

그림 18-5. Zygion.

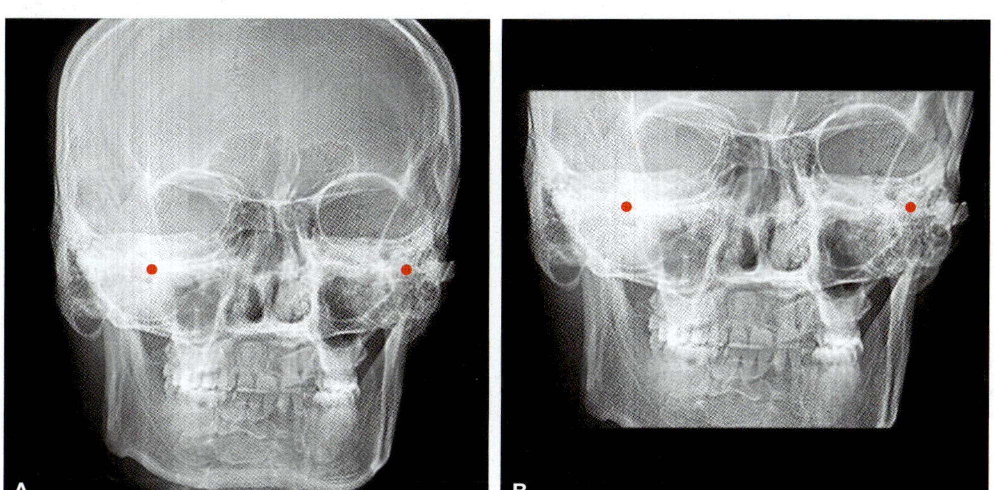

그림 18-6. Zygomatic arch.

유형

Zygomatic arch는 양측성, 해부학적, 경조직 전후방두부방사선계측점이다.

광대봉합점

약어

Z: 광대봉합점(zygomatic suture point)은 영어 알파벳을 사용하여 축약되며 대문자 Z로 기록한다.

정의

Robert M Ricketts에 따르면

광대뼈와 이마뼈의 내측 및 전방 접합부(그림 18-7A, B)이다.

유형

광대봉합점은 양측성, 해부학적, 경조직 전후방두부방사선계측점이다.

Jugal process

약어

J: Jugal process는 영어 알파벳을 사용하여 축약되며 대문자 J로 기록한다.

정의

Robert M Ricketts에 따르면

측모두부방사선계측사진에 사용된 광대뼈 곡선의 최하방점이며, 또한 정면에서 위턱뼈의 결절과 교차하는 위턱뼈 협골돌기상의 계측점이다(그림 18-8A, B).

유형

Jugal process는 양측성, 해부학적, 경조직 전후방두부방사선계측점이다.

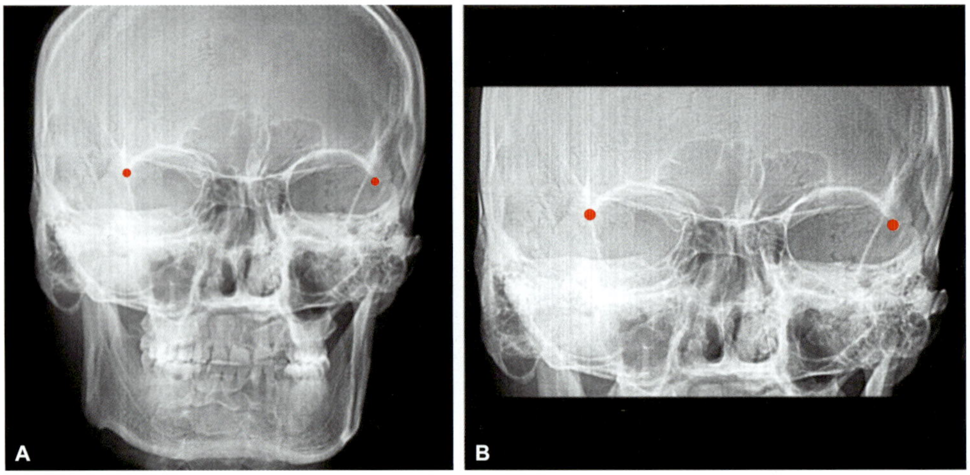

그림 18-7. 광대봉합점.

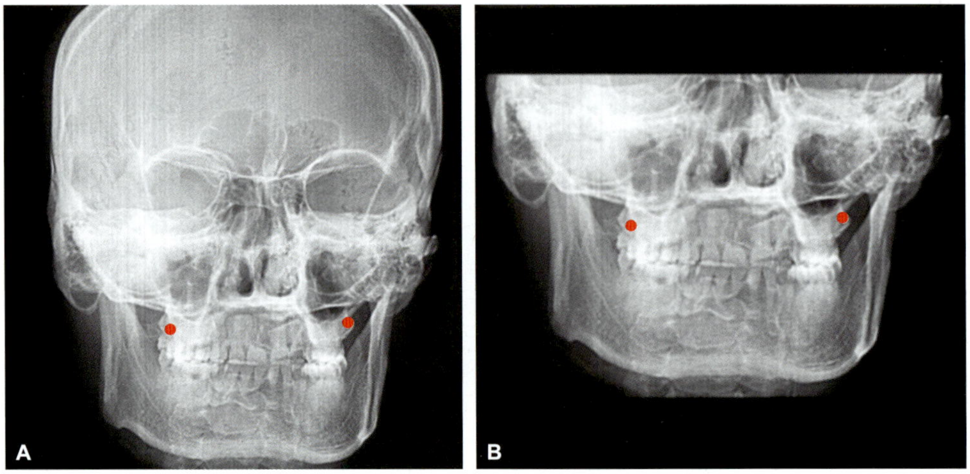

그림 18-8. Jugal process.

위턱뼈와 관련된 전후방두부방사선계측점

위턱뼈와 관련된 두부방사선계측점은 다음과 같다(표 18-4).

표 18-4. 위턱뼈와 관련된 두부방사선계측점

두부방사선계측점	약어	유형	유래
Maxillare	Mx 또는 mx	양측성	해부학적

Maxillare

약어

Mx: Maxillare는 영어 알파벳을 사용하여 축약되며 대문자 M 다음 소문자 x가 뒤따르고 알파벳 사이에 공백 없이 연속적으로 기록한다.

mx: Maxillare는 영어 알파벳을 사용하여 축약되며 소문자 m, x로 표시하고 알파벳 사이에 공백 없이 연속적으로 기록한다.

정의

- 제1대구치와 malare 사이에서 위턱뼈 윤곽의 가장 오목한 곳(그림 18-9A, B)이다.
- 상악 제1대구치(U6)와 malare(Ma) 사이에서 위턱뼈 윤곽의 가장 오목한 곳. Key ridge와 밀접하게 상응한다.
- 위턱뼈 이틀돌기의 측면 윤곽과 위턱뼈 위턱광대돌기(상악관골돌기, maxillozygomatic process)의 아래 윤곽의 교차점(왼쪽 및 오른쪽)이다.

유형

Maxillare는 양측성, 해부학적, 경조직 전후방두부방사선계측점이다.

치열과 관련된 전후방두부방사선계측점

치열과 관련된 두부방사선계측점은 다음과 같다(표 18-5, 18-6).

표 18-5. 상악 치열에 관련된 두부방사선계측점

두부방사선계측점	약어	유형	유래
Incision superius incisalis	Isi 또는 is	편측성	해부학적
Incision superius apicalis	Isa 또는 ULA	편측성	해부학적
Maxillary molar	um	양측성	해부학적
Maxillary first molar	U6 or A6	양측성	해부학적

표 18-6. 하악 치열에 관련된 두부방사선계측점

두부방사선계측점	약어	유형	유래
Incision inferior incisalis	Iii 또는 ii	편측성	해부학적
Incision inferior apicalis	Iia 또는 LIA	편측성	해부학적
Incision inferius frontale	iif	편측성	해부학적
Mandibular first molar	L6 또는 A6	양측성	해부학적
mi	mi	양측성	해부학적
Mandibular molar	lm	양측성	해부학적

Incision superius incisalis

약어

Isi: Incision superius incisalis는 영어 알파벳을 사용하여 축약되며 대문자 I 다음 소문자 s, i가 뒤따르고 알파벳 사이에 공백 없이 연속적으로 기록한다.

is: Incision superius는 영어 알파벳을 사용하여 축약되며 소문자 i, s로 표시하고 알파벳 사이에 공백 없이 연속적으로 기록한다.

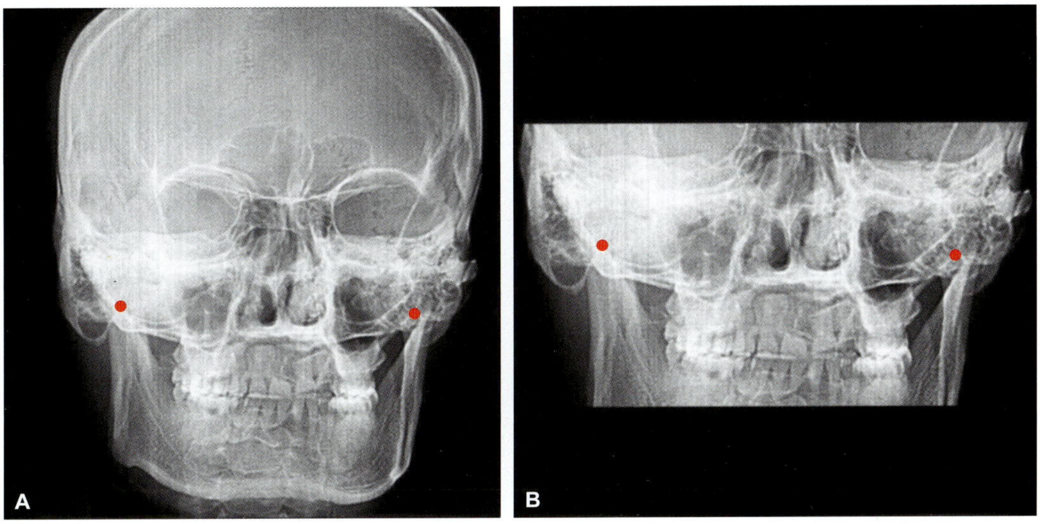

그림 18-9. Maxillare.

정의

Incision superius incisalis(그림 18-10A, B)는 상악 중절치의 절단연이다.

Arne Bjork에 따르면

Incision superius incisalis는 가장 돌출된 상악 중절치 절단연의 중점이다.

Robert E Moyers에 따르면

Incision superius incisalis는 최전방 상악 중절치의 절단연 끝점이다.

유형

Incision superius incisalis는 편측성, 해부학적, 경조직 두부방사선계측점이다.

측모두부방사선계측사진에서 incision superius incisalis의 트레이싱

상악 영구 중절치 치관의 순설측 윤곽선은 측모두부방사선계측사진에서 방사선 불투과성 선으로 나타난다. 상악 영구 중절치 치관의 이 두 윤곽선을 트레이싱한다. 절단연의 끝점 또는 순설측 윤곽선의 교차점이 incision superius incisalis 계측점이다.

의의(제20장 참조)

Incision superius incisalis는 다음을 평가하기 위해 각도와 평면을 구성하는 기준점 중 하나로 사용된다.

- 상악 전치의 경사도는 상악 전치의 장축과 프랑크포르트 평면 사이의 각도를 사용하여 평가한다.
- Arnett 두부방사선계측분석에서 상악 전치의 토크는 상악 전치의 장축과 교합평면 사이의 각도를 사용하여 평가한다.
- 상악과 하악 전치간 각도는 상악과 하악 영구 전치의 장축 사이의 각도를 사용하여 평가한다.
- 상악 중절치의 전후방적 위치는 incision superius incisalis와 NA 평면 사이의 거리를 사용하여 평가한다.
- 상악 중절치의 전후방적 위치는 incision superius incisalis와 A-Pog 평면 사이의 거리를 사용하여 평가한다.

Incision superius apicalis

약어

Isa: Incision superius apicalis는 영어 알파벳을 사용하여 축약되며 대문자 I 다음 소문자 s, a가 뒤따르고 알파벳 사이에 공백 없이 연속적으로 기록한다.

UIA: Upper incisor apex는 영어 알파벳을 사용하여 축약되며 대문자 U, I, A로 표시하고 알파벳 사이에 공백 없이 연속적으로 기록한다.

정의

Incision superius apicalis(그림 18-11A, B)는 최전방 상악 중절치의 치근단이다. 이 계측점이 단지 치아의 장축을 정의하기

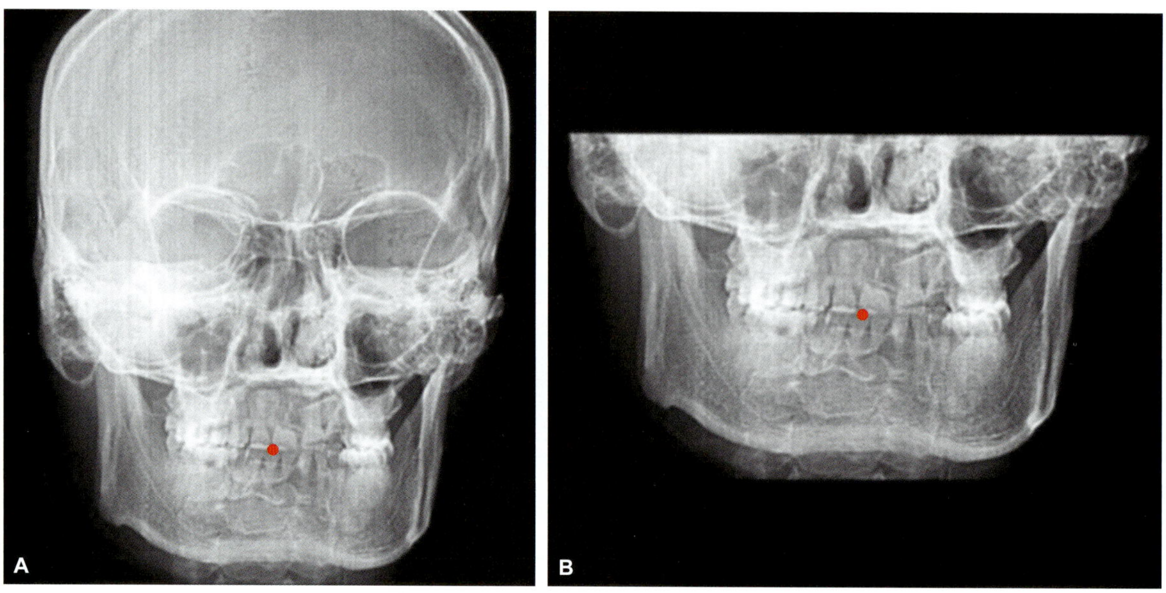

A B

그림 18-10. Incision superius incisalis.

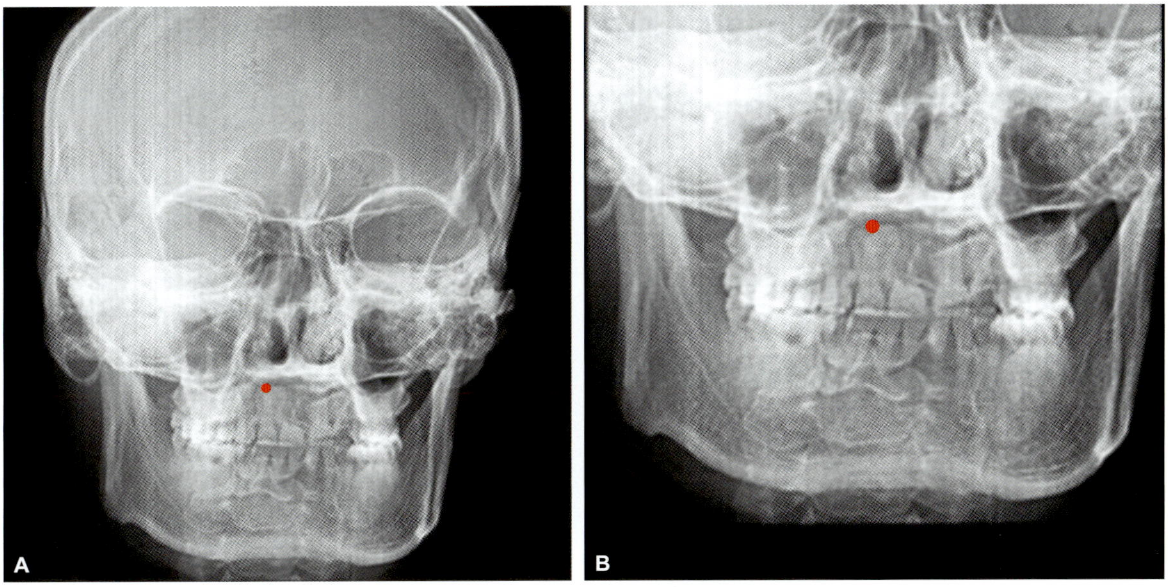

그림 18-11. Incision superius apicalis.

위해서만 필요한 경우, 치근단 폭을 이등분하는 중점이 사용될 수 있다.

Michael L Riolo에 따르면

Upper incisor apex는 상악 중절치의 치근단 끝점이다. 치근이 완성되지 않은 경우 성장 중인 치근단의 중점으로 지정한다.

SN Bhatia 및 BC Leighton에 따르면

Upper incisor apex는 가장 돌출된 상악 전치의 치근단이다.

유형

Incision superius apicalis는 편측성, 해부학적, 경조직 두부방사선계측점이다.

측모두부방사선계측사진에서 incision superius apicalis의 트레이싱

상악 영구 중절치 치근의 순설측 윤곽선은 측모두부방사선계측사진에서 방사선 불투과성 선으로 나타난다. 상악 영구 중절치 치근의 이 두 윤곽선을 트레이싱한다. 상악 영구 중절치 치근의 순설측 윤곽선의 교차점이 incision superius apicalis 계측점이다.

의의(제20장 참조)

Incision superius apicalis는 다음을 평가하기 위해 각도와 평면을 구성하는 기준점 중 하나로 사용된다.

- 상악 전치의 경사도는 상악 전치의 장축과 프랑크포르트 평면 사이의 각도를 사용하여 평가한다.
- Arnett 두부방사선계측분석에서 상악 전치의 토크는 상악 전치의 장축과 교합평면 사이의 각도를 사용하여 평가한다.
- 상악과 하악 전치간 각도는 상악과 하악 영구 전치의 장축 사이의 각도를 사용하여 평가한다.

상악 대구치

약어

um: 상악 대구치(maxillary molar)는 영어 알파벳을 사용하여 축약되며 소문자 u, m으로 표시하고 알파벳 사이에 공백 없이 연속적으로 기록한다.

정의

Athanasios E Athanasiou에 따르면

상악 제2유구치 또는 영구 제1대구치의 협측 표면에서 가장 돌출된 최측방점(그림 18-12A, B)이다.

유형

상악 대구치는 양측성, 경조직 두부방사선계측점이다.

상악 제1대구치

약어

U6: 상악 제1대구치(maxillary first molar)는 영어 알파벳과

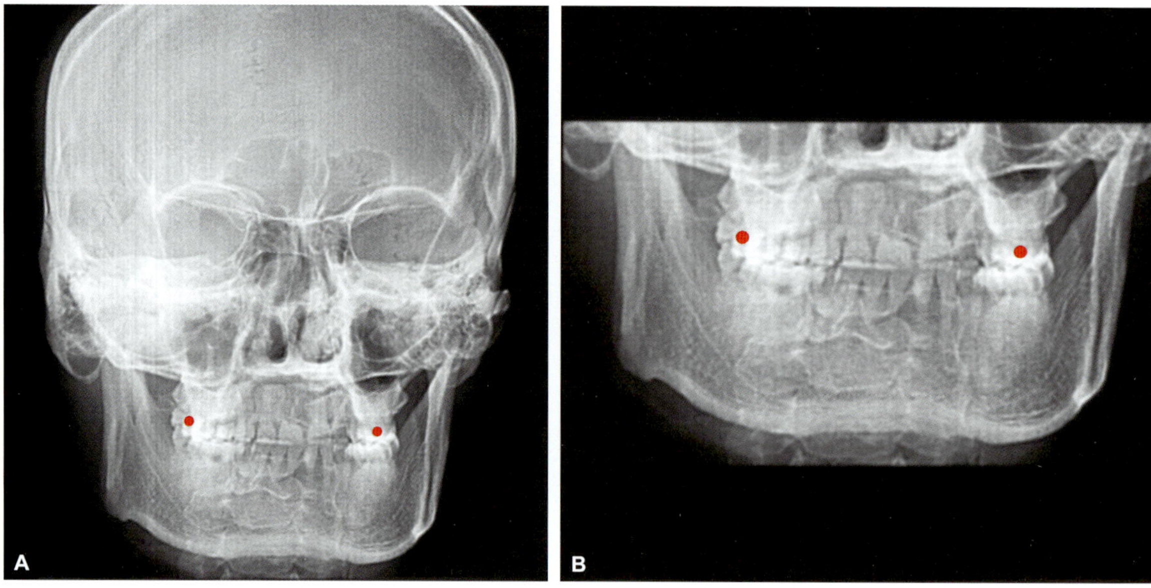

그림 18-12. 상악 대구치.

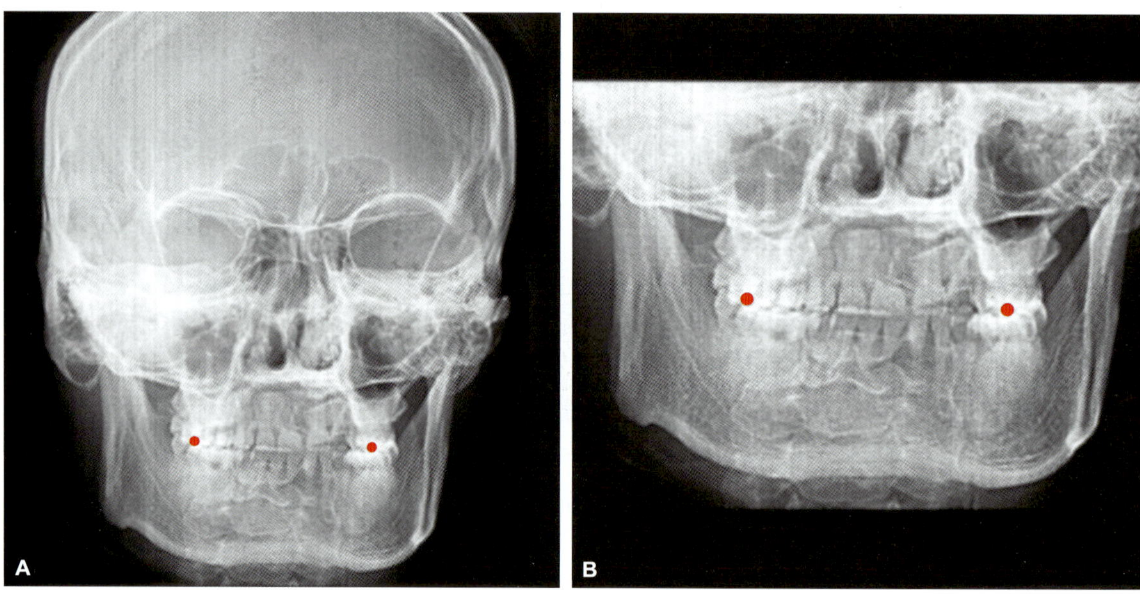

그림 18-13. 상악 제1대구치.

숫자를 사용하여 축약되며 대문자 U 다음 숫자 6이 뒤따르고 그 사이에 공백 없이 연속적으로 기록한다.

A6: 상악 제1대구치(maxillary first molar)는 영어 알파벳과 숫자를 사용하여 축약되며 대문자 A 다음 숫자 6이 뒤따르고 그 사이에 공백 없이 연속적으로 기록한다.

정의

상악 제1대구치(그림 18-13A, B)는 상악 제1대구치의 근심협측 교두정이다.

유형

상악 제1대구치는 양측성, 해부학적, 경조직 두부방사선계측점이다.

측모두부방사선계측사진에서 상악 제1대구치의 트레이싱

상악 영구 제1대구치 치관의 근원심 및 교두 윤곽선은 측모두부방사선계측사진에서 방사선 불투과성 선으로 나타난다. 상악 영구 제1대구치 치관의 이 윤곽선들을 트레이싱하며, 상악 영구 대구치의 근심협측 교두정이 상악 제1대구치 계측점이다.

Cuspid

약어

A3: Cuspid는 영어 알파벳과 숫자를 사용하여 축약되며 대문자 A 다음 숫자 3이 뒤따르고 그 사이에 공백 없이 연속적으로 기록한다.

정의

Carl F Gugino에 따르면

상악 영구 견치의 교두정(그림 18-14A, B)이다.

유형

Cuspid는 양측성, 경조직 두부방사선계측점이다.

Incision inferius incisalis

약어

Iii: Incision inferius incisalis는 영어 알파벳을 사용하여 축약되며 대문자 I 다음 소문자 i, i가 뒤따르고 알파벳 사이에 공백 없이 연속적으로 기록한다.

ii: Incision inferius는 영어 알파벳을 사용하여 축약되며 소문자 i, i로 표시하고 알파벳 사이에 공백 없이 연속적으로 기록한다.

정의

Incision inferius incisalis(그림 18-15A, B)는 가장 돌출된 하악 중절치의 절단연이다.

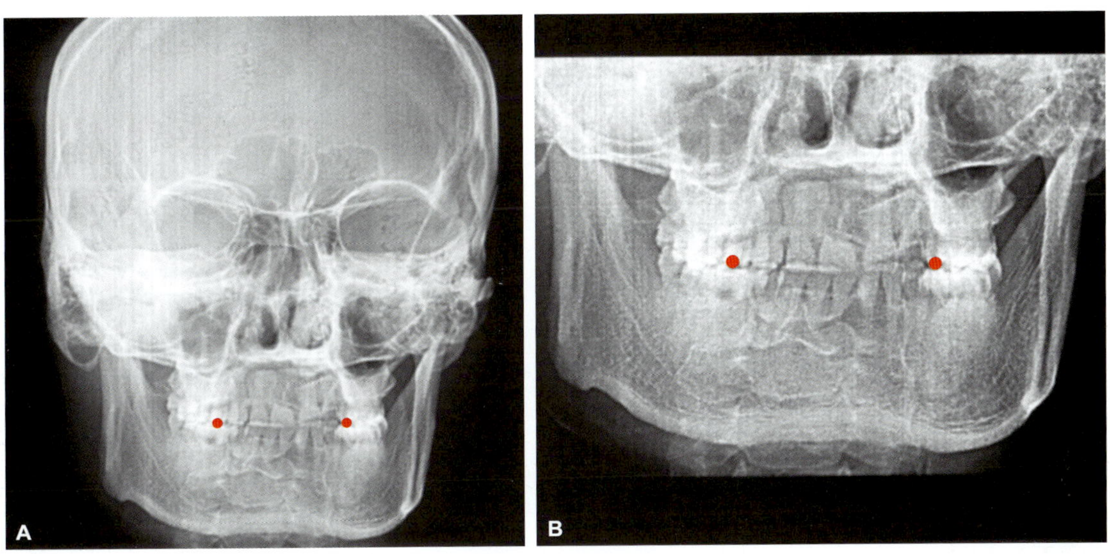

그림 18-14. Cuspid.

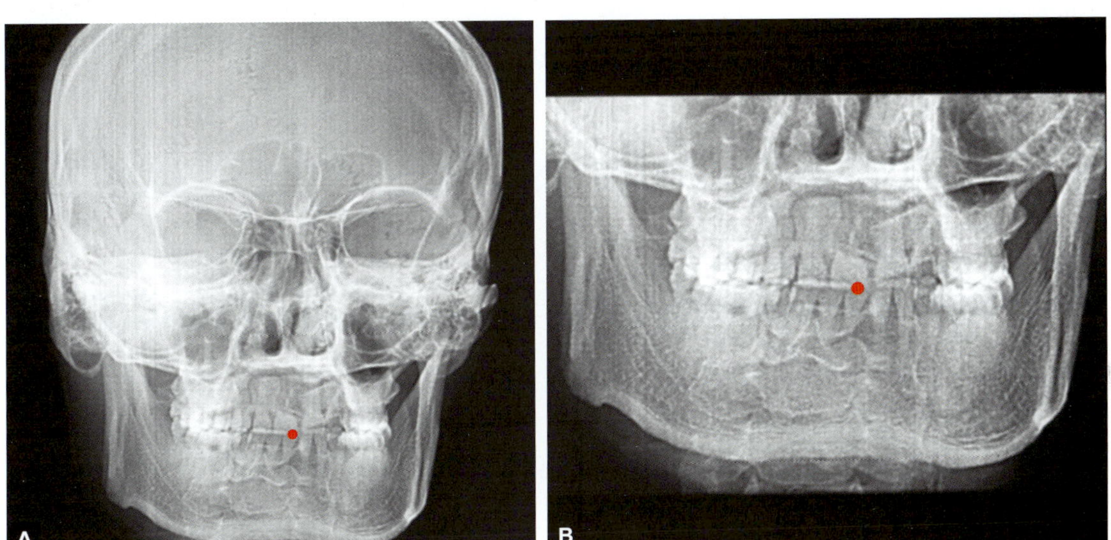

그림 18-15. Incision inferius incisalis.

Arne Bjork에 따르면

Incision inferius는 가장 돌출된 하악 중절치의 절단연이다.

Robert E moyers에 따르면

Incision inferius는 가장 순측에 위치한 하악 중절치의 절단연이다.

유형

Incision inferius incisalis는 편측성, 해부학적, 경조직 두부방사선계측점이다.

측모두부방사선계측사진에서 incision inferius incisalis의 트레이싱

하악 영구 중절치 치관의 순설측 윤곽선은 측모두부방사선계측사진에서 방사선 불투과성 선으로 나타난다. 하악 영구 중절치 치관의 이 두 윤곽선을 트레이싱한다. 절단연의 끝점 또는 순설측 윤곽선의 교차점이 incision inferius incisalis 계측점이다.

의의(제20장 참조)

Incision inferius incisalis는 다음을 평가하기 위해 각도와 평면을 구성하는 기준점 중 하나로 사용된다.

- 하악 전치의 경사도는 하악 전치의 장축과 하악평면 사이의 각도를 사용하여 평가한다.
- Arnett 두부방사선계측분석에서 하악 전치의 토크는 하악 전치의 장축과 교합평면 사이의 각도를 사용하여 평가한다.
- 상악과 하악 전치간 각도는 상악과 하악 영구 전치의 장축 사이의 각도를 사용하여 평가한다.
- 하악 중절치의 전후방적 위치는 incision inferius incisalis와 NB 평면 사이의 거리를 사용하여 평가한다.
- 하악 중절치의 전후방적 위치는 incision inferius incisalis와 A-Pog 평면 사이의 거리를 사용하여 평가한다.

Incision inferius apicalis

약어

Iia: Incision inferius apicalis는 영어 알파벳을 사용하여 축약되며 대문자 I 다음 소문자 i, a가 뒤따르고 알파벳 사이에 공백 없이 연속적으로 기록한다.

LIA: Lower incisor apex는 영어 알파벳을 사용하여 축약되며 대문자 L, I, A 로 표시하고 알파벳 사이에 공백 없이 연속적으로 기록한다.

정의

Incision inferius apicalis(그림 18-16A, B)는 최전방 하악 중절치의 치근단이다. 이 계측점이 단지 치아의 장축을 정의하기 위해서만 필요한 경우, 치근단 폭을 이등분하는 중점이 사용될 수 있다.

SN Bhatia와 BC Leighton에 따르면

Lower incisal apex는 가장 돌출된 하악 전치의 치근단이다.

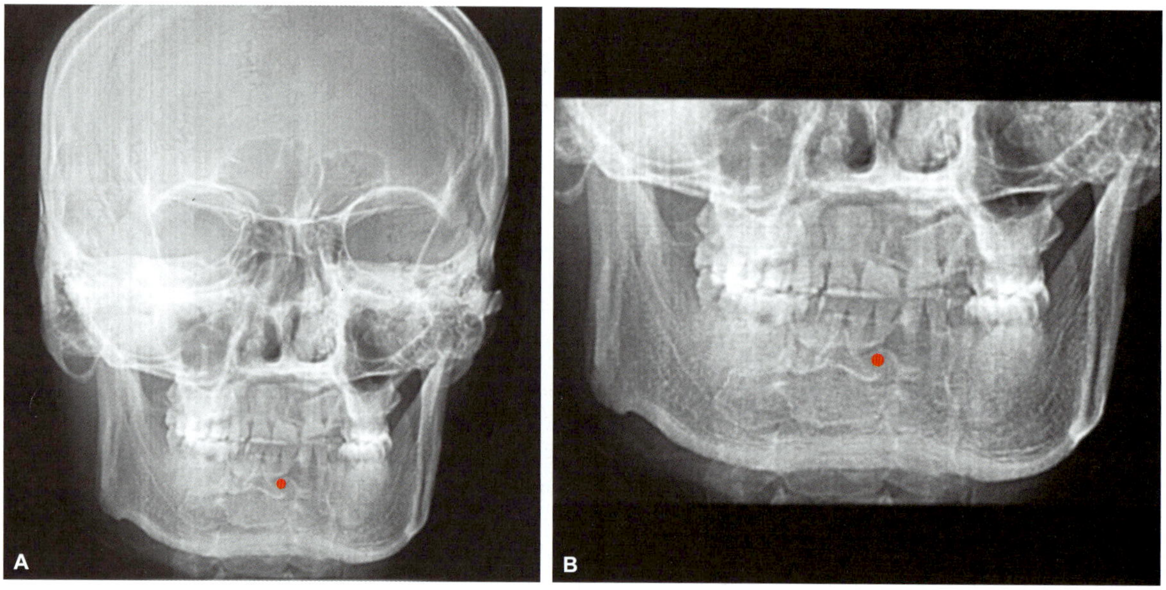

그림 18-16. Incision inferius apicalis.

유형

Incision inferius apicalis는 편측성, 해부학적, 경조직 두부방사선계측점이다.

측모두부방사선계측사진에서 incision inferius apicalis의 트레이싱

하악 영구 중절치 치근의 순설측 윤곽선은 측모두부방사선계측사진에서 방사선 불투과성 선으로 나타난다. 하악 영구 중절치 치근의 이 두 윤곽선을 트레이싱한다. 하악 영구 중절치 치근의 순설측 윤곽선의 교차점이 incision inferius apicalis 계측점이다.

의의(제20장 참조)

Incision inferius apicalis는 다음을 평가하기 위해 각도와 평면을 구성하는 기준점 중 하나로 사용된다.

- 하악 전치의 경사도는 하악 전치의 장축과 하악평면 사이의 각도를 사용하여 평가한다.
- Arnett 두부방사선계측분석에서 하악 전치의 토크는 하악 전치의 장축과 교합평면 사이의 각도를 사용하여 평가한다.
- 상악과 하악 전치간 각도는 상악과 하악 영구 전치의 장축 사이의 각도를 사용하여 평가한다.

Incision inferius frontale

약어

iif: Incision inferius apicalis는 영어 알파벳을 사용하여 축약되며 소문자 i, i, f로 표시하고 알파벳 사이에 공백 없이 연속적으로 기록한다.

정의

Athanasios E Athanasiou에 따르면

절단연 수준에서 하악 중절치 사이의 중점(그림 18-17A, B)이다.

유형

Incision inferius frontale은 편측성, 경조직 두부방사선계측점이다.

하악 제1대구치

약어

L6: 하악 제1대구치(mandibular first molar)는 영어 알파벳과 숫자를 사용하여 축약되며 대문자 L 다음 숫자 6이 뒤따르고 그 사이에 공백 없이 연속적으로 기록한다.

정의

하악 제1대구치(그림 18-18A, B)는 하악 제1대구치의 근심협측 교두정이다.

유형

하악 제1대구치는 양측성, 해부학적, 경조직 두부방사선계측점이다.

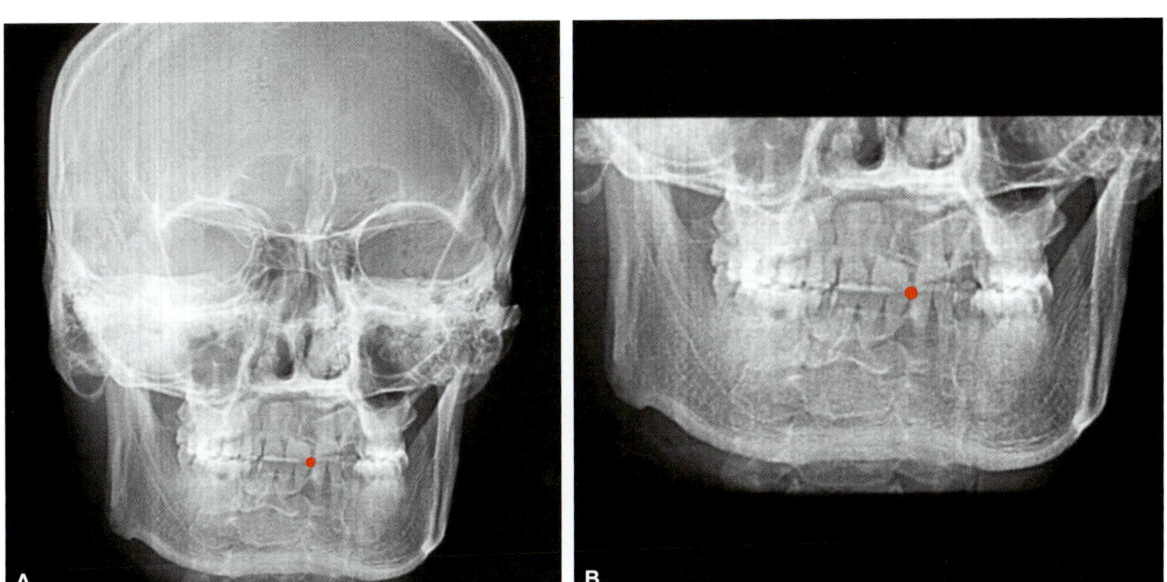

그림 18-17. Incision inferius frontale.

측모두부방사선계측사진에서 mandibular first molar의 트레이싱

하악 영구 제1대구치 치관의 근원심 및 교두 윤곽선은 측모두부방사선계측사진에서 방사선 불투과성 선으로 나타난다. 하악 영구 제1대구치 치관의 이 윤곽선들을 트레이싱하며, 하악 영구 대구치의 근심협측 교두정이 mandibular first molar 계측점이다.

mi

약어

mi: mi는 영어 알파벳을 사용하여 축약되며 소문자 m, i로 표시하고 알파벳 사이에 공백 없이 연속적으로 기록한다.

정의

mi(그림 18-19A, B)는 교합평면에 수직으로 투영된 하악 대구치의 근심 접촉점이다.

유형

mi는 양측성, 경조직 두부방사선계측점이다.

측모두부방사선계측사진에서 mi의 트레이싱

하악 영구 제1대구치 치관의 근원심 및 교두 윤곽선은 측모두부

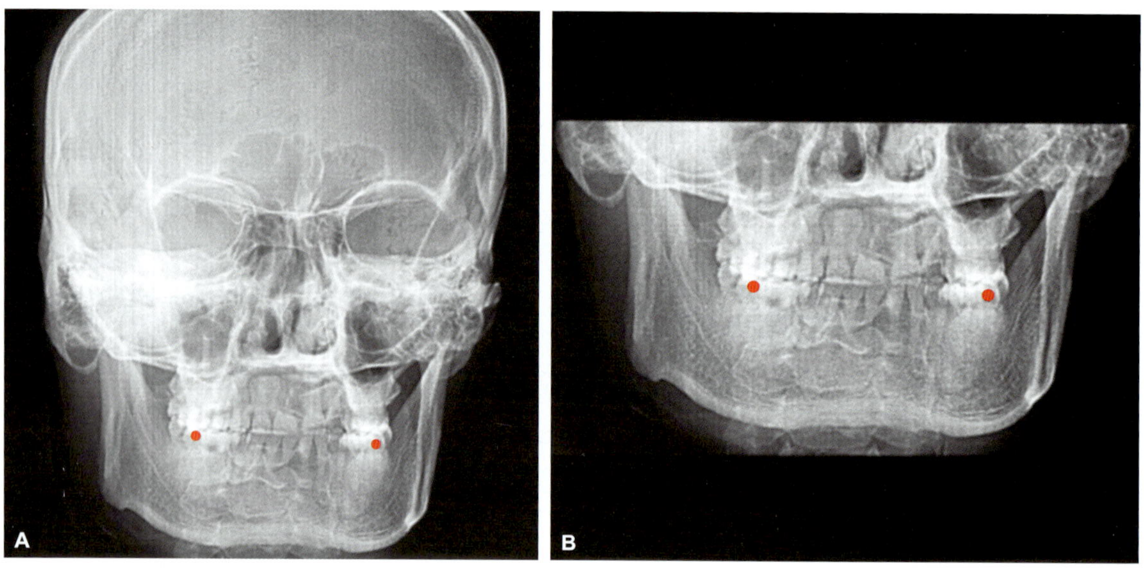

그림 18-18. 하악 제1대구치.

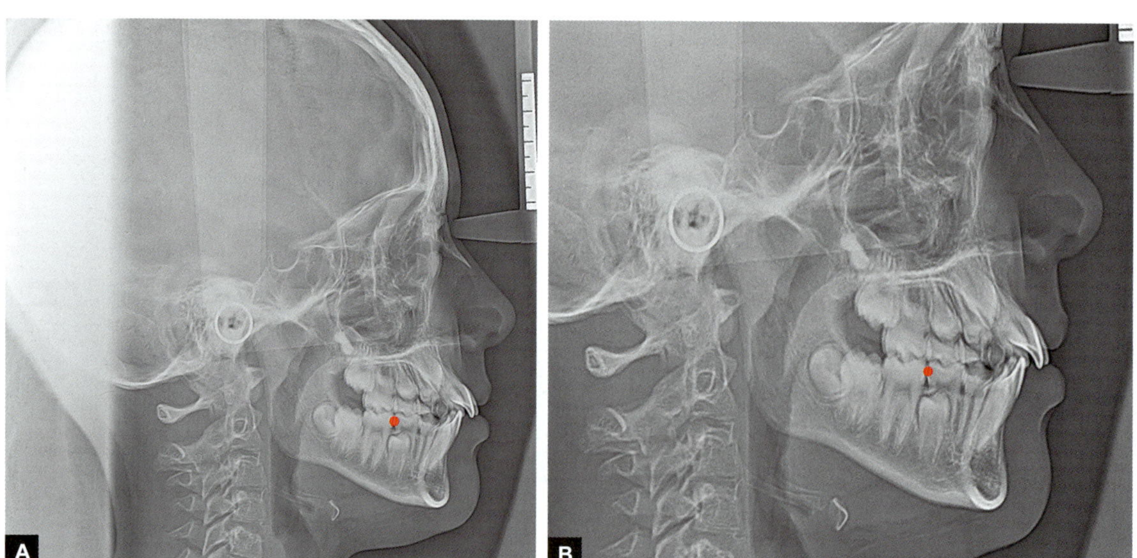

그림 18-19. mi.

방사선계측사진에서 방사선 불투과성 선으로 나타난다. 하악 영구 제1대구치 치관의 이 윤곽선들을 트레이싱하며, 하악 영구 대구치의 근심협측 교두정이 mandibular first molar 계측점이다. mi는 교합평면에 수직으로 투영된 하악 대구치의 근심 접촉점이다.

의의(제20장 참조)

mi는 Bjork 두부방사선계측분석에서 각도와 평면을 구성하는 기준점 중 하나로 사용된다.

하악 대구치

약어

Im: 하악 대구치(mandibular molar)는 영어 알파벳을 사용하여 축약되며 대문자 I 다음 소문자 m이 뒤따르고 알파벳 사이에 공백 없이 연속적으로 기록한다.

정의

Athanasios E Athanasiou에 따르면

하악 제2유구치 또는 영구 제1대구치의 협측 표면에서 가장 돌출된 최측방점(그림 18-20A, B)이다.

유형

하악 대구치는 양측성, 경조직 두부방사선계측점이다.

아래턱뼈와 관련된 전후방두부방사선계측점

아래턱뼈와 관련된 두부방사선계측점은 다음과 같다(표 18-7).

표 18-7. 아래턱뼈와 관련된 두부방사선계측점

두부방사선계측점	약어	유형	유래
Menton	Me	편측성	해부학적
Articulare	Ar	양측성	해부학적
Malare	ma	양측성	해부학적
Antegonial tubercle	Ag	양측성	해부학적
Antegonion	Ag	양측성	해부학적

Menton

약어

Me: Menton은 영어 알파벳을 사용하여 축약되며 대문자 M 다음 소문자 e가 뒤따르고 알파벳 사이에 공백 없이 연속적으로 기록한다.

정의

Viken sassouni에 따르면

턱끝 윤곽의 최하방점이다.

Carl F Gugino에 따르면

Menton(그림 18-21A, B)은 턱끝융기와 턱삼각(trigonum mentale) 중심의 직하방에 위치하는 아래턱뼈 결합부위 아래 경계의 최하방점이다.

유형

Menton는 편측성, 해부학적, 경조직 두부방사선계측점이다.

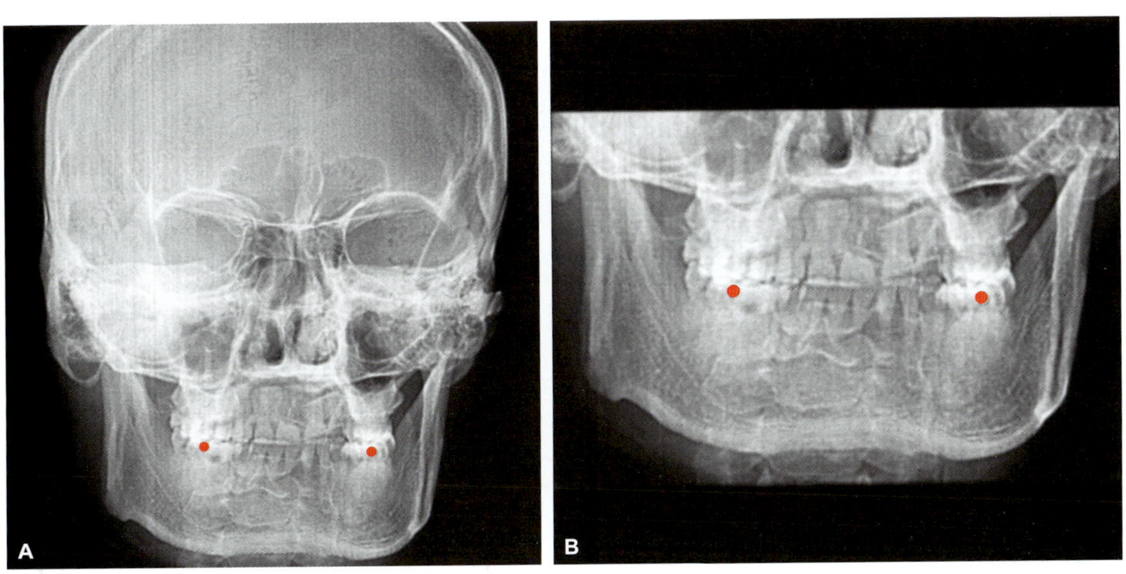

그림 18-20. 하악 대구치.

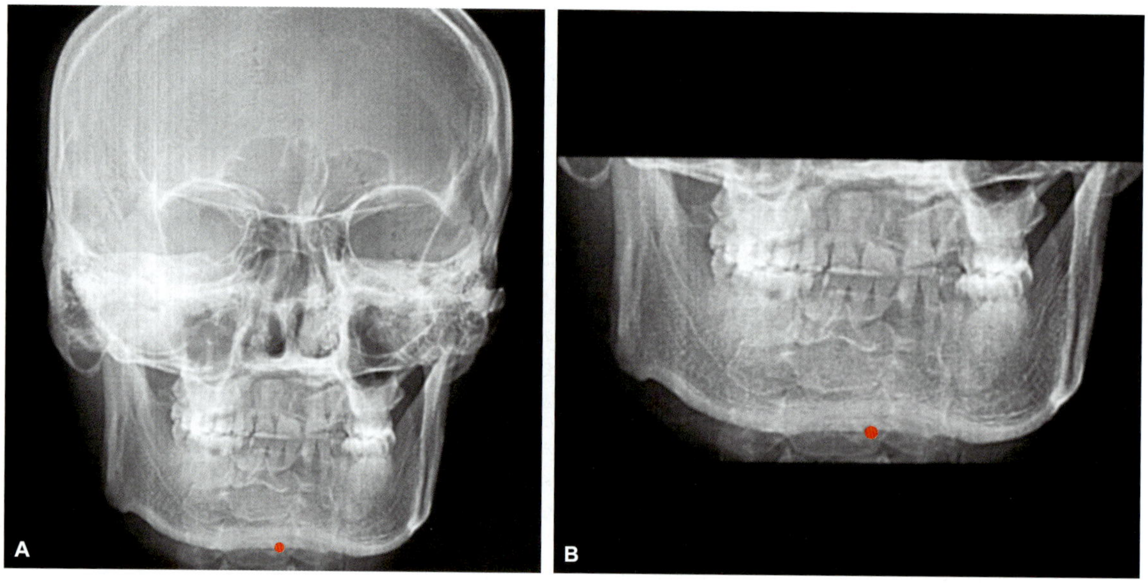

그림 18-21. Menton.

측모두부방사선계측사진에서 menton의 트레이싱

아래턱뼈 전방 결합부위의 순측 피질골판은 수직선 형태의 방사선 불투과성 선으로 나타난다. 두 개의 하악 영구 중절치 사이 정중선상의 치조능선에서부터 아래턱뼈의 최전하방점까지 순측 피질골판을 트레이싱한다. B point 하방의 아래턱뼈 순측 피질골판에서 볼록한 외형의 최전방점이 pogonion 계측점이다. 정중선상에서 아래턱뼈 아래 경계의 전하방점은 menton 계측점이다.

의의

Menton은 다음을 평가하기 위해 각도와 평면을 구성하는 기준점 중 하나로 사용된다.

- 하악평면은 menton과 gonion을 잇는 선으로 구성된다.
- 성장 양상은 S-N 평면과 하악평면 사이의 각도를 사용하여 평가한다.
- 성장 양상은 프랑크포르트 평면과 하악평면 사이의 각도를 사용하여 평가한다.
- 교합평면의 기울기(cant of occlusal plane)는 교합평면(APocc-PPocc)과 하악평면(Me-Go) 사이의 각도를 사용하여 평가한다.
- 성장 양상은 Go_1 및 Go_2 각도를 사용하여 평가한다.

Articulare

약어

Ar: Articulare는 영어 알파벳을 이용해 축약되며 대문자 A 다음 소문자 r이 뒤따르고 알파벳 사이에 공백 없이 연속적으로 기록한다.

정의

Articulare(그림 18-22A, B)는 아래턱뼈의 관절돌기와 관자뼈의 등쪽 외형의 교차점이다. 이중으로 투영되어 a_1과 a_2가 생길 경우 중앙점을 a로 한다.

유형

Articulare는 양측성, 해부학적, 경조직 두부방사선계측점이다.

측모두부방사선계측사진에서 articulare의 트레이싱

측모두부방사선계측사진에서 아래턱뼈의 후방 혹은 턱뼈가지 경계는 방사선 불투과성 선으로 나타난다. 아래턱뼈의 턱뼈가지 경계를 트레이싱한다. 아래턱뼈의 턱뼈가지 경계에서 목 부위에 계측점이 위치한다.

의의

Articulare는 다음을 평가하기 위해 각도와 평면을 구성하는 기준점 중 하나로 사용된다.

- 아래턱뼈의 후방/턱뼈가지 경계는 articulare와 gonion을 잇는 선으로 구성된다.
- 성장 양상은 Go_1 및 Go_2 각도를 사용하여 평가한다.
- 아래턱뼈의 회전은 S-Ar-Go 각도를 사용하여 평가한다.

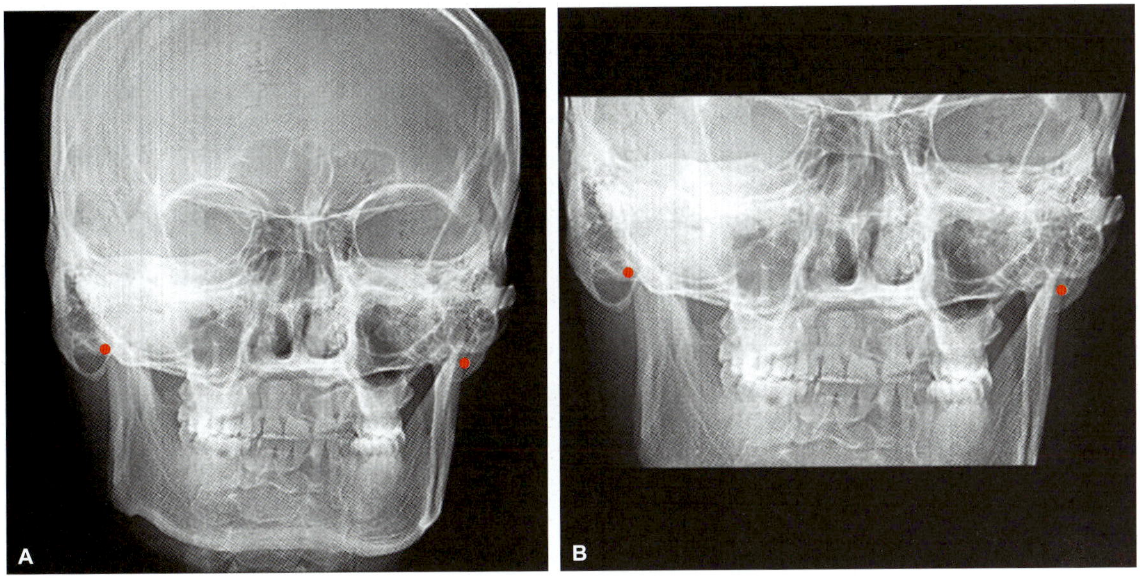

그림 18-22. Articulare.

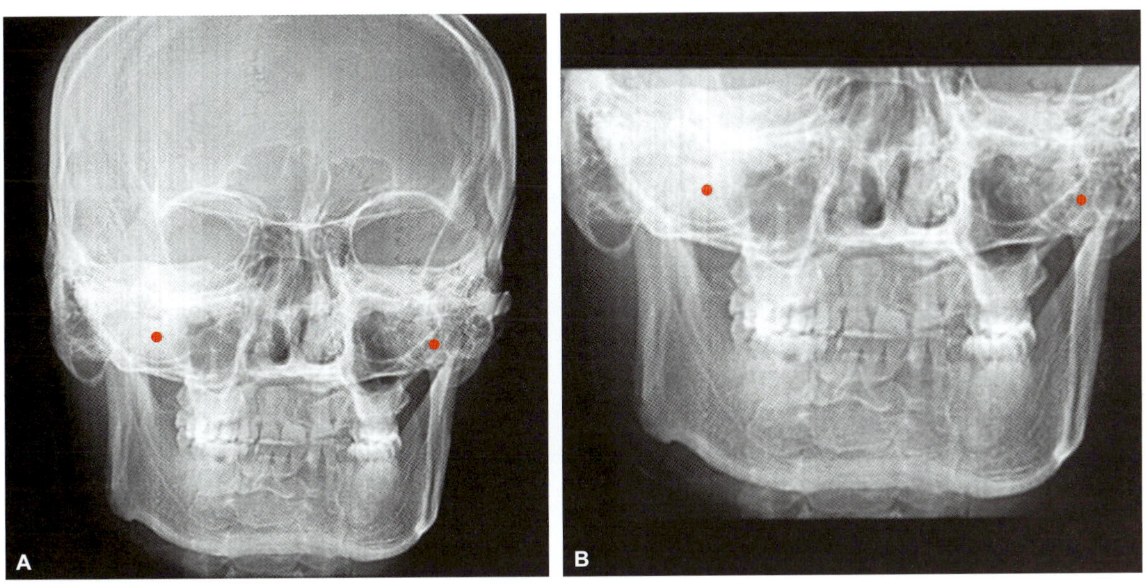

그림 18-23. Malare.

Malare

약어

ma: Malare는 영어 알파벳을 사용하여 축약되며 소문자 m, a로 표시하고 알파벳 사이에 공백 없이 연속적으로 기록한다.

정의

Viken Sassouni에 따르면

투영된 근육돌기와 광대뼈(malar bone) 아래 윤곽의 교차점의 중점(그림 18-23A, B)이다.

유형

Malare는 양측성, 해부학적, 경조직 전후방두부방사선계측점이다.

Antegonial tubercles

약어

Ag: 전하악각절흔(antegonial tubercles)은 영어 알파벳을 사용하여 축약되며 대문자 A 다음 소문자 g가 뒤따르고 알파벳 사이에 공백 없이 연속적으로 기록한다.

정의

Robert M Ricketts에 따르면

3면 융기(trihedral eminence)의 치밀골 윤곽선과 아래턱뼈가지 아래경계의 교차점(그림 18-24A, B)이다.

유형

Antegonial tubercle은 양측성, 해부학적, 경조직 전후방두부방사선계측점이다.

Antegonion

약어

Ag: Antegonion은 영어 알파벳을 사용하여 축약되며 대문자 A 다음 소문자 g가 뒤따르고 알파벳 사이에 공백 없이 연속적으로 기록한다.

정의

Athanasios E Athanasiou에 따르면

전하악각절흔의 최상방점(왼쪽 및 오른쪽)(그림 18-25A, B)이다.

유형

Antegonion은 양측성, 해부학적, 경조직 전후방두부방사선계측점이다.

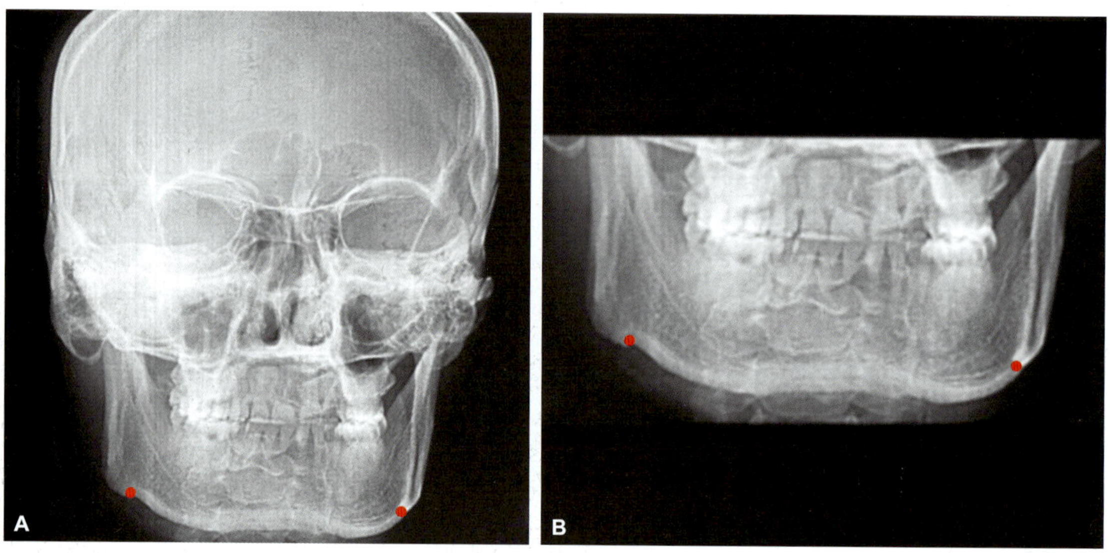

그림 18-24. Antegonial tubercles.

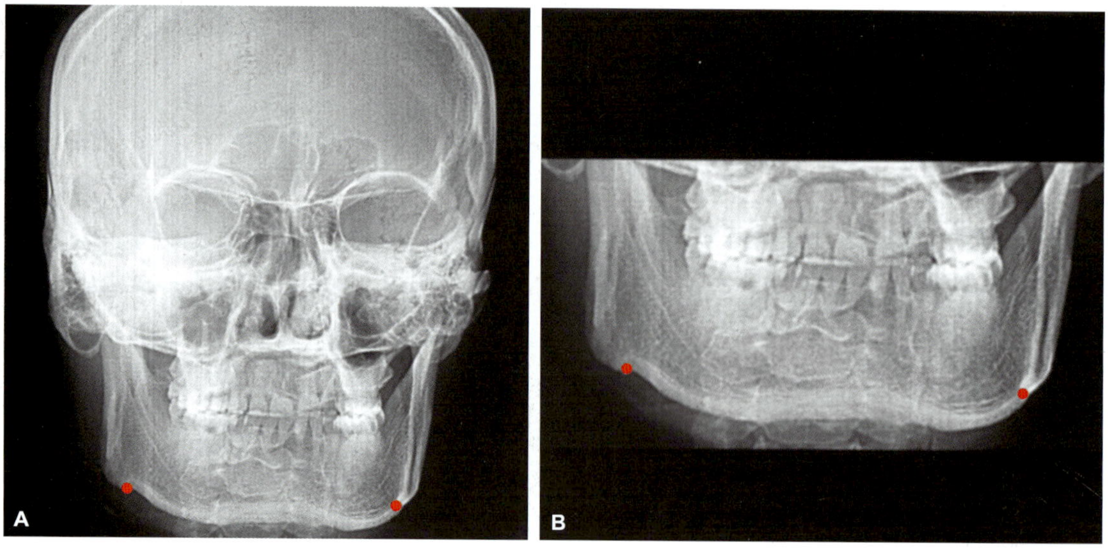

그림 18-25. Antegonion.

Section 10

이하두정두부방사선계측점

(SV Cephalometric Landmarks)

Chapter 19. 이하두정두부방사선계측점

CHAPTER

19 이하두정두부방사선계측점

(SV Cephalometric Landmarks)

Basion

약어

Ba: Basion은 영어 알파벳을 사용하여 축약되며 대문자 B 다음 소문자 a가 뒤따르고 알파벳 사이에 공백 없이 연속적으로 기록한다.

정의

Clifton T Forsberg에 따르면

Basion(그림 19-1A, B)은 뇌막동맥구멍 사이를 연결한 선(interspinosum line)에 대해 큰구멍의 경계상에 있는 최전방점이다.

유형

Basion은 편측성, 경조직 이하두정두부방사선계측점/지표이다.

유래

Basion은 해부학적 이하두정두부방사선계측점/지표이다.

Opisthion

약어

Op: Opisthion은 영어 알파벳을 사용하여 축약되며 대문자 O 다음 소문자 p가 뒤따르고 알파벳 사이에 공백 없이 연속적으로 기록한다.

정의

Clifton T Forsberg에 따르면

Opisthion(그림 19-2A, B)은 뇌막동맥구멍 사이를 연결한 선에 대해 큰구멍의 경계상에 있는 최후방점이다.

유형

Opisthion은 편측성, 경조직 이하두정두부방사선계측점/지표이다.

유래

Opisthion은 해부학적 이하두정두부방사선계측점/지표이다.

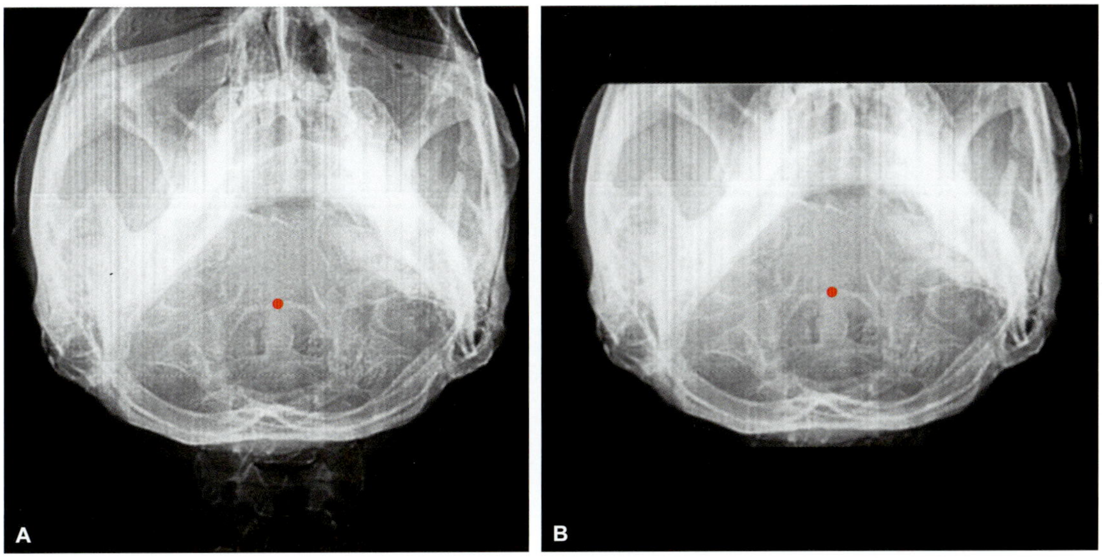

그림 19-1. Basion.

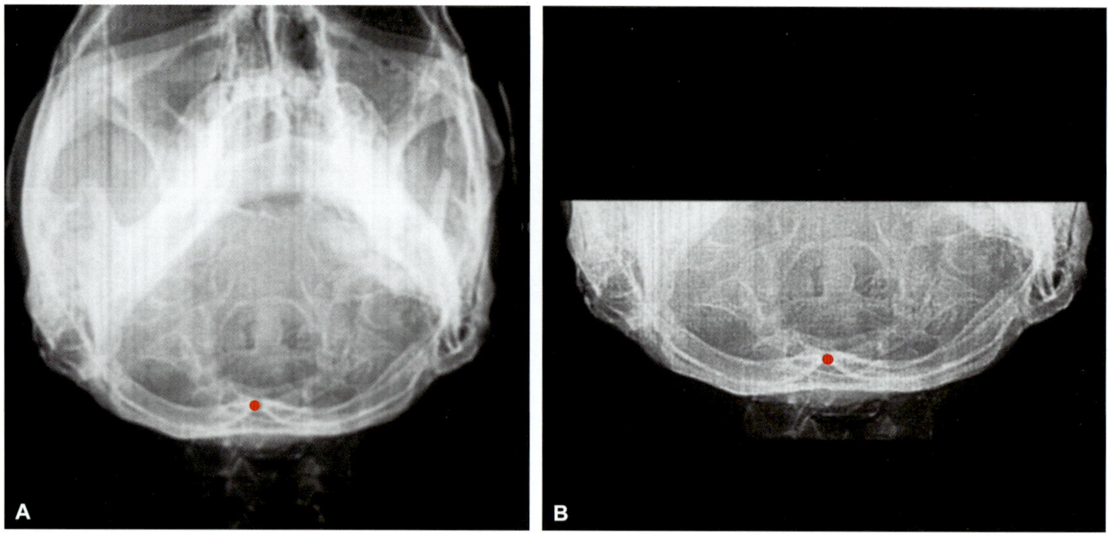

그림 19-2. Opisthion.

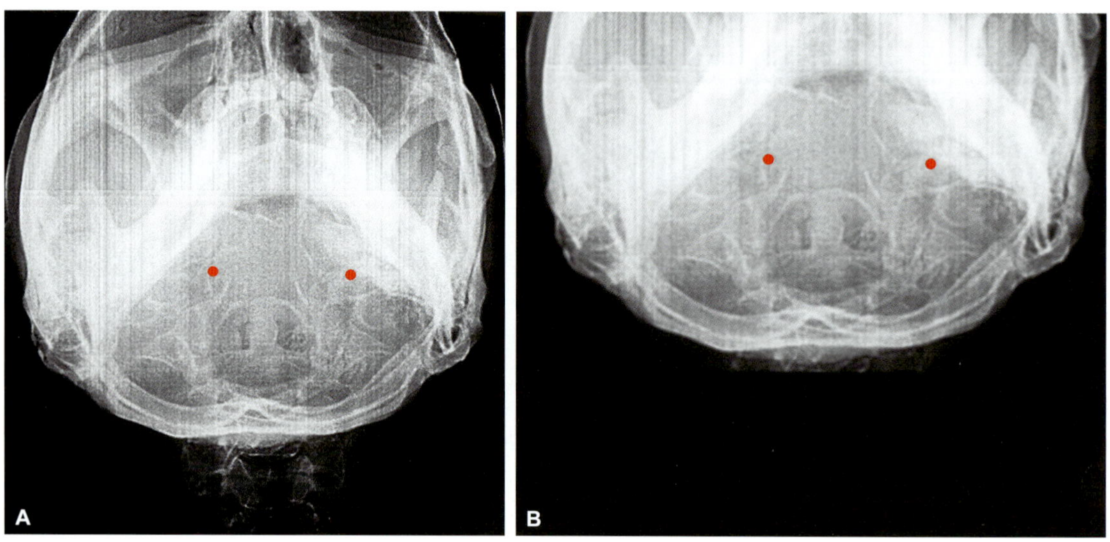

그림 19-3. Foramina spinosa points.

Foramina spinosa points

약어

FSP: Foramina spinosa points는 영어 알파벳을 사용하여 축약되며 대문자 F, S, P로 표시하고 알파벳 사이에 공백 없이 연속적으로 기록한다.

정의

Clifton T Forsberg에 따르면

Foramina spinosa points(그림 19-3A, B)는 뇌막동맥구멍의 기하학적 중심점이다.

유형

Foramina spinosa points는 양측성, 경조직 이하두정두부방사선계측점/지표이다.

유래

Foramina spinosa points는 해부학적 이하두정두부방사선계측점/지표이다.

Foramina spinosum

약어

SP: Foramina spinosum은 영어 알파벳을 사용하여 축약되며

대문자 S, P로 표시하고 알파벳 사이에 공백 없이 연속적으로 기록한다.

정의

KKK Lew에 따르면

뇌막동맥구멍의 기하학적 중심점(그림 19-4A, B)이다.

유형

Foramina spinosum은 양측성, 경조직 이하두정두부방사선계측점/지표이다.

유래

Foramina spinosum은 해부학적 이하두정두부방사선계측점/지표이다.

Odontoid

약어

Od: Odontoid는 영어 알파벳을 사용하여 축약되며 대문자 O 다음 소문자 d가 뒤따르고 알파벳 사이에 공백 없이 연속적으로 기록한다.

정의

KKK Lew에 따르면

이하두정방사선사진에서 치아돌기(치돌기, odontoid)의 중심(그림 19-5A, B)이다.

유형

Odontoid는 편측성, 경조직 이하두정두부방사선계측점/지표이다.

유래

Odontoid는 해부학적 이하두정두부방사선계측점/지표이다.

날개위턱틈새

약어

PTM: 날개위턱틈새(pterygomaxillary fissure)는 영어 알파벳을 사용하여 축약되며 대문자 P, T, M으로 표시하고 알파벳 사이에 공백 없이 연속적으로 기록한다.

정의

Clifton T Forsberg에 따르면

Ptm은 양측 각각의 날개위턱틈새의 최후내방점이다. Ptm 선(Ptm line)은 좌·우 Ptm 계측점을 이은 것이다. Ptm access는 Ptm 선의 수직이등분선이다(그림 19-6A, B).

유형

날개위턱틈새는 양측성, 경조직 이하두정두부방사선계측점/지표이다.

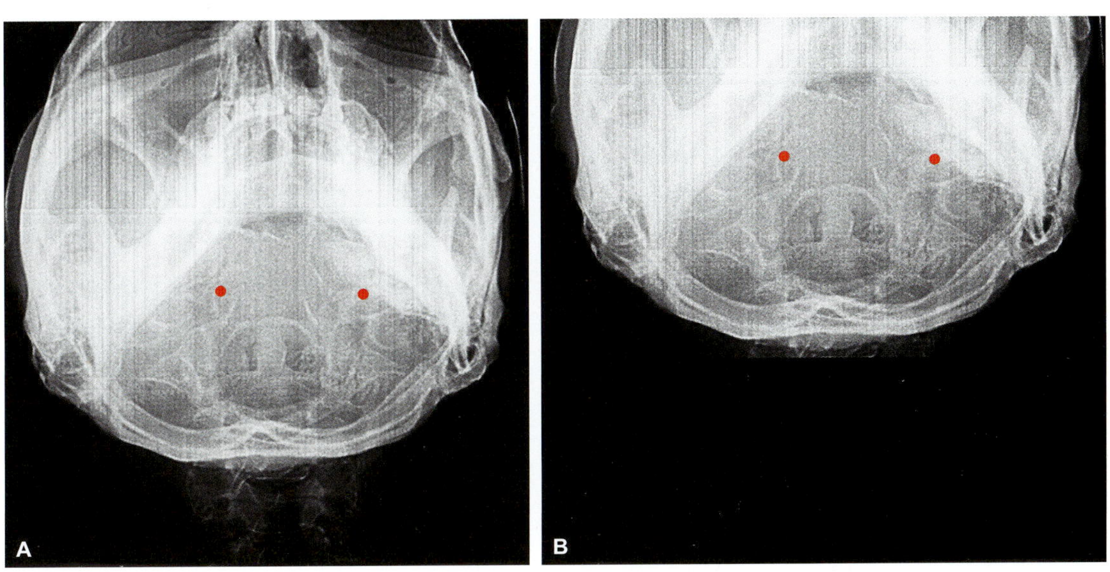

그림 19-4. Foramina spinosum.

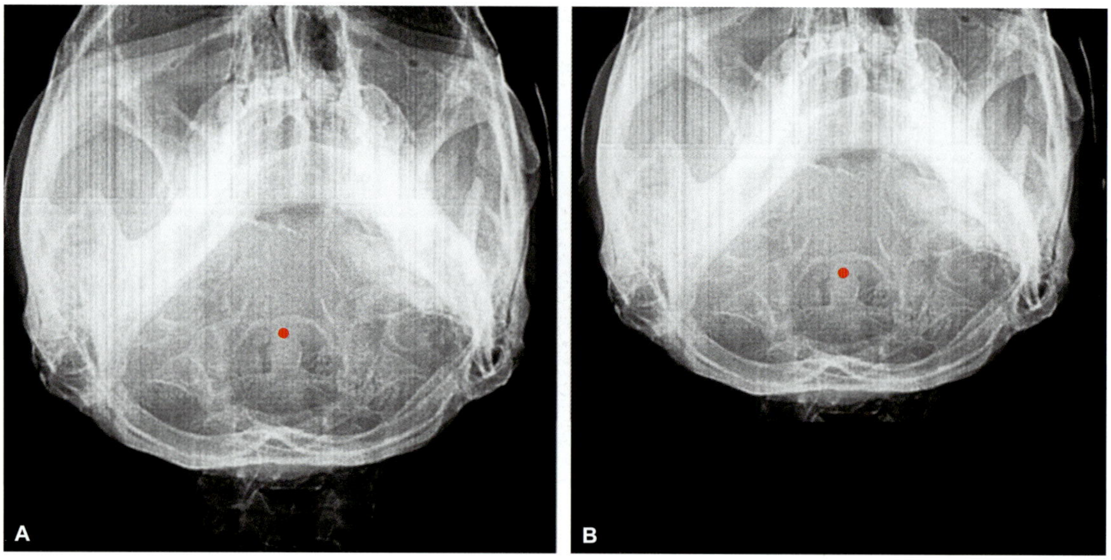

그림 19-5. Odontoid.

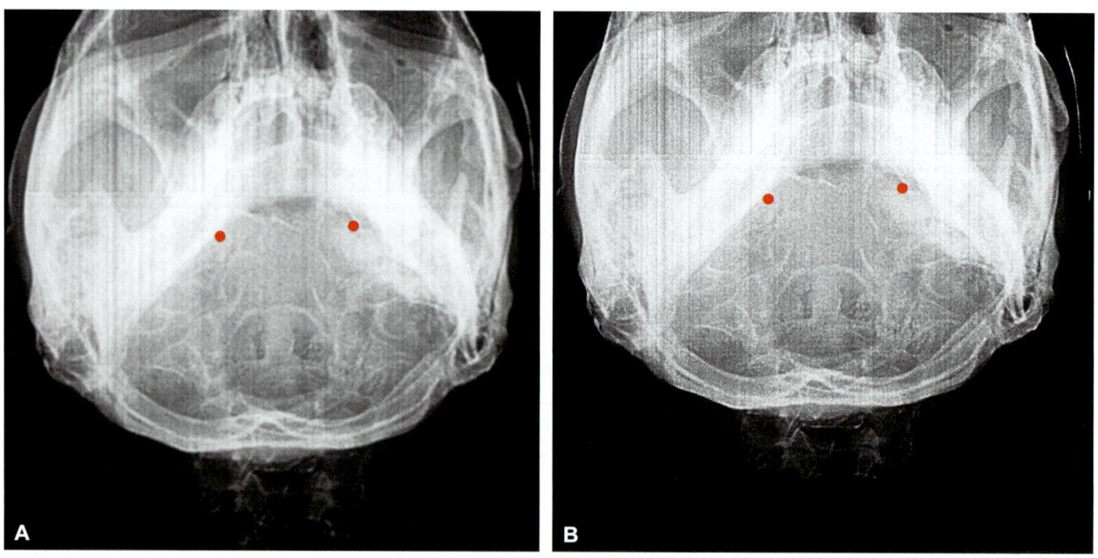

그림 19-6. 날개위턱틈새.

유래

날개위턱틈새는 해부학적 이하두정두부방사선계측점/지표이다.

Middle cranial fossa points

약어

MCF: Middle cranial fossa points는 영어 알파벳을 사용하여 축약되며 대문자 M, C, F로 표시하고 알파벳 사이에 공백 없이 연속적으로 기록한다.

정의

Clifton T Forsberg에 따르면

뇌막동맥구멍사이를 연결한 선에 대해 각 나비뼈의 작은날개상에 있는 최전방점(그림 19-7A, B).

유형

Middle cranial fossa points는 양측성, 경조직 이하두정두부방사선계측점/지표이다.

유래

Middle cranial fossa points는 해부학적 이하두정두부방사선

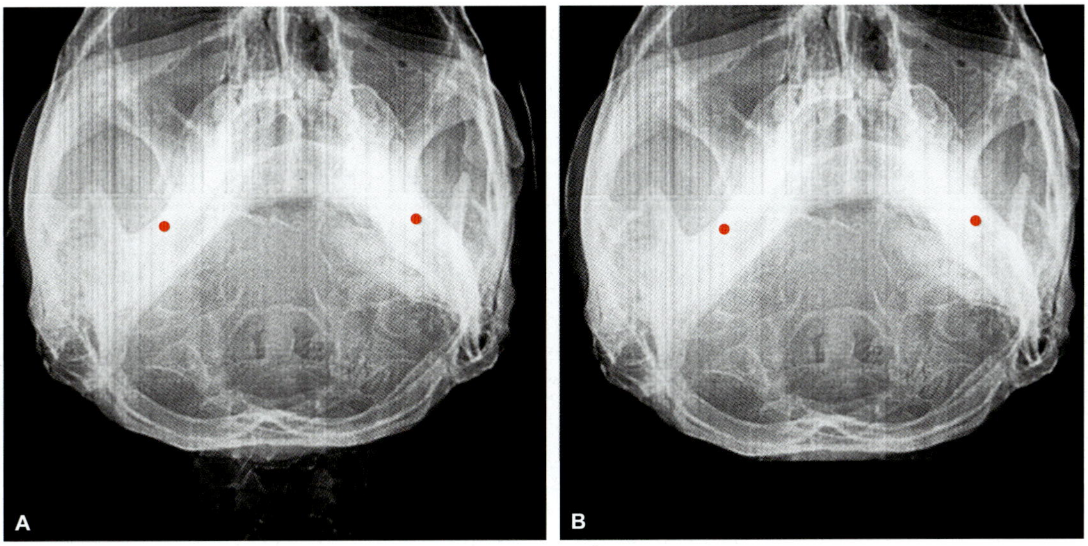

그림 19-7. Middle cranial fossa points.

계측점/지표이다.

Posterior vomer point

약어

PVP: Posterior vomer point는 영어 알파벳을 사용하여 축약되며 대문자 P, V, P로 표시하고 알파벳 사이에 공백 없이 연속적으로 기록한다.

정의

Clifton T Forsberg에 따르면

보습뼈(서골, vomer)와 PTM 선의 교차점(그림 19-8A, B)이다.

유형

Posterior vomer point는 편측성, 경조직 이하두정두부방사선계측점/지표이다.

유래

Posterior vomer point는 해부학적 이하두정두부방사선계측점/지표이다.

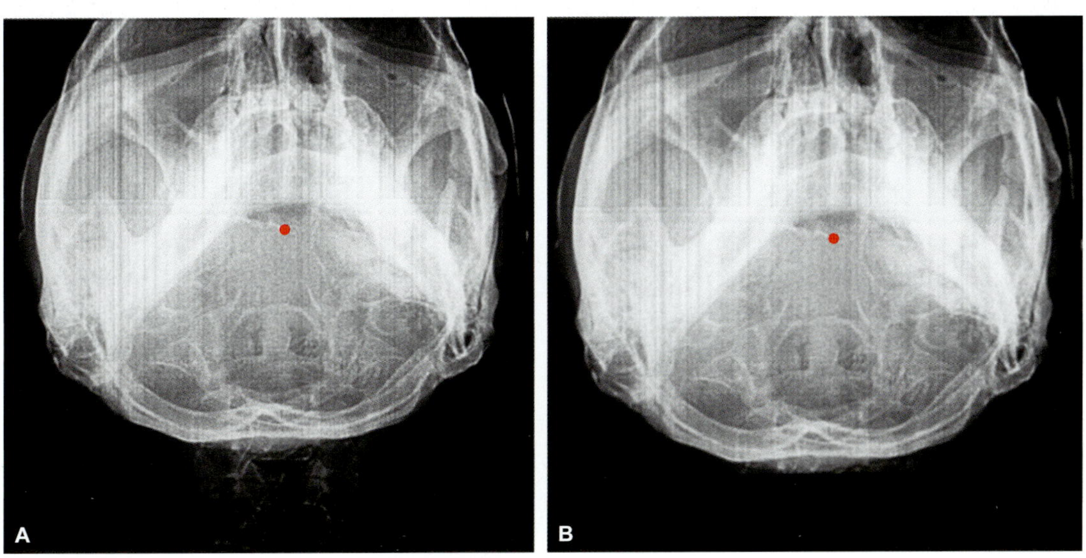

그림 19-8. Posterior vomer point.

Posterior cranial vault points

약어

PCV: Posterior cranial vault points는 영어 알파벳을 사용하여 축약되며 대문자 P, C, V로 표시하고 알파벳 사이에 공백 없이 연속적으로 기록한다.

정의

Clifton T Forsberg에 따르면

머리덮개뼈의 바깥 경계와, 머리덮개뼈의 가장 너비가 큰 단면에서 이를 가로지르며 뇌막동맥구멍을 잇는 선과 평행하도록 그려진 선의 교차점(그림 19-9A, B)이다.

유형

Posterior cranial vault points는 양측성, 경조직 이하두정두부방사선계측점/지표이다.

유래

Posterior cranial vault points는 해부학적 이하두정두부방사선계측점/지표이다.

Angulare point

약어

A: Angulare point는 영어 알파벳을 사용하여 축약되며 대문자 A로 기록한다.

정의

Clifton T Forsberg에 따르면

위, 아래 눈확이 만나며 광대활이 시작되는 바깥눈확각(external orbital angle)에서 나타나는 방사선 불투과성 삼각형부분의 PTM 선에 대한 최전방점(그림 19-10A, B)이다.

유형

Angulare point는 양측성, 경조직 이하두정두부방사선계측점/지표이다.

유래

Angulare point는 해부학적 이하두정두부방사선계측점/지표이다.

Maxillary apical base midline

약어

MAB: Maxillary apical base midline는 영어 알파벳을 사용하여 축약되며 대문자 M, A, B로 표시하고 알파벳 사이에 공백 없이 연속적으로 기록한다.

정의

Clifton T Forsberg에 따르면

상악 중절치의 치근단과 치조골능 사이의 1/3 지점 수준에서 양

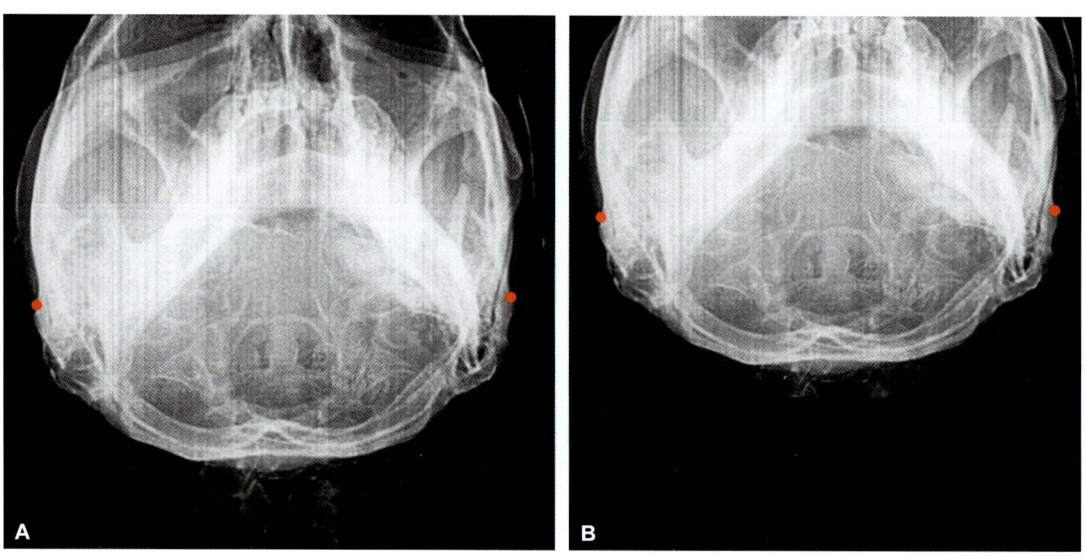

그림 19-9. Posterior cranial vault points.

쪽 치근 사이의 중간점. 이 계측점은 전후방두부방사선계측사진에서 결정된 이후 치열 정중선을 고려하여 이하두정방사선사진에서 적절한 위치로 옮길 수 있다(그림 19-11A, B).

유형

Maxillary apical base midline는 편측성, 경조직 이하두정두부방사선계측점/지표이다.

유래

Maxillary apical base midline는 해부학적 이하두정두부방사선계측점/지표이다.

Mandibular dental midline

약어

Mandibular dental midline은 영어 알파벳을 사용하여 축약되며 Mand DM으로 기록한다.

정의

Clifton T Forsberg에 따르면

하악 중절치 치관의 근심 표면 사이의 접촉점(그림 19-12A, B)이다.

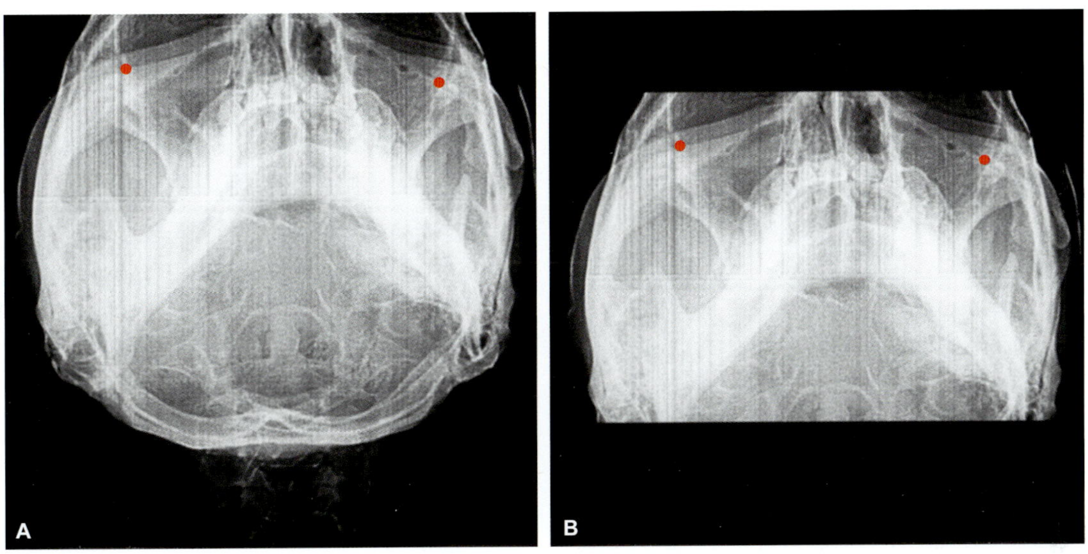

그림 19-10. Angulare point.

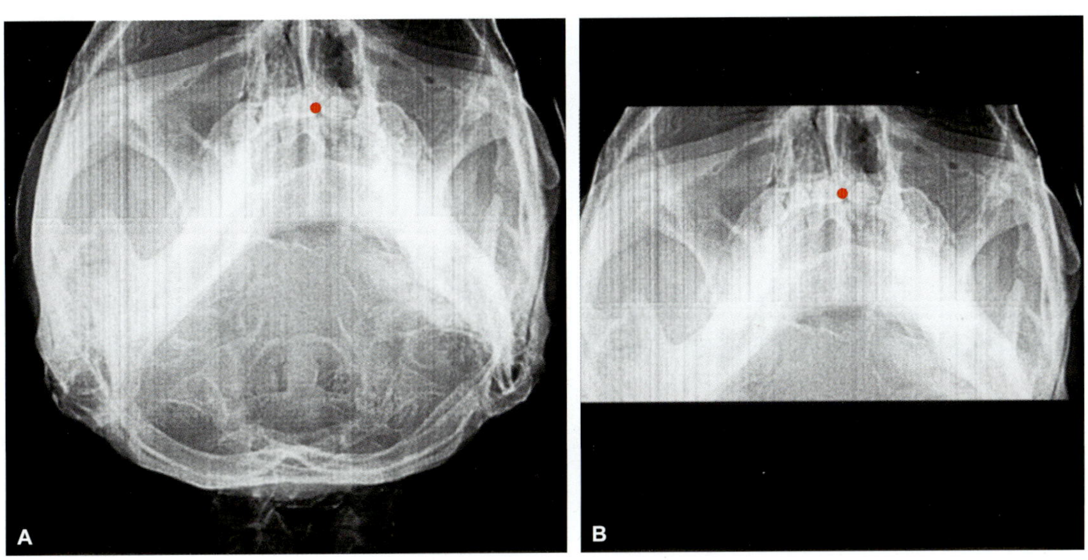

그림 19-11. Maxillary apical base midline.

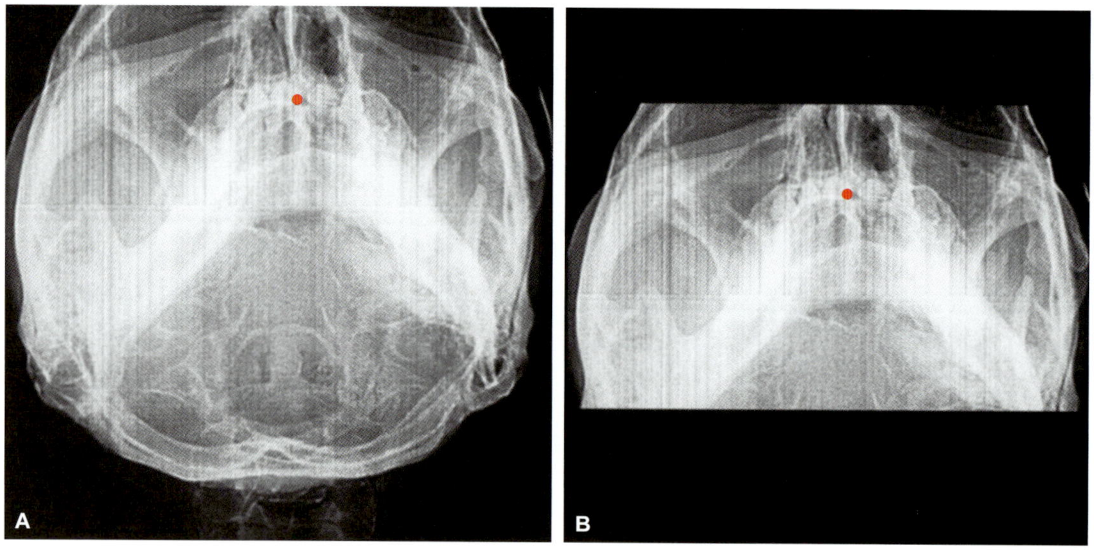

그림 19-12. Mandibular dental midline.

유형

Mandibular dental midline은 편측성, 경조직 이하두정두부방사선계측점/지표이다.

유래

Mandibular dental midline은 해부학적 이하두정두부방사선계측점/지표이다.

Mandibular apical base midline

약어

MAB: Mandibular apical base midline은 영어 알파벳을 사용하여 축약되며 대문자 M, A, B로 표시하고 알파벳 사이에 공백 없이 연속적으로 기록한다.

정의

Clifton T Forsberg에 따르면

하악 중절치의 치근단과 치조골능 사이의 1/3 지점 수준에서 양쪽 치근 사이의 중간점(그림 19-13A, B)이다.

유형

Mandibular apical base midline는 편측성, 경조직 이하두정두부방사선계측점/지표이다.

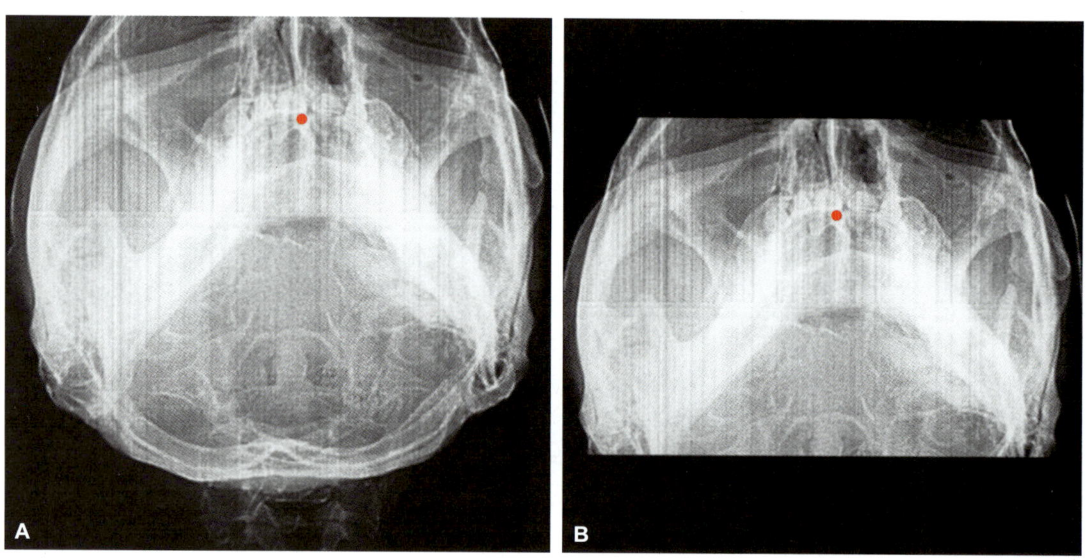

그림 19-13. Mandibular apical base midline.

유래

Mandibular apical base midline는 해부학적 이하두정두부방사선계측점/지표이다.

First molar point

약어

FMP: First molar point는 영어 알파벳을 사용하여 축약되며 대문자 F, M, P로 표시하고 알파벳 사이에 공백 없이 연속적으로 기록한다.

정의

Clifton T Forsberg에 따르면

각 하악 제1대구치 중심구의 최후방점(그림 19-14A, B)이다.

유형

First molar point는 양측성, 경조직 이하두정두부방사선계측점/지표이다.

유래

First molar point는 해부학적 이하두정두부방사선계측점/지표이다.

Gonion point

약어

Go: Gonion point는 영어 알파벳을 사용하여 축약되며 대문자 G 다음 소문자 o가 뒤따르고 알파벳 사이에 공백 없이 연속적으로 기록한다.

정의

Clifton T Forsberg에 따르면

각 gonial angle 후방 경계의 내외측 중점(그림 19-15A, B)이다.

유형

Gonial point는 양측성, 경조직 이하두정두부방사선계측점/지표이다.

유래

Gonial point는 해부학적 이하두정두부방사선계측점/지표이다.

Condylion medialis

약어

CM: Condylion medialis는 영어 알파벳을 사용하여 축약되며 대문자 C, M으로 표시하고 알파벳 사이에 공백 없이 연속적으로 기록한다.

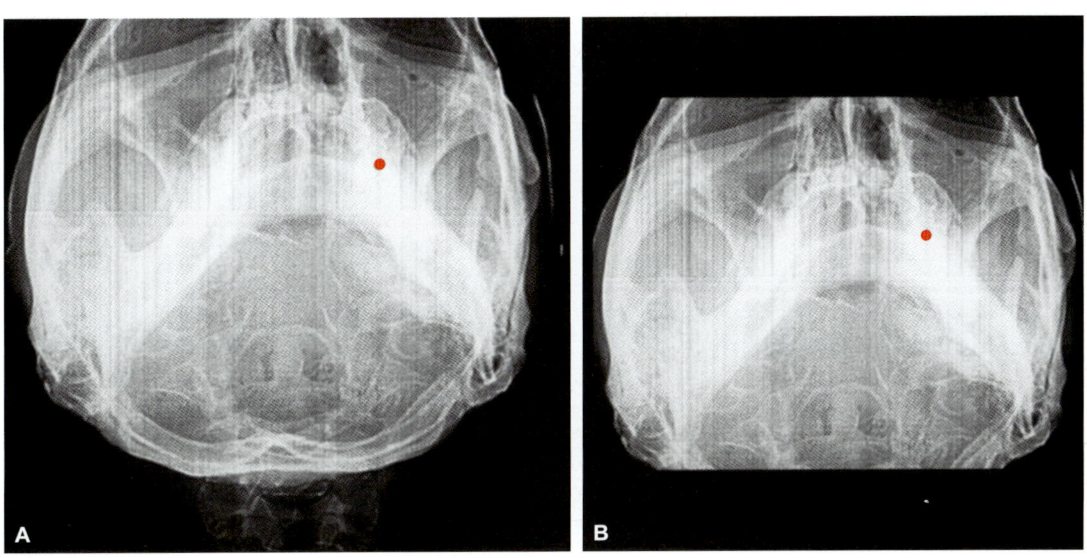

그림 19-14. First molar point.

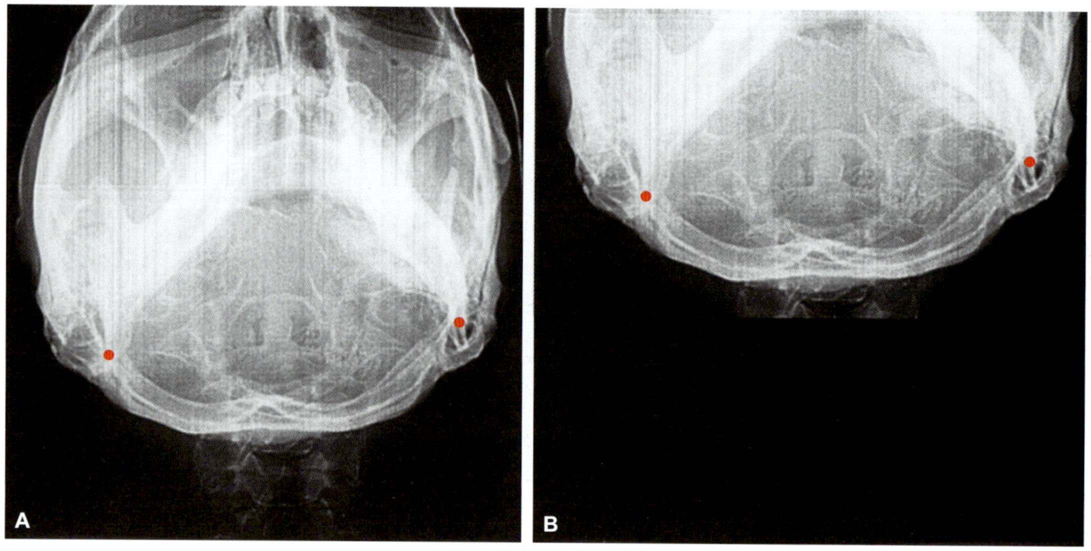

그림 19-15. Gonion point.

CoM: Condylion medialis는 영어 알파벳을 사용하여 축약되며 대문자 C 다음 소문자 o 다음 대문자 M이 뒤따르고 알파벳 사이에 공백 없이 연속적으로 기록한다.

정의

Clifton T Forsberg에 따르면

몸통 선에 평행한 선에 대해 각 관절돌기의 내측 경계가 접하는 점(그림 19-16A, B)이다.

유형

Condylion medialis는 양측성, 경조직 이하두정두부방사선계측점/지표이다.

유래

Condylion medialis는 해부학적 이하두정두부방사선계측점/지표이다.

Condylion lateralis

약어

CL: Condylion lateralis는 영어 알파벳을 사용하여 축약되며 대문자 C, L로 표시하고 알파벳 사이에 공백 없이 연속적으로 기

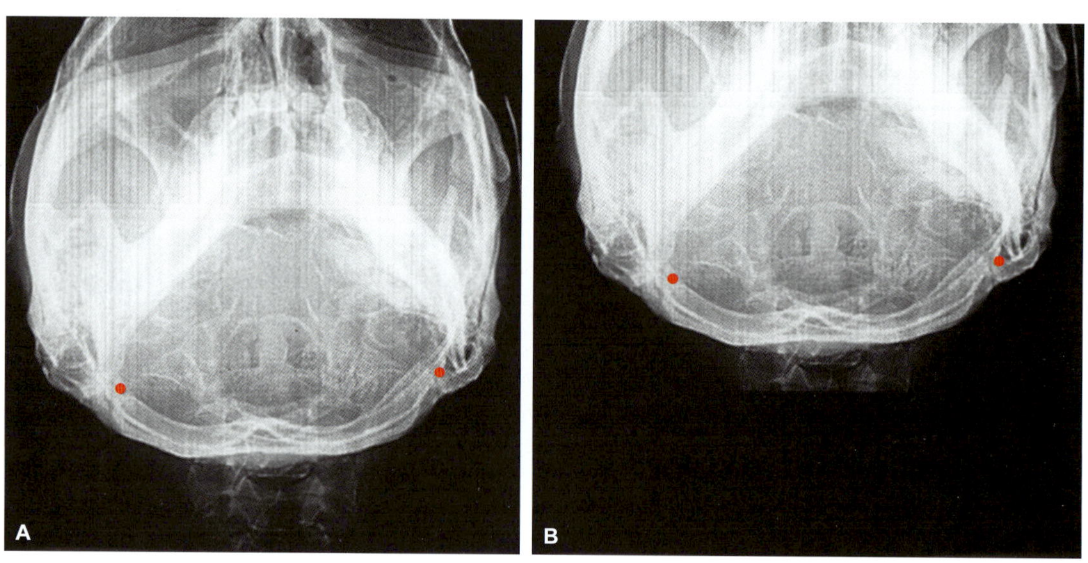

그림 19-16. Condylion medialis.

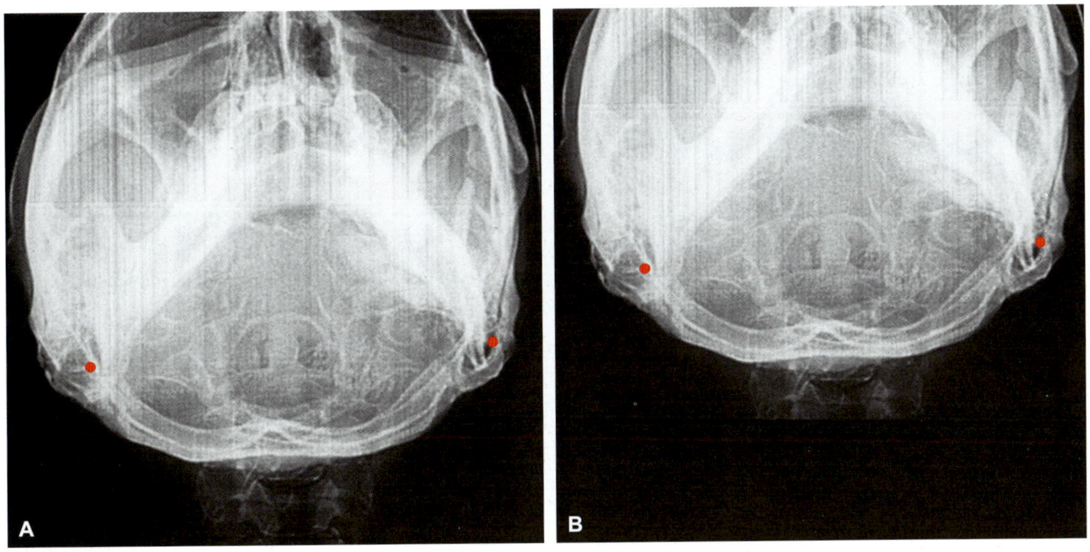

그림 19-17. Condylion lateralis.

록한다.

CoL: Condylion lateralis는 영어 알파벳을 사용하여 축약되며 대문자 C 다음 소문자 o 다음 대문자 L이 뒤따르고 알파벳 사이에 공백 없이 연속적으로 기록한다.

정의

Clifton T Forsberg에 따르면

아래턱뼈 몸통 선에 평행한 선에 대해 각 관절돌기의 경계가 접하는 점(그림 19-17A, B)이다.

유형

Condylion lateralis는 양측성, 경조직 이하두정두부방사선계측점/지표이다.

유래

Condylion lateralis는 해부학적 이하두정두부방사선계측점/지표이다.

Condylion anterioris

약어

CA: Condylion anterioris는 영어 알파벳을 사용하여 축약되며 대문자 C, A로 표시하고 알파벳 사이에 공백 없이 연속적으로 기록한다.

정의

Clifton T Forsberg에 따르면

관자뼈의 턱관절오목(하악와, mandibular fossa)을 나타내기 위해 선택된 각 관절돌기 전방의 계측점(그림 19-18A, B)이다.

유형

Condylion anterioris는 양측성, 경조직 이하두정두부방사선계측점/지표이다.

유래

Condylion anterioris는 해부학적 이하두정두부방사선계측점/지표이다.

Condylion posterioris

약어

CP: Condylion posterioris는 영어 알파벳을 사용하여 축약되며 대문자 C, P로 표시하고 알파벳 사이에 공백 없이 연속적으로 기록한다.

정의

Clifton T Forsberg에 따르면

관자뼈의 턱관절오목을 나타내기 위해 선택된 각 관절돌기 후방의 계측점(그림 19-19A, B)이다.

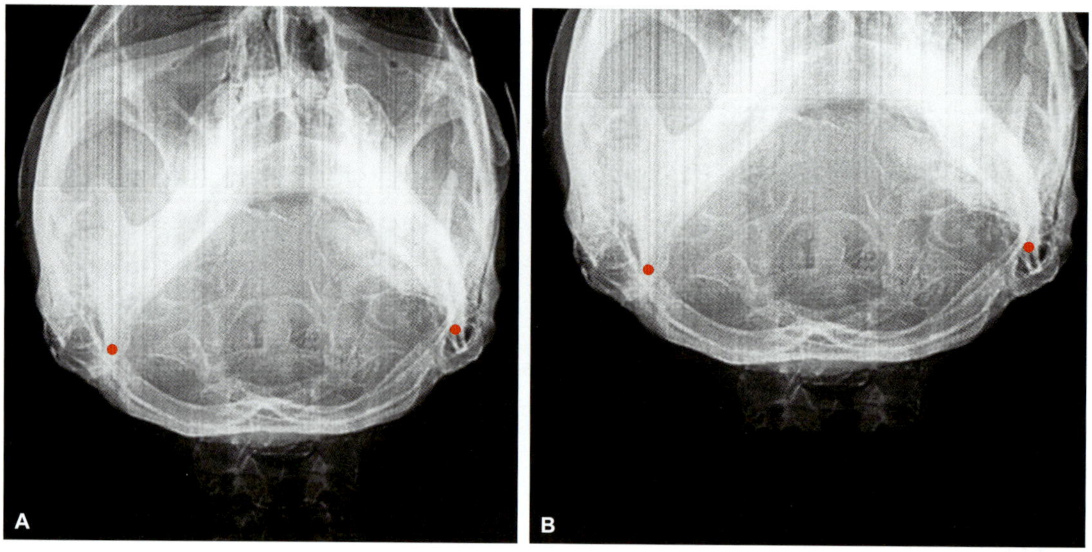

그림 19-18. Condylion anterioris.

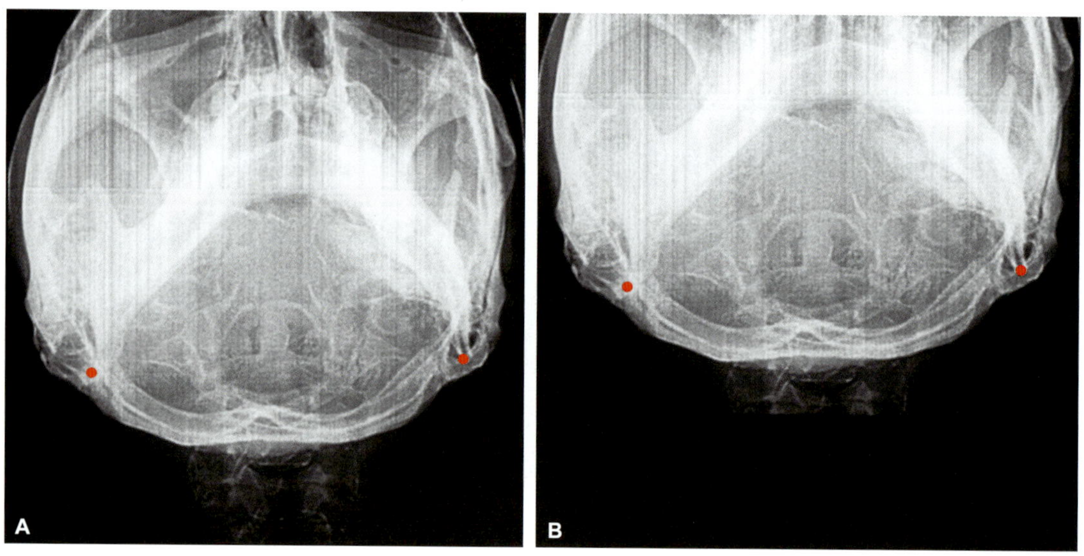

그림 19-19. Condylion posterioris.

유형

Condylion posterioris는 양측성, 경조직 이하두정두부방사선계측점/지표이다.

유래

Condylion posterioris는 해부학적 이하두정두부방사선계측점/지표이다.

Section 11

두부방사선계측점의 적용

(Applications of Cephalometric Landmarks)

Chapter 20. 두부방사선계측점의 적용

CHAPTER

20 두부방사선계측점의 적용

(Applications of Cephalometric Landmarks)

다양한 두부방사선계측분석에서 사용되는 두부방사선계측점(지표)은 다음과 같다.

1. Bjork 두부방사선계측분석
2. Coben craniofacial and dentition 두부방사선계측분석
3. Downs 두부방사선계측분석
4. Farkas와 Coworkers 연조직 두부방사선계측분석
5. Harvold 두부방사선계측분석
6. Holdaway 두부방사선계측분석
7. Legan과 Burstone 연조직 두부방사선계측분석
8. Rickett's 두부방사선계측분석
9. Sassouni 두부방사선계측분석
10. Di Paolo's quadrilateral 분석
11. Hasund(Bergen) 두부방사선계측분석
12. Jarabak 두부방사선계측분석
13. Riedel 두부방사선계측분석
14. Schwartz 두부방사선계측분석
15. Wylie 두부방사선계측분석
16. Steiner's 두부방사선계측분석
17. Tweed's 두부방사선계측분석
18. Wit's 두부방사선계측분석
19. Basis 두부방사선계측분석
20. Cagliari 두부방사선계측분석
21. Chieti 두부방사선계측분석
22. McGann 두부방사선계측분석

Bjork 두부방사선계측분석(그림 20-1A, B)

Bjork 두부방사선계측분석에 사용되는 두부방사선계측점은 다음과 같다.

Ar-articulare: 아래턱뼈 관절돌기의 등쪽 외형과 관자뼈의 교차점. 이중으로 투영될 경우 중앙점을 사용한다.

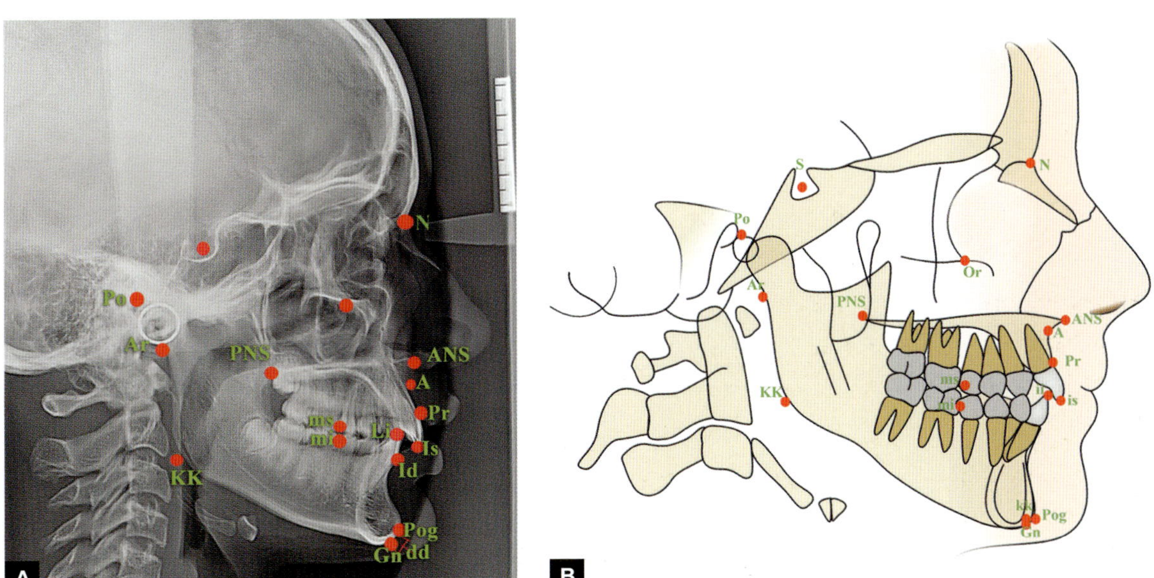

그림 20-1. Bjork 두부방사선계측분석.

dd: 턱끝부위에서 측정 방향으로 가장 돌출된 지점.

gn-gnathion: 아래턱뼈 결합부위의 최하방점.

id-infradentale: 가장 돌출된 하악 중절치의 치관과 이틀뼈 돌출부 사이의 전환점.

ii-incision inferius: 가장 돌출된 하악 중절치의 절단연.

is-incision superius: 가장 돌출된 상악 중절치의 절단연.

kk: 아래턱뼈의 아래 경계와 턱뼈가지에 접하는 선의 교차점. 이중으로 투영될 경우 중앙점을 사용한다.

mi: 교합평면에 수직으로 투영된 하악 대구치의 근심 접촉점.

ms: 교합평면에 수직으로 투영된 상악 대구치의 근심 접촉점.

N-nasion: Nasion은 정중부에서 이마코뼈봉합의 최전방점이다.

or-orbitale: 눈확 아래 경계의 최하방점. 이중 이중으로 투영될 경우 중앙점을 사용한다.

pg-pogonion: 턱 부위의 최전방점.

Po-porion: Porion은 외이도의 최상방점이다[동일한 높이에 있는 턱관절와(TMJ fossa)의 상방 경계가 프랑크포르트 평면의 구성을 대체할 수 있다].

pr-prosthion: 가장 돌출된 상악 중절치의 치관과 이틀뼈 돌출부 사이의 전환점.

s: Sella turcica의 중심(수평 지름의 중점).

sm-supramentale: Infradentale와 pogonion 사이 이틀돌기 윤곽의 최심점.

sp-the spinal point: 앞코가시의 끝점.

snp-spina nasalis posterior: 경구개, 연구개, 날개입천장오목의 교차점.

ss-subspinale: spinal point와 prosthion 사이 이틀돌기 윤곽의 최심점.

io: 교합평면에 수직으로 투영된 가장 돌출된 하악 중절치의 절단연.

Coben craniofacial and dentition 두부방사선계측분석 (그림 20-2A, B)

Coben craniofacial and dentition 두부방사선계측분석에 사용되는 두부방사선계측점은 다음과 같다.

A-A point(subspinale): 앞위턱뼈의 Anterior nasal spine과 prothion 사이에서 정중선상의 최심점.

Ans-anterior nasal spine: 앞코가시의 최전방점.

Ar-articulare: 아래턱뼈 과두돌기의 후방 경계와 뒤통수뼈 바닥 아래 경계의 교차점.

B-B point(supramentale): 아래턱뼈의 infradentale와 pogonion 사이에서 정중선상의 최심점.

Ba: Basion은 큰구멍의 전방 경계의 중앙점으로, 뒤통수뼈 바닥부분의 경사면으로부터 후방 경계까지 이어지는 경사면을 따라가면 찾을 수 있다.

F-F point(파생됨): 머리뼈바닥의 해부학적 전방 경계를 나타내는 막구멍(맹공, foramen cecum)에 가까운 계측점으로, 눈확의 천정과 이마뼈의 내측판이 교차하는 지점에서 S-N 평면에 수직선을 내려 형성되는 교차점으로 파생된 계측점이다.

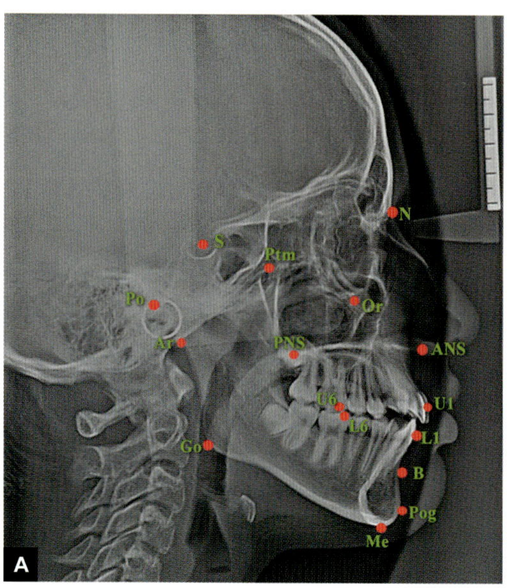

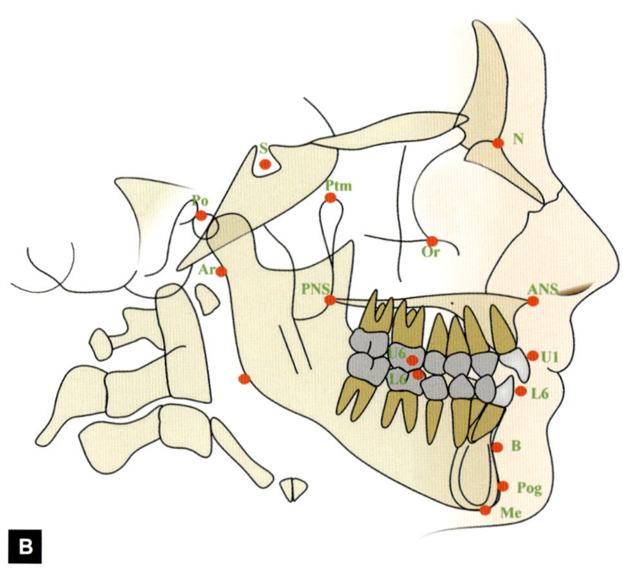

그림 20-2. Coben craniofacial and dentition 두부방사선계측분석.

Go-gonion(파생됨): 턱뼈가지 평면과 하악평면의 교차점.

M-menton: 아래턱뼈 결합부위에서 정중선상의 최하방점.

N-nasion: Nasion은 정중부에서 이마코뼈봉합의 최전방점이다.

Or-orbitale: 눈확 아래 경계의 최하방점으로, 오른쪽과 왼쪽 영상의 중앙점을 사용한다.

Po-porion(해부학적): 외이도의 최상방점으로 동일한 높이에 있는 턱관절와(TMJ fossa)의 상방 경계가 프랑크포르트 평면의 구성을 대체할 수 있다.

Pog-pogonion: 아래턱뼈 결합부위의 정중선상의 최전방점.

Po'-pogonion'(파생됨): 하악평면에 대한 수직선이 아래턱뼈 결합부위의 가장 볼록하게 돌출된 곳과 접하는 점.

Ptm-날개위턱틈새(익상악열, pterygomaxillary fissure): 나비뼈 날개돌기의 전방 경계와 위턱뼈 후방 경계의 교차점.

S-sella: 뇌하수체오목(하수체와, sella turcica)의 기하학적 중심.

U1-상악 중절치(수평적): 상악 중절치 치관의 가장 순측점.

U1 상악 중절치(수직적): 상악 중절치 절단연.

L1-하악 중절치(수평적): 하악 중절치 치관의 가장 순측점.

L1-하악 중절치(수직적): 하악 중절치 절단연.

U6-상악 제1대구치(수평적): 상악 제1대구치 치관의 가장 원심점.

U6-상악 제1대구치(수직적): 상악 제1대구치의 근심협측 교두정.

L6-하악 제1대구치(수평적): 하악 제1대구치 치관의 가장 원심점.

L6-하악 제1대구치(수직적): 하악 제1대구치의 근심협측 교두정.

Downs 두부방사선계측분석(그림 20-3A, B)

Downs 두부방사선계측분석에 사용되는 두부방사선계측점은 다음과 같다.

N-nasion: Nasion은 정중부에서 이마코뼈봉합의 최전방점이다.

Bolton's point: 뒤통수뼈관절융기 후방의 오목한 부분의 최상방점.

Sella turcica의 중심: 오목 윤곽의 검사를 통해 위치를 정한다.

Orbitale: 왼쪽 눈확 아래 경계의 최하방점.

Porion(두부방사선계측적): 외이도 연조직의 상연에서 최상방점.

Pogonion: 아래턱뼈에서 정중선상의 최전방점.

A point-subspinale: 앞위턱뼈의 anterior nasal spine과 prothion 사이에서 정중선상의 최심점.

B point-supramentale: 아래턱뼈의 infradentale와 pogonion 사이에서 정중선상의 최심점.

Gnathion: 얼굴평면(facial plane)과 하악평면이 이루는 각도를 이등분하는 턱에 위치한 계측점.

Farkas와 Coworkers 연조직 두부방사선계측분석(그림 20-4A, B)

Farkas와 Coworkers 연조직 두부방사선계측분석에 사용되는

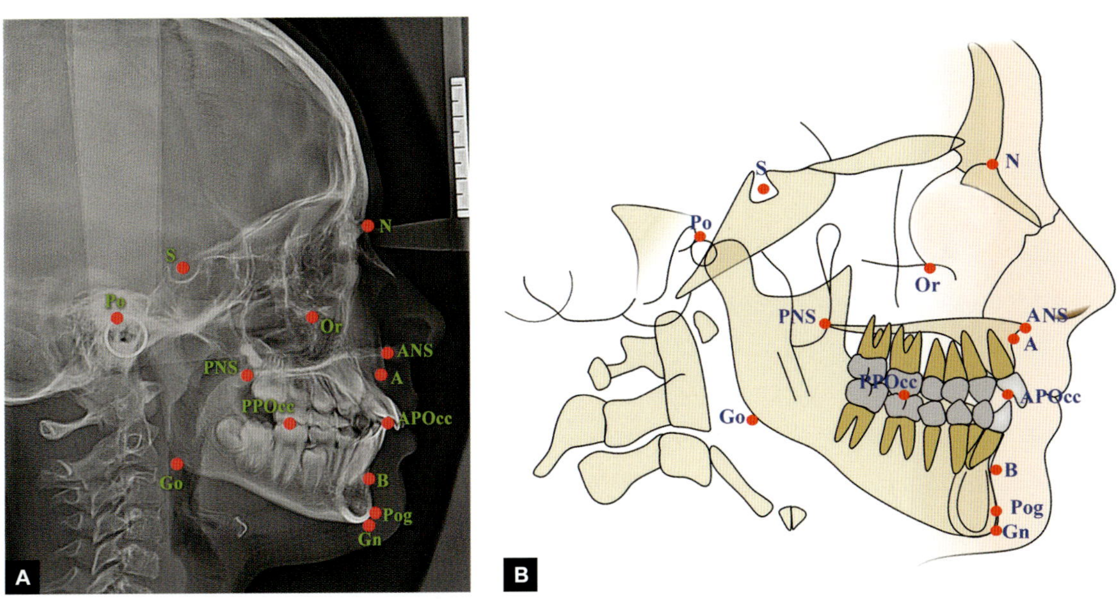

그림 20-3. Downs 두부방사선계측분석.

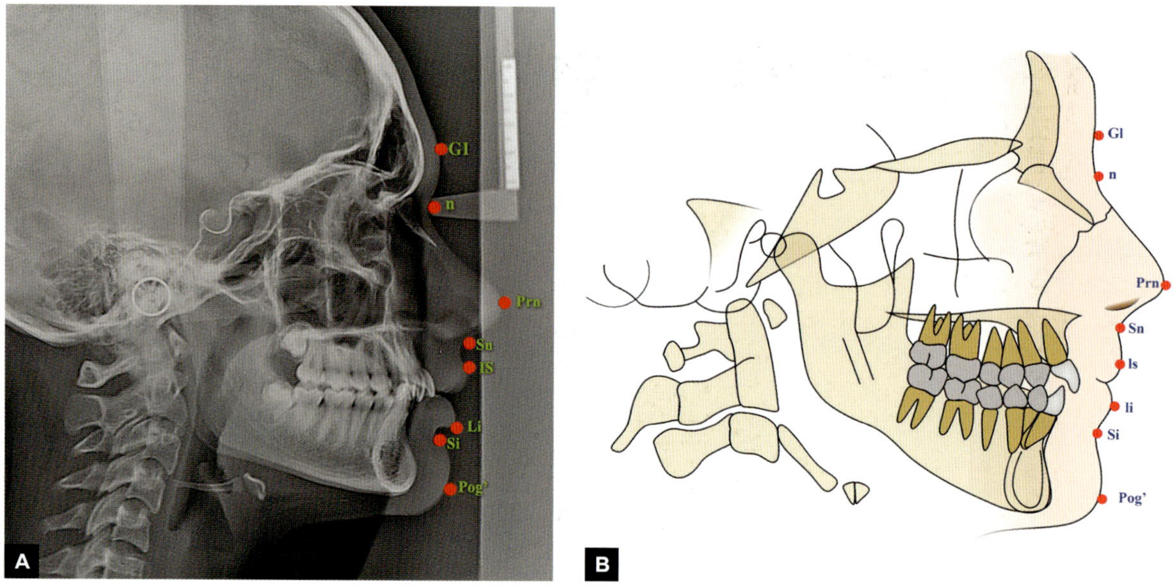

그림 20-4. Farkas와 Coworkers 연조직 두부방사선계측분석.

두부방사선계측점은 다음과 같다.

Trichion(tr): 이마에서 정중선상의 헤어 라인 계측점.

Glabella(g): 눈썹 사이에서 정중선상의 가장 돌출된 점.

Subnasion(n'): 코이마각(비전두각, nasofrontal angle)의 최심점.

Pronasale(prn): 코끝의 가장 돌출된 점.

Subnasale(sn): 코입술각(비순각, nasolabial angle)의 꼭지점에 위치한 비중격 바닥의 중간점.

Labrale superius(ls): 윗입술 홍순 경계의 중간점.

Labrale inferius(li): 아랫입술 홍순 경계의 중간점.

Sublabiale(si): 수평 labiomental 피부 능선의 중간점.

Pogonion(pg): 정중선에서 턱 부위의 최전방점.

Harvold 두부방사선계측분석(그림 20-5A, B)

Harvold 두부방사선계측분석에 사용되는 두부방사선계측점은 다음과 같다.

턱관절(측두하악관절, temporomandibular joint; TMJ): 아래턱뼈의 최대 길이를 나타내는 선이 턱관절오목(측두하악와, temporomandibular fossa)의 윤곽선과 교차하는, 관절오목(glenoid fossa) 윤곽상의 계측점. 오른쪽과 왼쪽 영상의 중앙점을 사용한다.

Anterior nasal spine(ANS): 앞코가시에서 수직적 두께가 3mm인 지점의 아래 윤곽상의 점이 수평적 계측에 사용되며, 위 윤곽상의 점은 수직적 계측에 사용된다.

Prognathion(PGN): TMJ에서부터 측정할 때 최대 아래턱뼈 길이를 나타내는 턱끝 윤곽상의 계측점.

Gnathion(GN): 턱 윤곽의 최하방점.

Pogonion(PG): 턱 부위의 최전방점.

Nasion(N): 이마코뼈봉합이 뼈의 윤곽선에 도달하는 지점. 위턱뼈의 전방 위치(forward position of the maxilla)는 TM에서 ANS까지의 계측치를 사용한다.

아래턱뼈의 길이(mandibular length): TM에서 PGN까지의 계측치를 사용한다.

하안면고경(lower face height): ANS에서 GN까지의 계측치를 사용한다.

The angle of convexity: PG-ANS 선과 ANS-N 선 사이의 각도이다.

Holdaway 두부방사선계측분석(그림 20-6A, B)

Holdaway 두부방사선계측분석 사용되는 두부방사선계측점은 다음과 같다.

1. H line 또는 harmony line은 턱끝 연조직과 윗입술에 접하는 선이다.
2. 연조직 facial line은 연조직 nasion에서 턱끝 연조직상의 점을 연결하는 선으로 Rickett's suprapogonion과 겹친다.
3. 일반적인 경조직 facial line.
4. Sella-nasion line.
5. 프랑크포르트 수평면.
6. 윗입술 홍순 경계에 접하며 프랑크포르트 평면에 수직인 선.

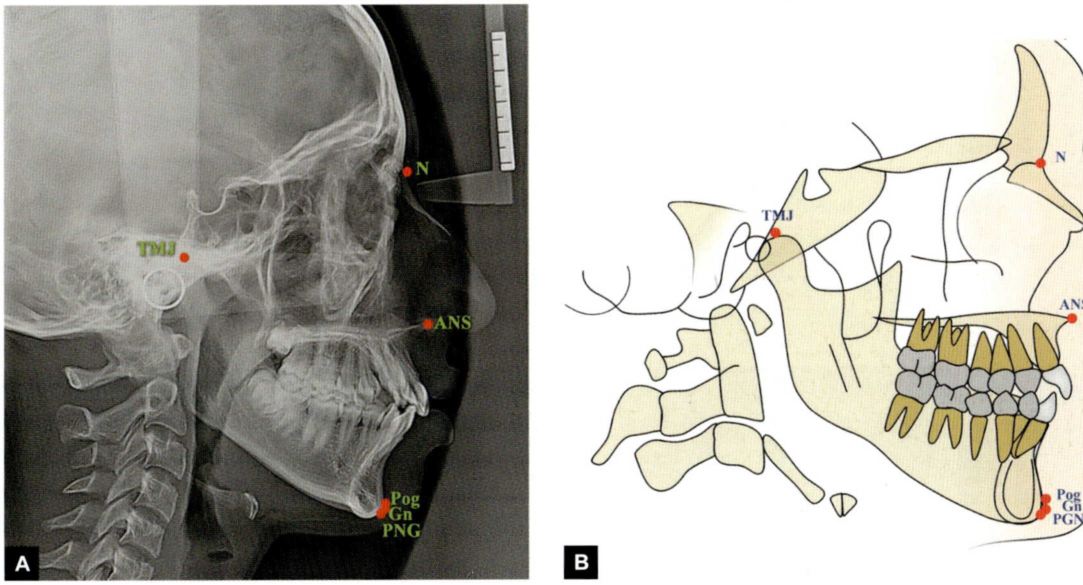

그림 20-5. Harvold 두부방사선계측분석.

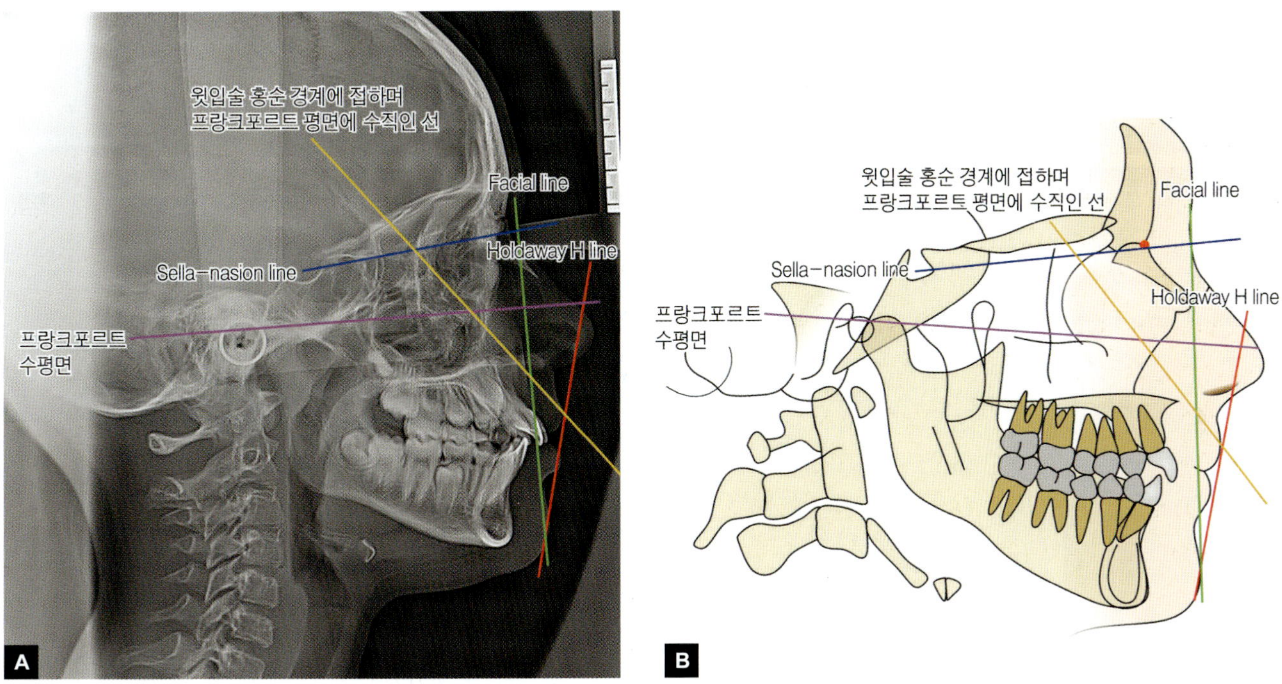

그림 20-6. Holdaway 두부방사선계측분석.

Legan과 Burstone 연조직 두부방사선계측분석 (그림 20-7A, B)

Legan과 Burstone 연조직 두부방사선계측분석에 사용되는 두부방사선계측점은 다음과 같다.

Glabella(G): 이마의 정중시상면상 가장 돌출된 점.

Columella point(Cm): 코기둥의 최전방점.

Subnasale(Sn): 정중시상면에서 콧구멍 사이의 비중격이 윗입술의 피부와 합쳐지는 지점.

Labrale superius(Ls): 윗입술의 점막피부경계를 나타내는 점.

Stomion superius(Stms): 윗입술 홍순의 최하방점.

Stomion inferius(Stmi): 아랫입술 홍순의 최상방점.

Labrale inferius(Li): 아랫입술의 점막피부경계를 나타내는 점.

Mentolabial sulcus(Si): 정중선에서 아랫입술(Li)과 턱(Pg')사이의 가장 오목한 점.

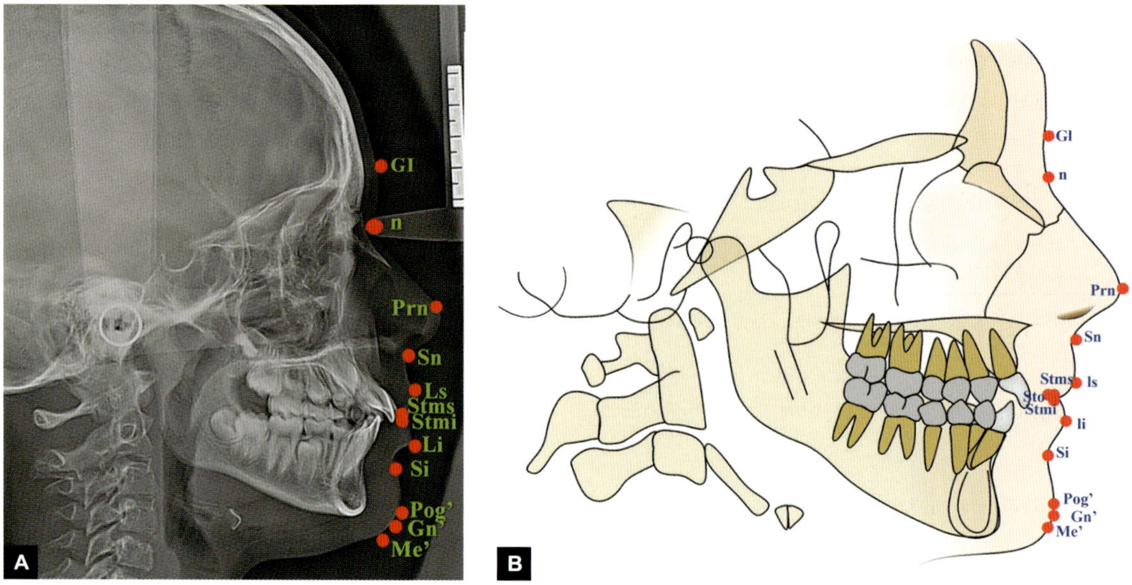

그림 20-7. Legan과 Burstone 연조직 두부방사선계측분석.

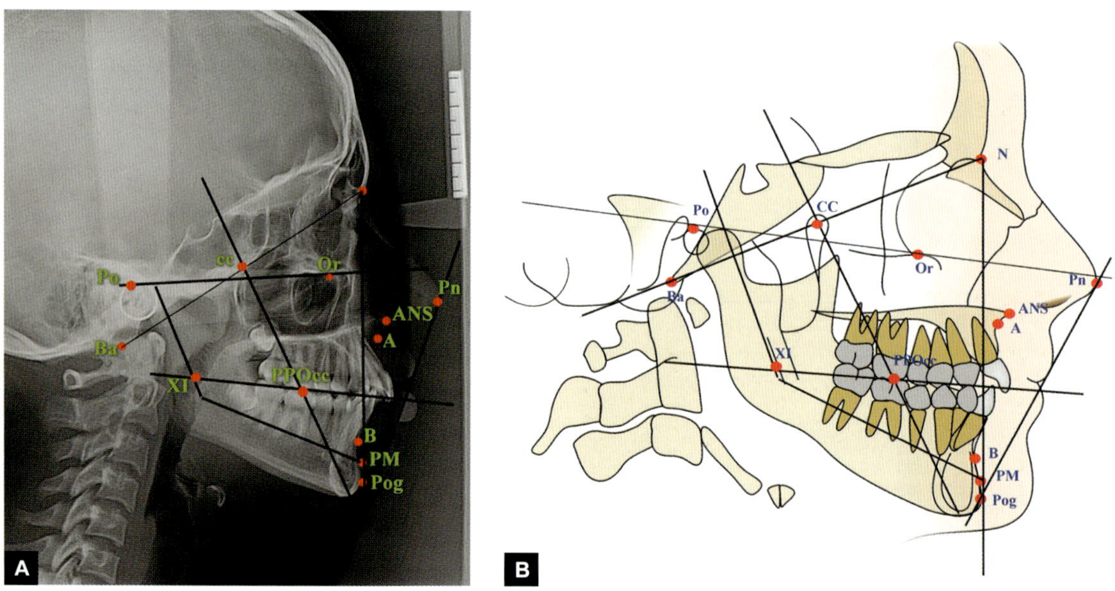

그림 20-8. Rickett's 두부방사선계측분석.

Soft tissue pogonion(Pg'): 턱 연조직의 최전방점.

Soft tissue gnathion(Gn'): Soft tissue pogonion과 soft tissue menton 사이의 파생된 중간점으로 subnasale–soft tissue pogonion line과 C–Me line의 교차점에 위치시킬 수 있다.

Soft tissue menton(Me'): 턱 연조직 윤곽의 최하방점으로 menton을 지나는 수평면에서 수직선을 내려 찾을 수 있다.

Cervical point(C): 목과 턱끝밑부위에 대한 접선의 교차점에 위치하는 목과 턱끝밑부위의 가장 안쪽 지점.

Rickett's 두부방사선계측분석(그림 20-8A, B)

Rickett's 두부방사선계측분석에 사용되는 두부방사선계측점은 다음과 같다.

A: 앞코가시와 이틀뼈 사이의 만곡상의 최심점.

ANS: 앞코가시의 끝점.

BA: 뒤통수뼈의 최후하방점.

CC: Basion–nasion 평면과 facial axis의 교차점.

DC: 과두돌기 목의 중심에서 basion–nasion 평면이 교차하는 점.

NA: 이마코뼈봉합의 전방 한계점.

PM: 아래턱뼈 결합부위의 전방 경계에서 B point와 pogonion 사이의 곡률이 오목에서 볼록으로 변하는 지점.

PO: 정중시상면에서 아래턱뼈 결합부위가 얼굴평면에 접하는 최전방점.

XI: 아래턱뼈가지의 기하학적 중심.

Sassouni 두부방사선계측분석(그림 20-9)

Sassouni 두부방사선계측분석에 사용되는 두부방사선계측점은 다음과 같다.

Palatocranial angle: 구개평면과 앞머리뼈바닥평면이 이루는 각도.

Palatomandibular angle: 구개평면과 아래턱뼈기저평면이 이루는 각도.

Occlusopalatal angle: 교합평면과 구개평면이 이루는 각도.

Occlusomandibular angle: 교합평면과 아래턱뼈기저평면이 이루는 각도.

M angle: 제1대구치 치축과 교합평면이 이루는 각도.

M' angle: 제1대구치 치축과 구개평면이 이루는 각도.

M" angle: 제1대구치 치축과 앞머리뼈바닥평면이 이루는 각도.

I angle: 중절치와 교합평면이 이루는 각도.

I' angle: 중절치와 구개평면이 이루는 각도.

I" angle: 중절치와 앞머리뼈바닥평면이 이루는 각도.

R angle: 교합평면과 턱뼈가지평면이 이루는 각도.

i angle: 교합평면과 중절치 치축이 이루는 각도.

rfl' angle: 교합평면과 제1대구치 치축이 이루는 각도.

Di Paolo's quadrilateral 분석(그림 20-10)

Di Paolo's quadrilateral 분석에 사용되는 두부방사선계측점은 다음과 같다.

A: 위턱뼈의 만곡에서 앞코가시와 이틀뼈 사이의 최심점.

ANS: 앞코가시의 끝점.

Nasion(N): 이마코뼈봉합이 뼈의 윤곽선에 도달하는 지점.

Pogonion(PG): 턱 부위의 최전방점.

B point-supramentale: 아래턱뼈의 infradentale와 pogonion 사이에서 정중선상의 최심점.

PTM-날개위턱틈새(익상악열, pterygomaxillary fissure): 나비뼈 날개돌기의 전방 경계와 위턱뼈 후방 경계의 교차점.

Go-gonion(파생됨): 턱뼈가지 평면과 하악평면의 교차점.

Ar-articulare: 아래턱뼈 관절돌기의 등쪽 외형과 관자뼈의 교

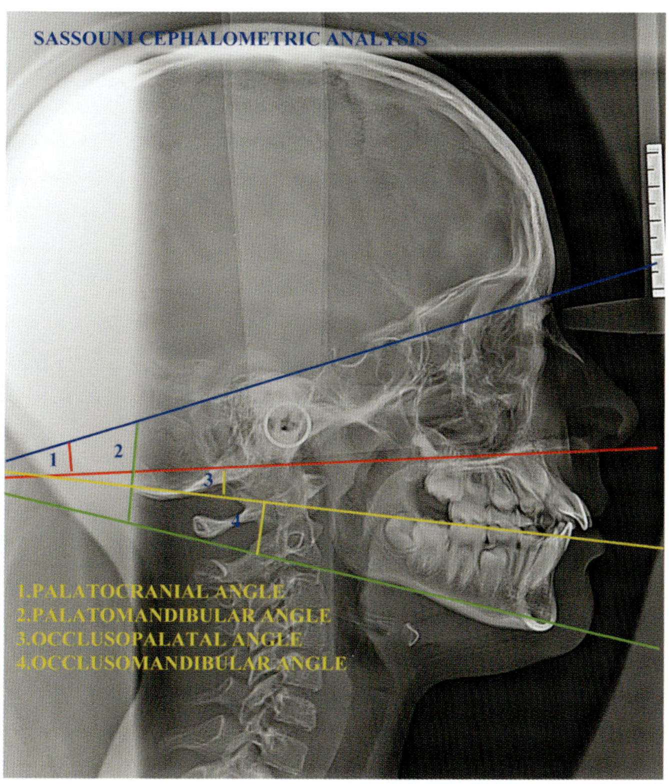

그림 20-9: Sassouni 두부방사선계측분석.

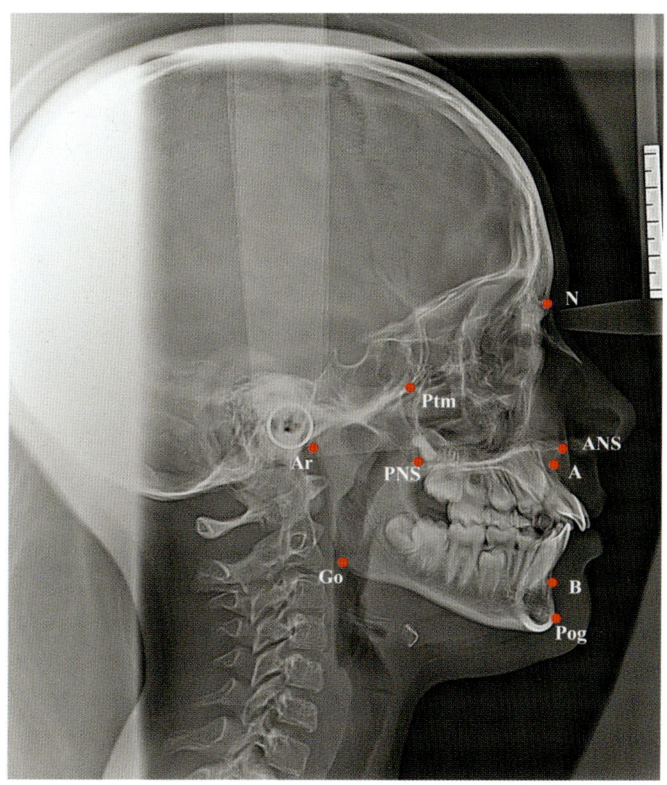

그림 20-10. Di Paolo's quadrilateral 분석.

차점. 이중으로 투영될 경우 중앙점을 사용한다.

snp-spina nasalis posterior: 경구개, 연구개, 날개입천장오목의 교차점.

Hasund(Bergen) 두부방사선계측분석(그림 20-11)

Hasund(Bergen) 두부방사선계측분석에 사용되는 두부방사선계측점은 다음과 같다.

A-A point(subspinale): 앞위턱뼈의 anterior nasal spine과 prothion 사이에서 정중선상의 최심점.

Ans-anterior nasal spine: 앞코가시의 최전방점.

Ar-articulare: 아래턱뼈 과두돌기의 후방 경계와 뒤통수뼈 바닥 아래 경계의 교차점.

B-B point(supramentale): 아래턱뼈의 infradentale와 pogonion 사이에서 정중선상의 최심점.

Ba-basion: 큰구멍의 전방 경계의 중앙점으로, 뒤통수뼈 바닥부분의 경사면으로부터 후방 경계까지 이어지는 경사면을 따라가면 찾을 수 있다.

N-nasion: 정중부에서 이마코뼈봉합의 최전방점.

S-sella: 뇌하수체오목(하수체와, sella turcica)의 기하학적 중심.

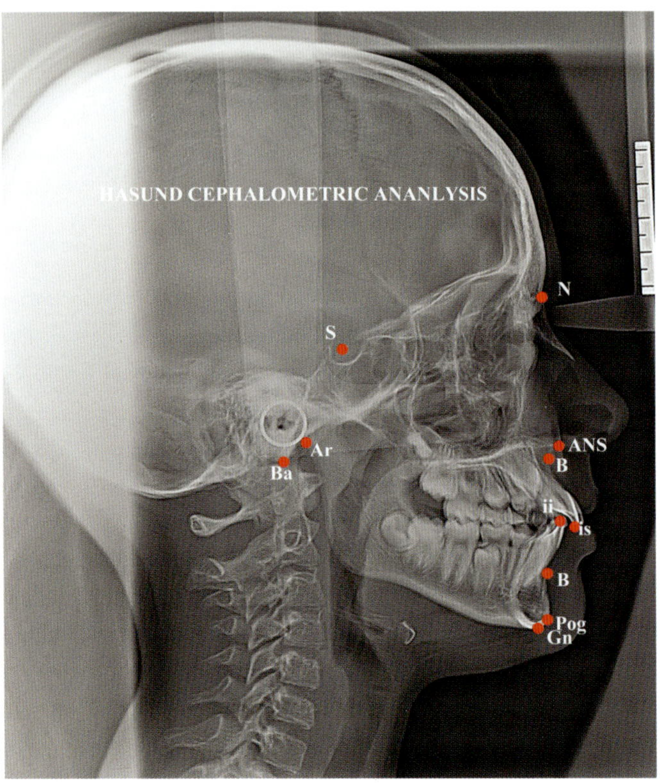

그림 20-11. Hasund(Bergen) 두부방사선계측분석.

Pogonion: 정중선에서 아래턱뼈의 최전방점.

Gnathion: 얼굴평면(facial plane)과 하악평면이 이루는 각도를 이등분하는 턱에 위치한 계측점.

ii-incision inferius: 가장 돌출된 하악 중절치의 절단연.

is-incision superius: 가장 돌출된 상악 중절치의 절단연.

Jarabak 두부방사선계측분석(그림 20-12A, B)

Jarabak 두부방사선계측분석에 사용되는 두부방사선계측점은 다음과 같다.

A-A point(subspinale): 앞위턱뼈의 anterior nasal spine과 prothion 사이에서 정중선상의 최심점.

Ans-anterior nasal spine: 앞코가시의 최전방점.

Ar-articulare: 아래턱뼈 과두돌기의 후방 경계와 뒤통수뼈 바닥 아래 경계의 교차점.

B-B point(supramentale): 아래턱뼈의 infradentale와 pogonion 사이에서 정중선상의 최심점.

Ba-Basion: 큰구멍의 전방 경계의 중앙점으로, 뒤통수뼈 바닥부분의 경사면으로부터 후방 경계까지 이어지는 경사면을 따라가면 찾을 수 있다.

N-nasion: 정중부에서 이마코뼈봉합의 최전방점.

S-sella: 뇌하수체오목(하수체와, sella turcica)의 기하학적 중심.

Pogonion: 정중선에서 아래턱뼈의 최전방점.

Gnathion: 얼굴평면(facial plane)과 하악평면이 이루는 각도를 이등분하는 턱에 위치한 계측점.

ii-incision inferius: 가장 돌출된 하악 중절치의 절단연.

is-incision superius: 가장 돌출된 상악 중절치의 절단연.

snp-spina nasalis posterior: 경구개, 연구개, 날개입천장오목의 교차점.

Po-porion(해부학적): 외이도의 최상방점으로 동일한 높이에 있는 턱관절와(TMJ fossa)의 상방 경계가 프랑크포르트 평면의 구성을 대체할 수 있다.

Riedel 두부방사선계측분석(그림 20-13A, B)

Riedel 두부방사선계측분석에 사용되는 두부방사선계측점은 다음과 같다.

A-A point(subspinale): 앞위턱뼈의 anterior nasal spine과 prothion 사이에서 정중선상의 최심점.

Ans-anterior nasal spine: 앞코가시의 최전방점.

B-B point(supramentale): 아래턱뼈의 infradentale와 po-

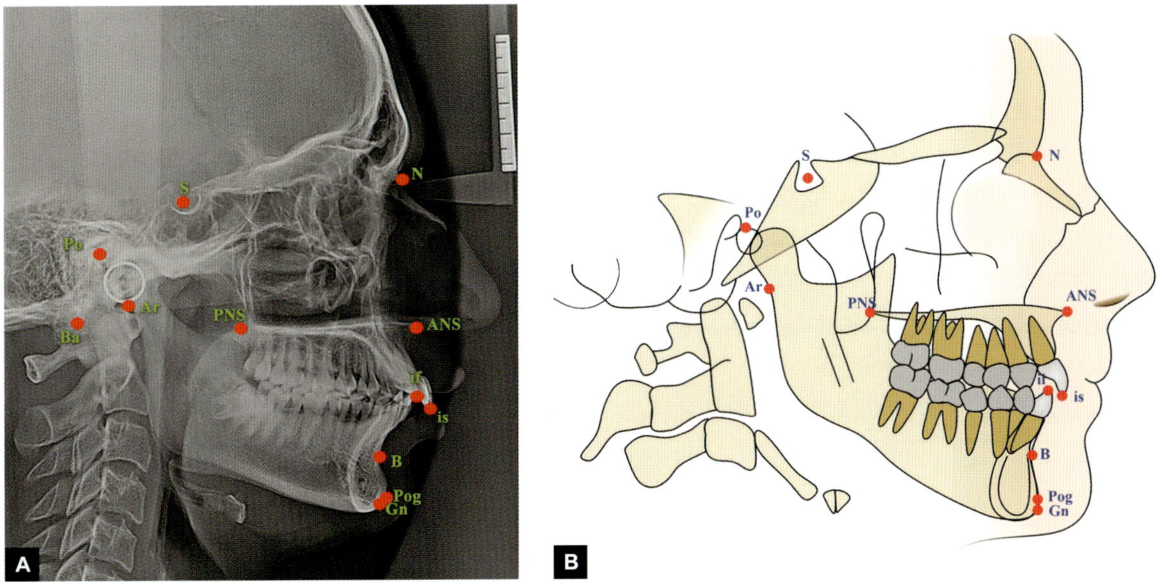

그림 20-12. Jarabak 두부방사선계측분석.

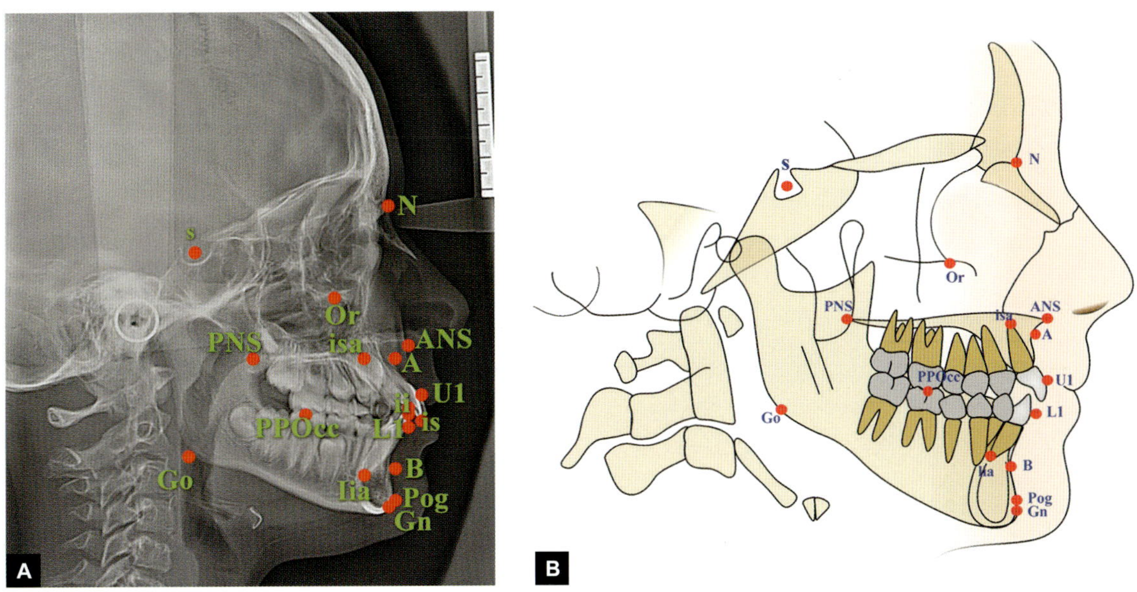

그림 20-13. Riedel 두부방사선계측분석.

gonion 사이에서 정중선상의 최심점.

N-nasion: 정중부에서 이마코뼈봉합의 최전방점.

S-sella: 뇌하수체오목(하수체와, sella turcica)의 기하학적 중심.

Pogonion: 정중선에서 아래턱뼈의 최전방점.

ii-incision inferius: 가장 돌출된 하악 중절치의 절단연.

is-incision superius: 가장 돌출된 상악 중절치의 절단연.

snp-spina nasalis posterior: 경구개, 연구개, 날개입천장오목의 교차점.

Po-porion(해부학적): 외이도의 최상방점으로 동일한 높이에 있는 턱관절와(TMJ fossa)의 상방 경계가 프랑크포르트 평면의 구성을 대체할 수 있다.

Or-orbitale: 눈확 아래 경계의 최하방점으로, 오른쪽과 왼쪽 영상의 중앙점을 사용한다.

U1-상악 중절치(수평적): 상악 중절치 치관의 가장 순측점.

U1-상악 중절치(수직적): 상악 중절치 절단연.

L1-하악 중절치(수평적): 하악 중절치 치관의 가장 순측점.

L1-하악 중절치(수직적): 하악 중절치 절단연.

Gnathion(GN): 턱 윤곽의 최하방점.

Go-gonion(파생됨): 턱뼈가지 평면과 하악평면의 교차점.

Iip: Incision inferius apicalis는 최전방 하악 중절치의 치근단이다. 이 계측점이 단지 치아의 장축을 정의하기 위해서만 필요한 경우, 치근단 폭을 이등분하는 중점이 사용될 수 있다.

APOcc-교합평면의 전방 교합점(anterior point of occlusion): 파생된 계측점으로 교합 시 전치부 수직피개의 중점.

PPOcc-교합평면의 후방 교합점(posterior point of occlusion): 교합 시 최후방구치 사이의 최후방 접촉점(Rakosi).

Maxillary central incisor: 상악 중절치 치관의 가장 순측 지점이다.

Mandibular central incisor: 하악 중절치 치관의 가장 순측 지점이다.

Schwartz 두부방사선계측분석(그림 20-14A, B)

Schwartz 두부방사선계측분석에 사용되는 두부방사선계측점은 다음과 같다.

A-A point(subspinale): 앞위턱뼈의 anterior nasal spine과 prothion 사이에서 정중선상의 최심점.

Ans-anterior nasal spine: 앞코가시의 최전방점.

B-B point(supramentale): 아래턱뼈의 infradentale와 pogonion사이에서 정중선상의 최심점.

N-nasion: 정중부에서 이마코뼈봉합의 최전방점.

S-sella: 뇌하수체오목(하수체와, sella turcica)의 기하학적 중심.

Pogonion: 정중선에서 아래턱뼈의 최전방점.

ii-incision inferius: 가장 돌출된 하악 중절치의 절단연.

is-incision superius: 가장 돌출된 상악 중절치의 절단연.

Wylie 두부방사선계측분석(그림 20-15A, B)

Wylie 두부방사선계측분석에 사용되는 두부방사선계측점은 다음과 같다.

sp: Sella의 등쪽(dorsum of sella)은 뇌하수체오목(하수체와, sella turcica 또는 hypophyseal fossa 또는 pituitary fossa)의 내측 윤곽의 최후방점이다.

si: Sella의 바닥쪽(floor of sella)은 뇌하수체오목(하수체와, sella turcica 또는 hypophyseal fossa 또는 pituitary fossa)의 내측 윤곽의 최하방점이다.

Cl: Clinoidale는 앞침대돌기(전상돌기, anterior clinoid process)의 최상방점이다.

S: Sella는 뇌하수체오목(하수체와, sella turcica 또는 hypophyseal fossa 또는 pituitary fossa)의 중간점이다.

ANS: Anterior nasal spine은 정중선 혹은 정중면에 존재하는 골성 앞코가시(전비극, Anterior nasal spine)의 끝점이다.

A: A point는 anterior nasal spine(ANS)과 prothion(Pr) 사이에서 뼈 만곡상의 최심점이다.

PNS: Posterior nasal spine은 나비입천장오목(익구개와, pterygopalatine fossa)의 앞벽과 비강저의 연장선상의 교차점

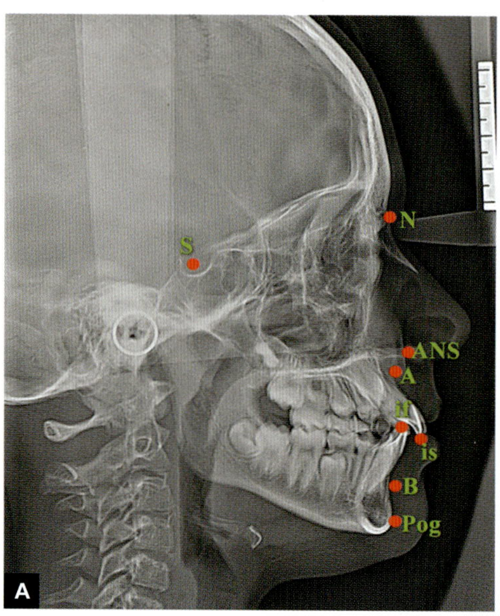

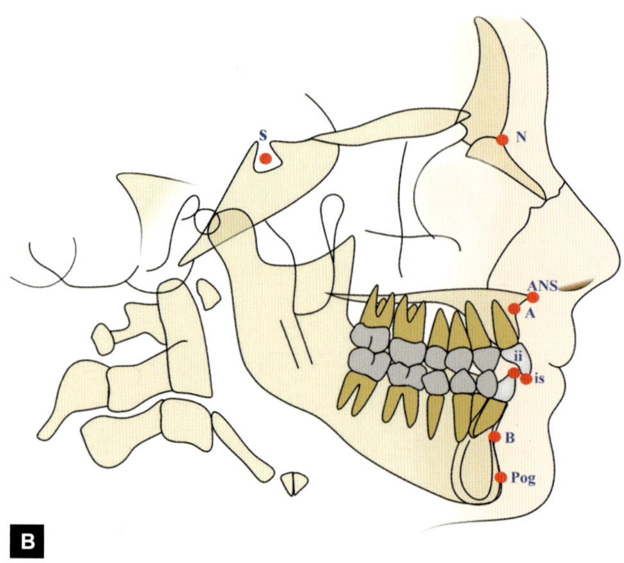

그림 20-14. Schwartz 두부방사선계측분석.

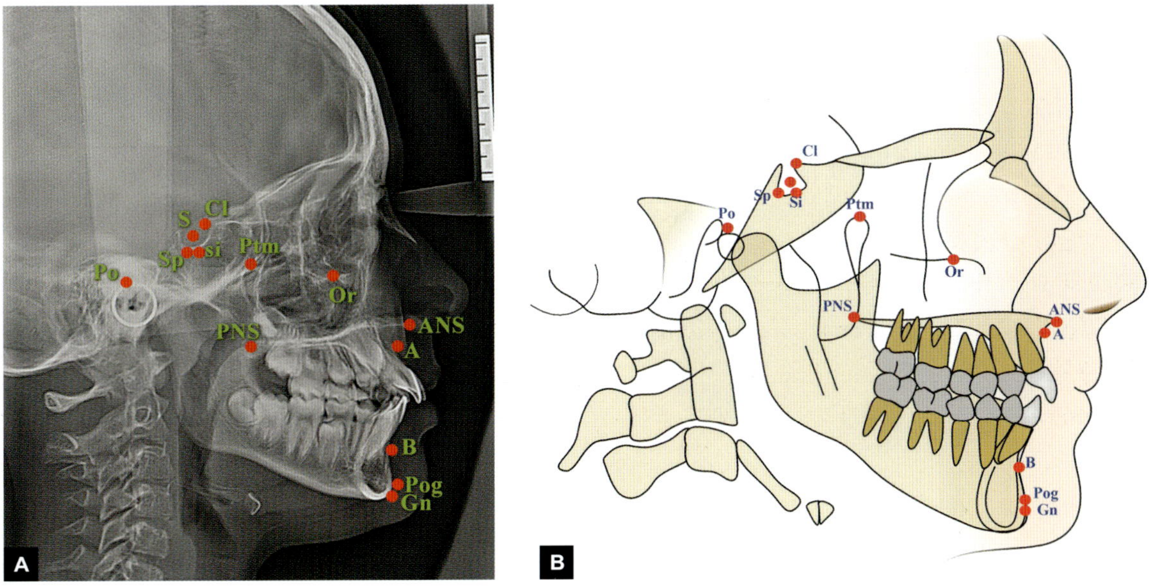

그림 20-15. Wylie 두부방사선계측분석.

이다.

Ptm: 날개위턱틈새는 양측성의 눈물방울 모양의 방사선투과상으로, 전방 그림자는 위턱뼈융기(상악결절, tuberosity of the maxilla)의 뒷벽을 나타내고, 계측점은 전방과 후방의 경계가 하방으로 합쳐지는 것으로 보이는 점을 지정한다.

Orbitale: 눈확 아래 경계의 최하방점. 이중으로 투영될 경우 중앙점을 사용한다.

Gnathion(GN): 턱 윤곽의 최하방점.

Pogonion(PG): 턱 부위의 최전방점.

B-B point(supramentale): 아래턱뼈의 infradentale와 pogonion 사이에서 정중선상의 최심점.

Po-porion(해부학적): 외이도의 최상방점으로 동일한 높이에 있는 턱관절와(TMJ fossa)의 상방 경계가 프랑크포르트 평면의 구성을 대체할 수 있다.

Steiner's 두부방사선계측분석(그림 20-16A, B)

Steiner's 두부방사선계측분석에 사용되는 두부방사선계측점은 다음과 같다.

N-nasion: Nasion은 정중부에서 이마코뼈봉합의 최전방점이다.

Sella turcica의 중심: 오목 윤곽의 검사를 통해 위치를 정한다.

Orbitale: 왼쪽 눈확 아래 경계의 최하방점.

Porion(두부방사선계측적): 외이도 연조직의 상연에서 최상방점.

A point-subspinale: 앞위턱뼈의 anterior nasal spine과 prothion 사이에서 정중선상의 최심점.

B point-supramentale: 아래턱뼈의 infradentale와 pogonion 사이에서 정중선상의 최심점.

ANS: Anterior nasal spine은 정중선 혹은 정중면에 존재하는 골성 앞코가시(전비극, anterior nasal spine)의 끝점이다.

PNS: Posterior nasal spine은 나비입천장오목(익구개와, pterygopalatine fossa)의 앞벽과 비강저의 연장선상의 교차점이다.

ii-incision inferius: 가장 돌출된 하악 중절치의 절단연.

is-incision superius: 가장 돌출된 상악 중절치의 절단연.

Go-gonion(파생됨): 턱뼈가지 평면과 하악평면의 교차점.

APOcc-교합평면의 전방 교합점(anterior point of occlusion): 파생된 계측점으로 교합 시 전치부 수직피개의 중점.

PPOcc-교합평면의 후방 교합점(posterior point of occlusion): 교합 시 최후방구치 사이의 최후방 접촉점(Rakosi).

isa: Incision superius apicalis는 최전방 상악 중절치의 치근단이다. 이 계측점이 단지 치아의 장축을 정의하기 위해서만 필요한 경우, 치근단 폭을 이등분하는 중점이 사용될 수 있다.

iia: Incision inferius apicalis는 최전방 하악 중절치의 치근단이다. 이 계측점이 단지 치아의 장축을 정의하기 위해서만 필요한 경우, 치근단 폭을 이등분하는 중점이 사용될 수 있다.

Pogonion(PG): 턱 부위의 최전방점.

Pn: 정중시상면의 윤곽에서 코의 최전방점. 코끝을 하나의 점

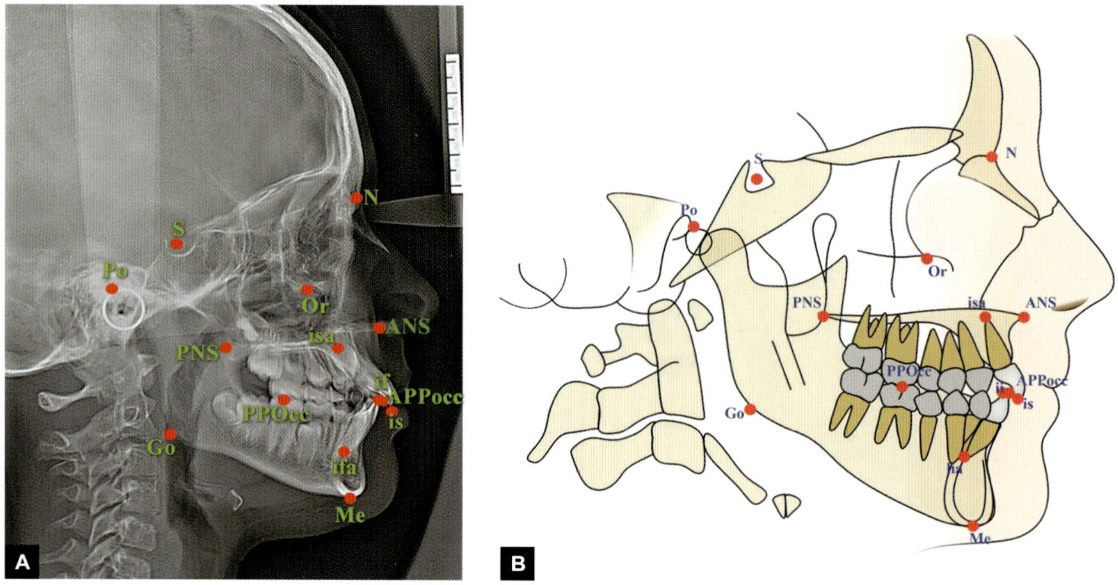

그림 20-16. Steiner's 두부방사선계측분석.

으로 결정하기 어려울 경우, 코의 정중시상면 윤곽에서 nasion-pogonion 선에 대한 평행선이 접하는 최전방점을 pronasale로 설정한다.

Tweed's 두부방사선계측분석(그림 20-17A, B)

Tweed's 두부방사선계측분석에 사용되는 두부방사선계측점은 다음과 같다.

Orbitale: 왼쪽 눈확 아래 경계의 최하방점.

Porion(두부방사선계측적): 외이도 연조직의 상연에서 최상방점.

ii-incision inferius: 가장 돌출된 하악 중절치의 절단연.

is-incision superius: 가장 돌출된 상악 중절치의 절단연.

Go-gonion(파생됨): 턱뼈가지 평면과 하악평면의 교차점.

isa: Incision superius apicalis는 최전방 상악 중절치의 치근단이다. 이 계측점이 단지 치아의 장축을 정의하기 위해서만 필요한 경우, 치근단 폭을 이등분하는 중점이 사용될 수 있다.

iia: Incision inferius apicalis는 최전방 하악 중절치의 치근단이다. 이 계측점이 단지 치아의 장축을 정의하기 위해서만 필요

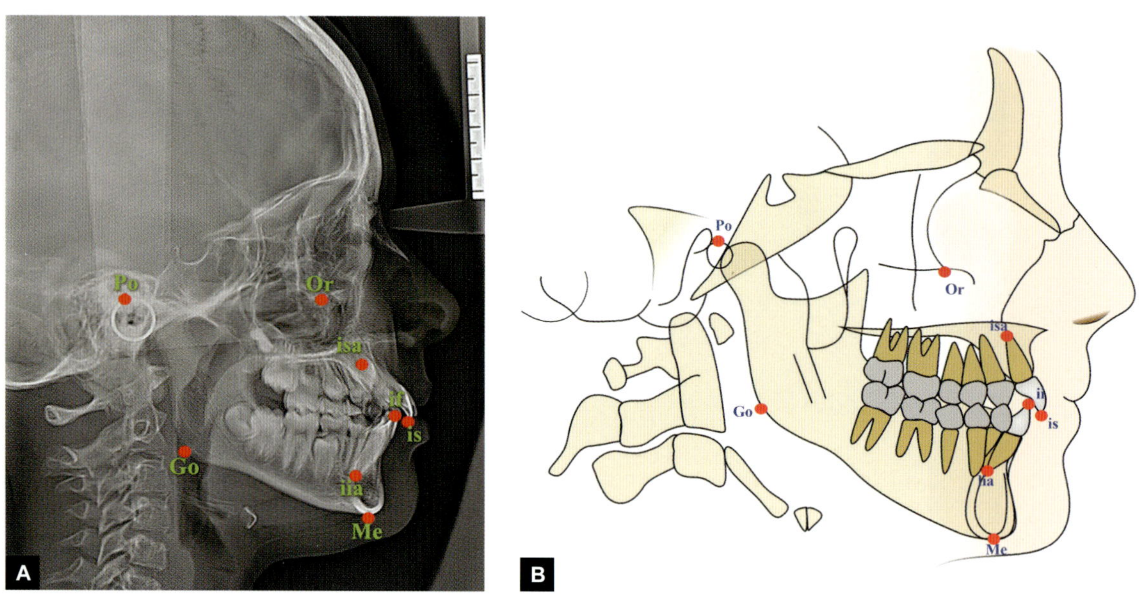

그림 20-17. Tweed's 두부방사선계측분석.

한 경우, 치근단 폭을 이등분하는 중점이 사용될 수 있다.

Wit's 두부방사선계측분석(그림 20-18A, B)

Wit's appraisal

The WIT'S(남아프리카 Witwatersrand 대학) appraisal.

WIT's appraisal: WIT'S appraisal은 턱뼈의 상대적인 전후방적 관계를 측정한다.

Wit's 두부방사선계측분석에 사용되는 두부방사선계측점은 다음과 같다.

A point-subspinale: 앞위턱뼈의 anterior nasal spine과 prothion 사이에서 정중선상의 최심점.

B point-supramentale: 아래턱뼈의 infradentale와 pogonion 사이에서 정중선상의 최심점.

측모두부방사선계측사진에서 위턱과 아래턱의 A point와 B point로부터 최대교두감합위 영역을 통과하도록 그려진 교합평면에 수직선을 트레이싱함으로써 상대적인 턱뼈의 부조화 정도를 평가한다.

A point와 B point로부터 교합평면에 다다르는 점은 각각 AO와 BO로 표시한다.

Basis 두부방사선계측분석(그림 20-19)

Basis 두부방사선계측분석에 사용되는 두부방사선계측점은 다음과 같다.

N-nasion: Nasion은 정중부에서 이마코뼈봉합의 최전방점이다.

s-뇌하수체오목의 중심(수평 지름의 중점).

ANS: Anterior nasal spine은 정중선 혹은 정중면에 존재하는 골성 앞코가시(전비극, anterior nasal spine)의 끝점이다.

PNS: Posterior nasal spine은 나비입천장오목(익구개와, pterygopalatine fossa)의 앞벽과 비강저의 연장선상의 교차점이다.

A point-subspinale: 앞위턱뼈의 anterior nasal spine과 prothion 사이에서 정중선상의 최심점.

B point-supramentale: 아래턱뼈의 infradentale와 pogonion 사이에서 정중선상의 최심점.

Gn-gnathion: 턱 윤곽의 가장 깊은 지점.

id-infradentale: 가장 돌출된 하악 중절치의 치관과 이틀뼈 돌출부 사이의 전환점.

Pog-pogonion: 턱 부위의 가장 두드러진 지점.

sm-supramentale: Infradentale와 pogonion 사이 이틀돌기 윤곽의 최심점.

Isi: Incision superius incisalis는 가장 돌출된 상악 중절치의 절단연이다.

Isa: Incision superius apicalis는 최전방 상악 중절치의 치근단이다. 이 계측점이 단지 치아의 장축을 정의하기 위해서만 필요한 경우, 치근단 폭을 이등분하는 중점이 사용될 수 있다.

Iii: Incision inferius incisalis는 가장 돌출된 하악 중절치의 절단연이다.

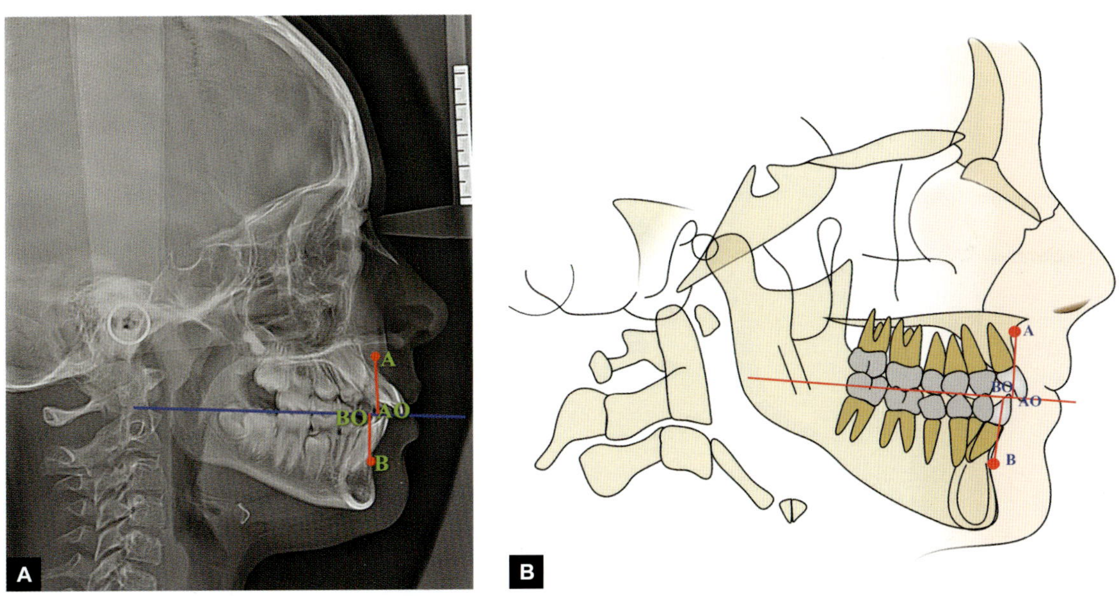

그림 20-18. Wit's 두부방사선계측분석.

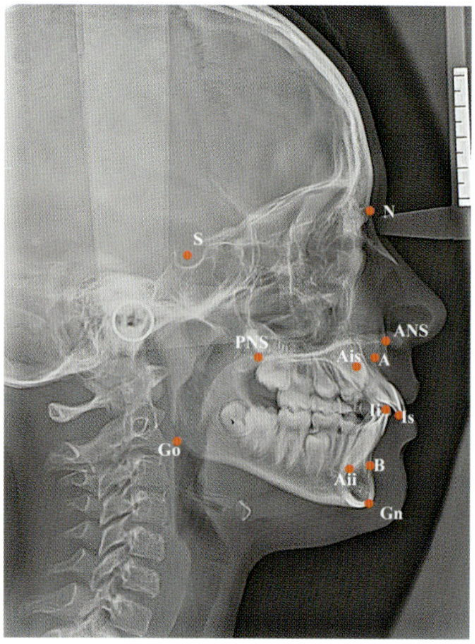

그림 20-19. Basis 두부방사선계측분석.

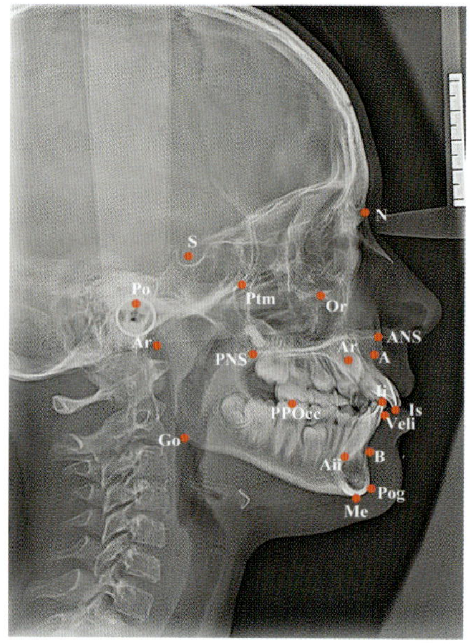

그림 20-20. Cagliari 두부방사선계측분석.

Iia: Incision inferius apicalis는 최전방 하악 중절치의 치근단이다. 이 계측점이 단지 치아의 장축을 정의하기 위해서만 필요한 경우, 치근단 폭을 이등분하는 중점이 사용될 수 있다.

Cagliari 두부방사선계측분석(그림 20-20)

Cagliari 두부방사선계측분석에 사용되는 두부방사선계측점은 다음과 같다.

N-nasion: Nasion은 정중부에서 이마코뼈봉합의 최전방점이다.

s-뇌하수체오목의 중심(수평 지름의 중점).

ANS: Anterior nasal spine은 정중선 혹은 정중면에 존재하는 골성 앞코가시(전비극, anterior nasal spine)의 끝점이다.

PNS: Posterior nasal spine은 나비입천장오목(익구개와, pterygopalatine fossa)의 앞벽과 비강저의 연장선상의 교차점이다.

A point-subspinale: 앞위턱뼈의 anterior nasal spine과 prothion 사이에서 정중선상의 최심점.

B point-supramentale: 아래턱뼈의 infradentale와 pogonion 사이에서 정중선상의 최심점.

Gn-gnathion: 턱 윤곽의 가장 깊은 지점.

id-infradentale: 가장 돌출된 하악 중절치의 치관과 이틀뼈 돌출부 사이의 전환점.

Pog-pogonion: 턱 부위의 가장 두드러진 지점.

sm-supramentale: Infradentale와 pogonion 사이 이틀돌기 윤곽의 최심점.

Isi: Incision superius incisalis는 가장 돌출된 상악 중절치의 절단연이다.

Isa: Incision superius apicalis는 최전방 상악 중절치의 치근단이다. 이 계측점이 단지 치아의 장축을 정의하기 위해서만 필요한 경우, 치근단 폭을 이등분하는 중점이 사용될 수 있다.

Iii: Incision inferius incisalis는 가장 돌출된 하악 중절치의 절단연이다.

Iia: Incision inferius apicalis는 최전방 하악 중절치의 치근단이다. 이 계측점이 단지 치아의 장축을 정의하기 위해서만 필요한 경우, 치근단 폭을 이등분하는 중점이 사용될 수 있다.

Go-gonion(파생됨): 턱뼈가지 평면과 하악평면의 교차점.

APOcc-교합평면의 전방 교합점(anterior point of occlusion): 파생된 계측점으로 교합 시 전치부 수직피개의 중점.

PPOcc-교합평면의 후방 교합점(posterior point of occlusion): 교합 시 최후방구치 사이의 최후방 접촉점(Rakosi).

Pogonion(PG): 턱 부위의 최전방점.

Po-porion(해부학적): 외이도의 최상방점으로 동일한 높이에 있는 턱관절와(TMJ fossa)의 상방 경계가 프랑크포르트 평면의 구성을 대체할 수 있다.

Or-orbitale: 눈확 아래 경계의 최하방점으로, 오른쪽과 왼쪽 영상의 중앙점을 사용한다.

Ar-articulare: 아래턱뼈 관절돌기의 등쪽 외형과 관자뼈의 교차점. 이중으로 투영될 경우 중앙점을 사용한다.

Chieti 두부방사선계측분석(그림 20-21)

Chieti 두부방사선계측분석에 사용되는 두부방사선계측점은 다음과 같다.

N-nasion: Nasion은 정중부에서 이마코뼈봉합의 최전방점이다.

s-뇌하수체오목의 중심(수평 지름의 중점).

ANS: Anterior nasal spine은 정중선 혹은 정중면에 존재하는 골성 앞코가시(전비극, anterior nasal spine)의 끝점이다.

PNS: Posterior nasal spine은 나비입천장오목(익구개와, pterygopalatine fossa)의 앞벽과 비강저의 연장선상의 교차점이다.

A point-subspinale: 앞위턱뼈의 anterior nasal spine과 prothion 사이에서 정중선상의 최심점.

B point-supramentale: 아래턱뼈의 infradentale와 pogonion 사이에서 정중선상의 최심점.

Gn-gnathion: 턱 윤곽의 가장 깊은 지점.

id-infradentale: 가장 돌출된 하악 중절치의 치관과 이틀뼈 돌출부 사이의 전환점.

Pog-pogonion: 턱 부위의 가장 두드러진 지점.

sm-supramentale: Infradentale와 pogonion 사이 이틀돌기 윤곽의 최심점.

Isi: Incision superius incisalis는 가장 돌출된 상악 중절치의 절단연이다.

Isa: Incision superius apicalis는 최전방 상악 중절치의 치근단이다. 이 계측점이 단지 치아의 장축을 정의하기 위해서만 필요한 경우, 치근단 폭을 이등분하는 중점이 사용될 수 있다.

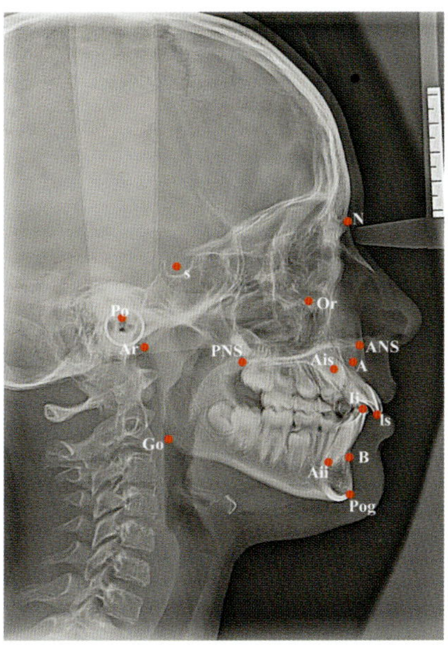

그림 20-21. Chieti 두부방사선계측분석.

Iii: Incision inferius incisalis는 가장 돌출된 하악 중절치의 절단연이다.

Iia: Incision inferius apicalis는 최전방 하악 중절치의 치근단이다. 이 계측점이 단지 치아의 장축을 정의하기 위해서만 필요한 경우, 치근단 폭을 이등분하는 중점이 사용될 수 있다.

Go-gonion(파생됨): 턱뼈가지 평면과 하악평면의 교차점.

APOcc-교합평면의 전방 교합점(anterior point of occlusion): 파생된 계측점으로 교합 시 전치부 수직피개의 중점.

PPOcc-교합평면의 후방 교합점(posterior point of occlusion): 교합 시 최후방구치 사이의 최후방 접촉점(Rakosi).

Pogonion(PG): 턱 부위의 최전방점.

Po-porion(해부학적): 외이도의 최상방점으로 동일한 높이에 있는 턱관절와(TMJ fossa)의 상방 경계가 프랑크포르트 평면의 구성을 대체할 수 있다.

Or-orbitale: 눈확 아래 경계의 최하방점으로, 오른쪽과 왼쪽 영상의 중앙점을 사용한다.

Ar-articulare: 아래턱뼈 관절돌기의 등쪽 외형과 관자뼈의 교차점. 이중으로 투영될 경우 중앙점을 사용한다.

McGann 두부방사선계측분석(그림 20-22)

McGann 두부방사선계측분석에 사용되는 두부방사선계측점은 다음과 같다.

N-Nasion: Nasion은 정중부에서 이마코뼈봉합의 최전방점이다.

s-뇌하수체오목의 중심(수평 지름의 중점).

ANS: Anterior nasal spine은 정중선 혹은 정중면에 존재하는 골성 앞코가시(전비극, anterior nasal spine)의 끝점이다.

PNS: Posterior nasal spine은 나비입천장오목(익구개와, pterygopalatine fossa)의 앞벽과 비강저의 연장선상의 교차점이다.

A point-subspinale: 앞위턱뼈의 anterior nasal spine과 prothion 사이에서 정중선상의 최심점.

B point-supramentale: 아래턱뼈의 infradentale와 pogonion 사이에서 정중선상의 최심점.

Gn-gnathion: 턱 윤곽의 가장 깊은 지점.

id-infradentale: 가장 돌출된 하악 중절치의 치관과 이틀뼈 돌출부 사이의 전환점.

Pog-pogonion: 턱 부위의 가장 두드러진 지점.

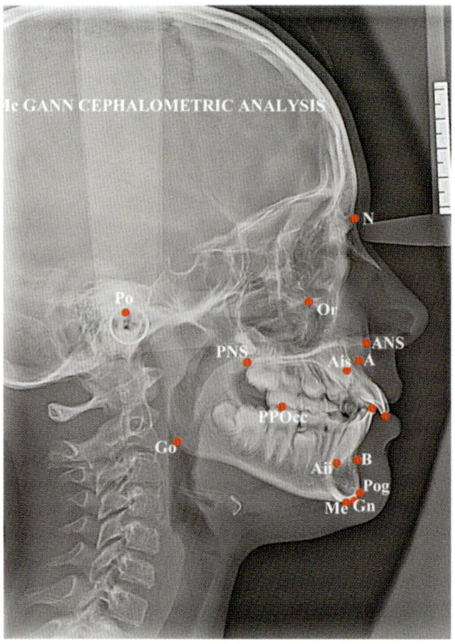

그림 20-22. McGann 두부방사선계측분석.

sm-supramentale: Infradentale와 pogonion 사이 이틀돌기 윤곽의 최심점.

Isi: Incision superius incisalis는 가장 돌출된 상악 중절치의 절단연이다.

Isa: Incision superius apicalis는 최전방 상악 중절치의 치근단이다. 이 계측점이 단지 치아의 장축을 정의하기 위해서만 필요한 경우, 치근단 폭을 이등분하는 중점이 사용될 수 있다.

Iii: Incision inferius incisalis는 가장 돌출된 하악 중절치의 절단연이다.

Iia: Incision inferius apicalis는 최전방 하악 중절치의 치근단이다. 이 계측점이 단지 치아의 장축을 정의하기 위해서만 필요한 경우, 치근단 폭을 이등분하는 중점이 사용될 수 있다.

Go-gonion(파생됨): 턱뼈가지 평면과 하악평면의 교차점.

APOcc-교합평면의 전방 교합점(anterior point of occlusion): 파생된 계측점으로 교합 시 전치부 수직피개의 중점.

PPOcc-교합평면의 후방 교합점(posterior point of occlusion): 교합 시 최후방구치 사이의 최후방 접촉점(Rakosi).

Pogonion(PG): 턱 부위의 최전방점.

Po-porion(해부학적): 외이도의 최상방점으로 동일한 높이에 있는 턱관절와(TMJ fossa)의 상방 경계가 프랑크포르트 평면의 구성을 대체할 수 있다.

Or-orbitale: 눈확 아래 경계의 최하방점으로, 오른쪽과 왼쪽 영상의 중앙점을 사용한다.

Ar-articulare: 아래턱뼈 관절돌기의 등쪽 외형과 관자뼈의 교차점. 이중으로 투영될 경우 중앙점을 사용한다.

Index

ㄱ

경조직 두부방사선계측점/지표 *7*
경추골과 관련된 두부방사선계측점 *10*
관자뼈 *31*
광대봉합점 *164*
광대뼈 *52*

ㄴ

나비뒤통수연골결합 *38, 49*
나비벌집점 *24, 42*
나비뼈 *35*
날개위턱틈새 *43, 65, 181, 123*
눈확의 천정 *18*

ㄷ

두개골과 관련된 두부방사선계측점/지표 *9*
두부고정기 *4*
두부방사선계측분석의 사용 *3*
두부방사선계측사진 *3*
두부방사선계측사진 트레이싱 기법 *4*
두부방사선계측사진의 종류 *3*
두부방사선계측점의 분류 *7*
뒤통수뼈 *46*

ㅁ

목뿔뼈 *101*

ㅂ

벌집뼈 . *21*

ㅅ

상악 대구치 *167*
상악 제1대구치 *80, 167*
상악 중절치 *79*

ㅇ

아래턱뼈 *85*
양측 두부방사선계측점/지표 *8*
얼굴뼈 및 치열과 관련된 두부방사선계측점/지표 *10*
연조직 *127*
연조직 두부방사선계측점/지표 *7*
위턱뼈 *59*
이마뼈 *15*
이마와 관련된 연조직 두부방사선계측점/지표 *11*
이마위턱코뼈봉합 *19, 28*
이마코뼈 *19, 28*
이하두정두부방사선계측점 *179*
인두 *123*
입술과 관련된 연조직 두부방사선계측점/지표 *11*
전방 교합점 *75*
전후방두부방사선계측사진 *3*
전후방두부방사선계측점 *159*

ㅊ

측모두부방사선계측사진 *3*
치열 *70*

ㅋ

코뼈 *26*
코와 관련된 연조직 두부방사선계측점/지표 *11*
턱과 관련된 연조직 두부방사선계측점/지표 *11*

ㅍ

파생된 두부방사선계측점/지표 *7*
편측 두부방사선계측점/지표 *8*

ㅎ

하악 대구치 *173*
하악 제1대구치 *81, 171*
하악 중절치 *80*
해부학적 두부방사선계측점/지표 *7*
후방 교합점 *77*

기타

3차원 두부방사선계측점 *143*

A

Alar crease junction *130*
Alare *151*
Angulare point *184*
Antegonial tubercles *175*
Antegonion *176*
Anterior nasal spine *59, 155, 123*
A point *61*
Articulare *93, 174*

B

Basion *46, 153, 179*

Basis 두부방사선계측분석 *205*
Bjork 두부방사선계측분석 *193*
Bolton's point *48*
B point *87*

C

Cagliari 두부방사선계측분석 *206*
Ch *151*
Cheilion *151*
Chieti 두부방사선계측분석 *207*
Clinoidale *38*
Coben craniofacial and dentition 두부방사선계측분석 *194*
Condylion *95, 149*
Condylion anterioris *189*
Condylion lateralis *188*
Condylion medialis *187*
Condylion posterioris *189*
Cristal galli *160*
Cuspid *169*

D

dd *91*
Di Paolo's quadrilateral 분석 *199*
Downs 두부방사선계측분석 *195*

E

Ethmoidale *24*
Exocanthion *152*
Farkas와 Coworkers 연조직 두부방사선계측분석 *195*
First molar point *187*
Foramina spinosa points *180*
Foramina spinosum *180*

G

Gnathion *89*
Gonion *93, 150*
Gonion point *187*

H

Harvold 두부방사선계측분석 *196*
Hasund(Bergen) 두부방사선계측분석 *200*
Holdaway 두부방사선계측분석 *196*
Hyoid *75, 101*
Incision inferius apicalis *75*
Incision inferius frontale *171*
Incision inferius incisalis *74, 169*
Incision superius apicalis *72, 166*
Incision superius incisalis *71, 165*
Infradentale *86*

J

Jarabak 두부방사선계측분석 *200*
Jugal process *164*

K

Key ridge *66*
kk *94*

L

Labrale inferius *136, 146*
Labrale superius *134, 146*
Legan과 Burstone 연조직 두부방사선계측분석 *197*

M

Malare *175*
Mandibular apical base midline *186*
Mandibular dental midline *185*
Mastiodale *33*
Maxillare *165*
Maxillary apical base midline *184*
McGann 두부방사선계측분석 *207*
Medio-orbitale *23*
Menton *92, 173*
mi *82, 172*
Middle cranial fossa points *182*
ms *83*
Nasal crown *129*
Nasion *16, 26*
NC *162*
Neck of crista galli *23*

O

Odontoid *181*
Opisthion *48, 179*
Orbitale *52, 67, 148*

P

Pogonion *88*

Porion *32*
Posterior cranial vault points *184*
Posterior nasal spine *64, 123*
Posterior vomer point *183*
Pronasale *129, 144*
Prosthion *63*
Pterygoid point *40*

R

Rhinion *29*
Rickett's 두부방사선계측분석 *198*
Riedel 두부방사선계측분석 *200*

S

Sassouni 두부방사선계측분석 *199*
Schwartz 두부방사선계측분석 *202*
Sella *41, 152*
Sella의 등쪽 *36*
Sella의 바닥쪽 *37*
Sella의 입구 *41, 153*
Soft tissue B point *136, 147*
Soft tissue glabella *127*
Soft tissue gnathion *139, 148*
Soft tissue nasion *128, 143*
Soft tissue pogonion *138, 147*
Soft tissue submentale *136, 147*
Soft tissue subspinale *133, 145*
Steiner's 두부방사선계측분석 *203*
Stomion *135, 146*
Subnasale *131, 144*
Supra-orbitale *17*

T

T point *130*
Temporale *21, 54*
Top of nasal septum *161*
Tweed's 두부방사선계측분석 *204*

V

Vertex *143*

W

Wit's 두부방사선계측분석 *205*
Wylie 두부방사선계측분석 *202*

Z

Zygion *149, 163*
Zygoma *162*
Zygomatic arch *32, 163*
Zygomatic prominence *149*